AF821256

Luis Gramatica

La Guardia

Luis Gramatica

La Guardia

Pautas diagnósticas y terapéuticas

PUBLICIA

Imprint
Any brand names and product names mentioned in this book are subject to trademark, brand or patent protection and are trademarks or registered trademarks of their respective holders. The use of brand names, product names, common names, trade names, product descriptions etc. even without a particular marking in this work is in no way to be construed to mean that such names may be regarded as unrestricted in respect of trademark and brand protection legislation and could thus be used by anyone.

Cover image: www.ingimage.com

Publisher:
PUBLICIA
is a trademark of
International Book Market Service Ltd., member of OmniScriptum Publishing Group
17 Meldrum Street, Beau Bassin 71504, Mauritius

Printed at: see last page
ISBN: 978-620-2-43031-9

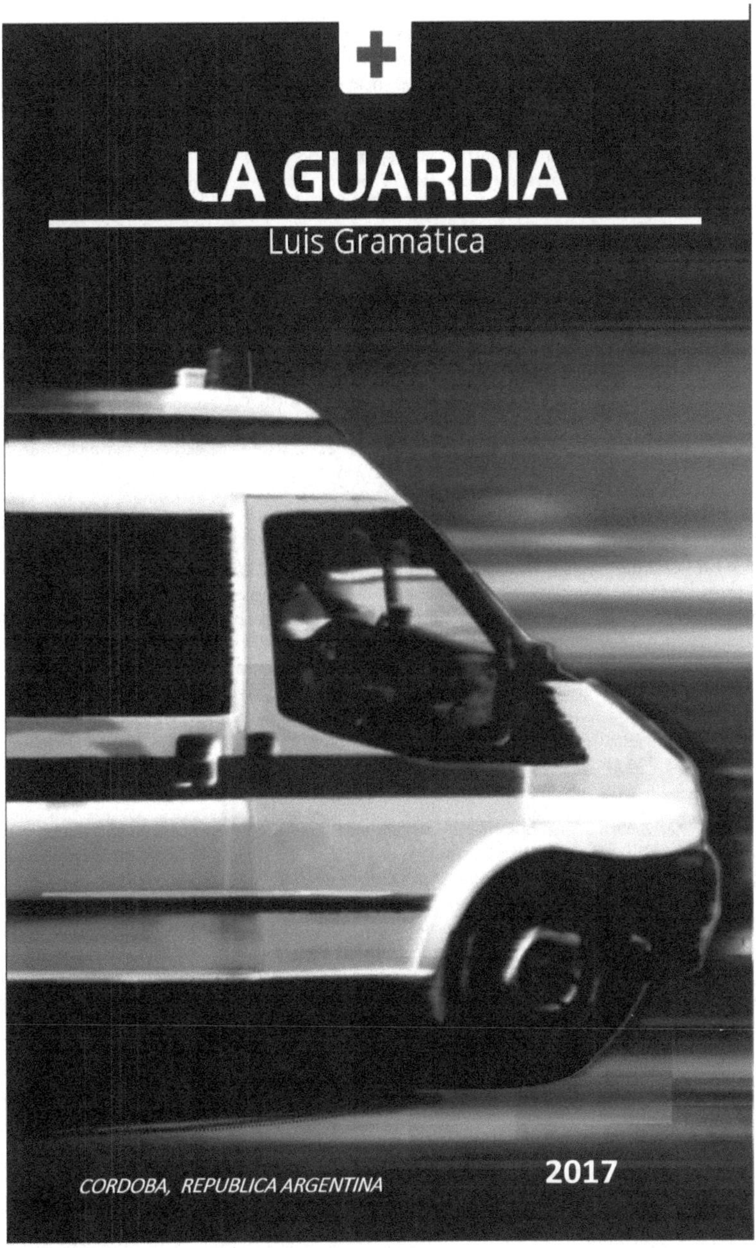
LA GUARDIA
Luis Gramática
2017
CORDOBA, REPUBLICA ARGENTINA

PROLOGO

Hace más de treinta años, siendo estudiante de medicina y donde el sueño de ser médico ocupaba mis ilusiones por sobre todas las cosas, comencé con mi padre a interesarme en los temas de la Guardia, en su practica profesional privada, bajo la permanente tutorización y enseñanza, transmitiéndome siempre esa pasión y motivación por alcanzar el diagnóstico y ***tratar*** de aliviar del sufrimiento cuanto antes a los pacientes. Poco tiempo después, ingrese por concurso como practicante menor en la Guardia Central de Hospital Nacional de Clínicas (HNC) y desde entonces recorrí todos los puestos hasta terminar siendo Jefe de Guardia, por casi dos décadas. En este sentido, siento que esta patología de guardia es polivalente y que en Instituciones médicas con estas características, la Guardia esta en manos de personas en distintas etapas de la formación medica. Desde muy joven y sin pretender generalizar, creímos que para intentar ser el mejor medico, debíamos exigirnos no equivocarnos al diagnosticar y tratar la patología prevalente que en general la vemos toda compactada en las Guardias Centrales de cualquier Institución médica . En este sentido, es bueno destacar la dedicación y estimulo permanente que tuvo para nosotros mi primer Jefe de Guardia, el Prof. Dr. Paul Eduardo Lada, que siempre con gran ilusión, quiso protocolizar la experiencia de la Guardia Central del HNC. Con un sentido pragmático, se esforzó en enseñarnos y destacar que en la Guardia, por las características conocidas de este departamento, utilizando una terminología futbolera, no se ¨podían errar penales¨ si se quería dormir tranquilo. Lo que en definitiva significaba que si había compromiso, pasión, interés, estudio, sacrificio y un largo etc, todos podíamos terminar siendo ¨buenos médicos¨. Luego, ya ingresado por concurso en la residencia de Cirugía General en el HNC y casi simultáneamente y prácticamente como iniciativa individual, seguramente fruto de la semilla sembrada por los profesores que me rodeaban, escribimos juntos con el Dr. Guillermo Layún y muchos colegas jóvenes del HNC, el libro de bolsillo ¨Medicina de Guardia¨. No sin sorpresa, pudimos apreciar, que el interés que desperto el libro entre estudiantes, médicos residentes y profesionales de zonas rurales, estuvo muy por encima de nuestras expectativas iniciales. Lamentablemente, después de extinguida la primera edición, unido al fallecimiento del Dr. Layún, gran terapista y un ejemplo de corrección, las intenciones de actualizar y renovar la edición del libro no se concretaron. Hasta que hace un par de años, al ver todavía circular las fotocopias del ya viejo libro de bolsillo, me reestimulo y, ayudado por los entonces residentes Carlos Joaquín Heredia y Janet Guevel y la estudiante Julieta Guevel, secundado por un grupo de colegas, de quienes estoy profundamente agradecido, la redacción del nuevo texto ahora llamado ¨La Guardia¨ ha sido escrito siguiendo las pautas y la idea del libro anterior. Así vimos cumplido el redespertar de un sueño que debo confesar hace muy poco parecía imposible.

No puedo evitar recordar que durante mi estadía en Marsella, Francia, para formarme en Cirugía Endócrina y Digestiva laparoscópica bajo la dirección de un gran cirujano y amigo el Prof. Dr. Jean François Henry. El manejo de la urgencia, en un Centro de gran volumen de cirugía, permitió que el Prof. Henry confiara y me estimulara a ser el primer médico en ser llamado en casos de urgencia en el hospital y eso terminó de completar y unir la importancia del seguimiento perioperatorio de los pacientes con el diagnóstico y tratamiento rápido de las urgencias. Una etapa inolvidable donde no recuerdo haber parado de aprender en ningún momento. En definitiva, hemos tenido la ilusión de que este pequeño libro pueda ayudar en algunas circunstancias especiales, a aquellos estudiantes, residentes y médicos rurales a resolver inicialmente las patologías prevalentes de Urgencia.

DEDICATORIA

A nuestras familias

A nuestros alumnos, médicos residentes y colegas de zonas rurales, fuente de estimulo y motivación permanente.

ESPECIALIDADES QUIRURGICAS

Luis Gramática (h)

- Carlos Joaquín Heredia
- Janet Guevel
- Carlos Teyssedou
- Jerome Teyssedou
- Laura Bonci
- Sebastián Irico
- Bruno Quintana Orsini
- Adolfo Figueroa
- Sergio Vacca
- Verónica Corrado
- Colaboradora: Julieta Guevel

CIRUGIA DIGESTIVA

1-APENDICITIS AGUDA (AA)

Gramática L (h)

La AA es la causa más frecuente de abdomen agudo y la apendicectomía, la cirugía no electiva que más realizan los cirujanos generales en la guardia. Es rara su aparición antes de los tres años, siendo más habitual entre los 10 y 30, con un discreto predominio del sexo masculino.

La obstrucción de la luz apendicular, secundaria a obstáculos intraluminales como coprolitos, cuerpos extraños, áscaris, etc. es el mecanismo patogénico más aceptado en el origen y desarrollo de una AA. También se describen como causa el engrosamiento parietal secundario a hiperplasia linfoidea, tumor carcinoide y la enfermedad de Crohn (1). En su progresión la infección puede comprometer todas las capas de la pared apendicular.

En el aumento de la morbimortalidad hay una estrecha relación entre el momento de aparición de los síntomas y el tiempo transcurrido en iniciar el tratamiento quirúrgico, siendo la mortalidad del 0.1% en los casos simples y del 1.5 al 5% en los pacientes con perforación apendicular (1), alcanzando en los adultos mayores hasta el 8%.

Bases para el diagnóstico clínico

La AA puede presentar manifestaciones clínicas muy variables y simular otra enfermedad aguda del abdomen. En la AA, **la progresión de los síntomas y signos es la regla**, en contraste con la evolución fluctuante de otras patologías.

-**Dolor** de tipo visceral e impreciso, al comienzo en epigastrio o región periumbilical leve, que con el transcurrir de las horas típicamente entre 6 y 8 hs migra localizándose en fosa ilíaca derecha (FID) donde suele estar el apéndice, indicando que el proceso evoluciona comprometiendo el peritoneo parietal, denominándose cronología de Murphy. Puede acompañarse de náuseas, vómitos y febrícula.

-**Fiebre** y **disociación en la temperatura** axilo-rectal superior a 0,5ºC.

-**Anorexia**.

-**Hipersensibilidad en FID**, con dolor muy selectivo a la presión en el punto de McBurney, el cual se ubica en la intersección de los dos tercios internos con el tercio externo de una línea imaginaria trazada entre el ombligo y la espina ilíaca anterosuperior derecha.

-**Defensa abdominal**, definida como la contracción voluntaria de la pared abdominal al examen de la zona de dolor indicando irritación peritoneal.

-**Signo de Blumberg**. La palpación de FID y descompresión brusca, desencadena intenso dolor en esta zona. Si el dolor a la descompresión es generalizado, se denomina signo de Guéneau de Mussy y hace sospechar cuadro de peritonitis generalizada.

-**Signo de Rovsing.** La palpación de la fosa ilíaca izquierda, desplaza los gases y contenido fecal hacia el ciego, lo que moviliza el apéndice enfermo y produce dolor.

-**Signo del psoas**. Con la mano apoyada en FID se le pide al paciente que levante la pierna del mismo lado sin flexionar la rodilla, lo que provoca la contracción del músculo psoas, el cual moviliza la región del ciego y produce dolor. Es más frecuente en las apendicitis retrocecales.

-**Contractura abdominal,** definida como la contracción involuntaria de la pared abdominal al examen de la zona dolorosa impidiendo la realización de las otras maniobras semiológicas y en general indicando gravedad y necesidad de cirugía.
-Palpación de plastrón en FID, en los casos de AA evolucionadas.
-El **tacto rectal** en caso de dolor abdominal difuso, como ayuda para tratar de diferenciar otras patologías regionales y descartar traumatismos rectosigmoideos. La dilatación anal suave, denominada maniobra de Jodice-San Martino, permitirá localizarlo a nivel de la FID en caso de AA.

Exámenes complementarios

En la mayoría de los casos, el diagnóstico de AA es fundamentalmente clínico.
-**Laboratorio**. Recuento leucocitario y fórmula, VSG y PCR. Habitualmente se aprecia una leucocitosis con desviación a la izquierda, VSG generalmente normal y valores de PCR elevados. El sedimento de orina permitirá descartar patología urológica asociada, que puede manifestarse con una sintomatología parecida.
-**Ecografía.** En las últimas décadas, se ha insistido en el valor de este método en los casos dudosos de AA y sobre todo para hacer el diagnóstico diferencial con patología pélvica femenina. En una revisión sistemática, para diagnosticar AA a través de este método se demostró una sensibilidad del 83.7% y una especificidad del 95.9% (3). Los signos ecográficos en AA son: apéndice dilatado de más de 6 mm de diámetro, pared de más de 3 mm, no compresible, poca diferenciación de sus capas y eventual visualización del coprolito. Además de signos extra-apendiculares como: infiltración de la grasa periapendicular o cecal, colección, edema submucoso de la pared cecal y adenomegalias mesentéricas. La principal limitación del método es que es muy operador dependiente.
-**TC.** En nuestro medio, en caso de duda diagnóstica puede resultar de utilidad. En un estudio de 2871 pacientes este método tuvo una sensibilidad y especificidad del 98% (4). Sin embargo, llama la atención que no hubiese una disminución significativa en el porcentaje de perforación apendicular (5).
-**Puntuación de Alvarado** (6) (Tabla 1). Sirve para evaluar la probabilidad de padecer una AA. Lada y cols (7) del Hospital Nacional de Clínicas de Córdoba, concluyen que su aplicación tiene beneficio cuando el puntaje es igual o mayor de 6, situación que requiere la evaluación del paciente por parte de un cirujano con mayor experiencia.

Tabla 1. *Puntaje de Alvarado.*

Parámetro a evaluar	Puntaje asignado
Migración del dolor	1
Anorexia	1
Nausea	1
Dolor en FID	2
Dolor a la descompresión	1
Fiebre	1
Leucocitosis	2
Desviación de fórmula a la izquierda	1

Puntaje: 1-4: alta del paciente.
5-6: observación/internación.
7-10: conducta quirúrgica

Diagnóstico diferencial

La semiografía del dolor abdominal es uno de los ejercicios más fascinantes de la clínica quirúrgica y esto es particularmente verdadero, en pacientes con sospecha de AA.

Dentro de las patologías que pueden simular AA se encuentran: adenitis mesentérica, colecistitis aguda, diverticulitis de Meckel, pancreatitis aguda, orqui-epididimitis, endometriosis, embarazo ectópico, anexitis, dolor intermenstrual, quiste de ovario complicado, cólico renal derecho, neumonía de base derecha e ileítis regional entre las patologías más habituales.

Para el diagnóstico diferencial de las entidades clínicas mencionadas más arriba, debemos agregar y tener siempre presente las llamadas formas atípicas de AA, ya sean debidas a variaciones en la ubicación del apéndice, como por ejemplo el retrocecal inicialmente con pocos signos abdominales a veces con puño percusión positiva, el subhepático con signos abdominales en HD, el pelviano con dificultad para tomar los signos abdominales pero con tacto rectal doloroso, etc., o en las edades extremas, diabéticos e inmunodeprimidos. A este respecto, la AA en los ancianos se presenta asociada a un porcentaje más elevado de perforación que en los niños y la leucocitosis es menos pronunciada. La AA puede observarse durante el embarazo, teniendo el dolor una localización abdominal más elevada.

Conducta terapéutica

Decidida la cirugía, se indica internación en sala común y reposo digestivo. A continuación, canalización periférica y plan de hidratación basal a 35 ml/kg/día, adaptando estos requerimientos de acuerdo a las necesidades del paciente.

Analgésicos, como dipirona 2,5 g EV, una vez diagnosticado el paciente.

Antibióticoterapia (12). El antibiótico de elección en AA simple es cefazolina 2 g EV más metronidazol 500 mg EV y en pacientes alérgicos a la penicilina se indicará ciprofloxacina

400 mg EV más metronidazol 500 mg EV. En ambas situaciones en dosis única preoperatoria. En AA complicada con peritonitis o absceso se recomienda metronidazol 500 mg EV cada 8 hs más gentamicina 3gr/kg/día EV cada 24 hs durante 5 días.

El tratamiento es quirúrgico de **urgencia** y en la inmensa mayoría de los casos consiste en la apendicectomía por vía convencional o laparoscópica. No obstante, queremos destacar que en las últimas dos décadas, ha ganado adeptos, el tratamiento médico de la AA no complicada (13). Esto se debe a que hasta un 30% de las apendicetomías son anatomopatológicamente normales, porcentaje que ha disminuido con el uso de la ecografía a un 10% (14).

La primera apendicectomía laparoscópica fue descripta en la década del 80 por Kurt Semm (8), adquiriendo popularidad y aceptación, debido a los beneficios que presenta frente a la técnica convencional (15). Entre las ventajas que posee la cirugía laparoscópica se encuentra la disminución de la estadía hospitalaria, menor infección de la herida quirúrgica, mejor resultado estético y permite en casos dudosos realizar diagnóstico específico (16). No se han observado diferencias, respecto al tratamiento laparoscópico del mesoapéndice (17).

Ante la presencia de una AA evolucionada con formación de un plastrón, es aconsejable iniciar tratamiento sistémico con antibióticos para cubrir gérmenes aerobios y anaerobios. Pueden existir casos, en los que sea estrictamente necesario el tratamiento quirúrgico. El absceso apendicular deberá ser drenado tan pronto como sea posible con drenaje percutáneo, cirugía laparoscópica o convencional.

En síntesis, la AA es probablemente la patología quirúrgica más frecuente, por lo general de diagnóstico clínico, tomando siempre presente que la progresión de los síntomas y signos es la regla, exhibiendo todavía en los casos complicados una mortalidad de entre un 4 al 8%. Las formas atípicas y dudosas requieren de una ecografía. El tratamiento es quirúrgico, ocupando un lugar destacado la videolaparoscopía.

Referencias bibliográficas

1-Mathias J, Bruot O, Ganne P y cols. Appendicite. Radiodiagnostic appareil digestif. EMC 2008; 10: 33-472.

2-Temple C, Huchcroft S, Temple W. The natural history of appendicitis in adults, a prospective study. Ann Surg 1995; 221: 279-282.

3-Al-Khayal K, Al-Omran M. Computed tomography and ultrasonography in the diagnosis of equivocal acute appendicitis. A meta-analysis. Saudi Med J 2007; 28: 173-180.

4-Pickhardt P, Lawrence E, Pooler B y cols. Diagnostic performance of multidetector computed tomography for suspected acute appendicitis. Ann Intern Med 2011; 154: 789-796.

5-Smith-Bindman R, Lipson J, Marcus R y cols. Radiation dose associated with common computed tomography examinations and the associated lifetime attributable risk of cancer. Arch Intern Med 2009; 169: 2078-2086.

6-Alvarado A. A practical score for the early diagnosis of acute appendicitis. Ann Emerg Med 1986; 15: 557-564.

7-Lada P, Ochoa S, Rosso F y cols. Utilización del Score de Alvarado en el diagnóstico de apendicitis aguda. Pren Med Argent 2005; 92: 447-456.

8-Semm K. Endoscopic appendectomy. Endoscopy 1983; 15: 59-64.

9-Kapischke M, Caliebe A, Tepel J y cols. Open versus laparoscopic appendectomy, a critical review. Surg Endosc 2006; 20: 1060-1068.

10-Katkhouda N, Mason R, Towfigh S y cols. Laparoscopic versus open appendectomy. A prospective randomized double-blind study. Ann Surg 2005; 242: 439-450.

11-Ikeda H, Ishimaru Y, Takayasu H y cols. Laparoscopic versus open appendectomy in children with uncomplicated and complicated apendicitis. J Pediatr Surg 2004; 39: 1680-1685.

12-Andersen B, Kallehave F, Andersen H. Antibiotics versus placebo for prevention of postoperative infection after appendectomy. Cochrane Database Syst Rev 2005; 45: 20-23.

13- Di Saverio S, Sibilio A, Guiorgini L y cols. The NOTA study (non operative treatment for acute appendicitis). Ann of Surg 2014; 260: 109-117.

14- Malik A, Bari S. Conservative management of acute appendicitis. J Gastrointest Surg 2009; 13: 970-996.

15-Meguerditchian A, Prasil P, Cloutier R y cols. Laparoscopic appendectomy in children: A favorable alternative in simple and complicated appendicitis. J Pediatr Surg. 2002; 37: 695-698.

16-Towfigh S, Chen F, Mason R y cols. Laparoscopic appendectomy significantly reduces length of stay for perforated appendicitis. Surg Endosc 2006; 20: 495-499.

17-Heredia C, Barrionuevo J, Moreno W y cols. Apendicitis aguda. Tratamiento laparoscópico del mesoapéndice con coagulación monopolar. Pren Méd Argent 2015; 101: 185-190.

2-COLICO BILIAR

Guevel J - Heredia CJ

La litiasis biliar (LB) según el consenso de Estrasburgo de 1991 puede ser asintomática, sintomática o complicada (1). La prevalencia internacional de la LB varía ampliamente de acuerdo a aspectos étnicos, socioeconómicos, de género y geográficos. En relación al sexo, en un estudio de nuestro medio sobre 1500 autopsias, se observó una prevalencia del 40% en mujeres y del 17% en hombres (2). El embarazo, el uso de anticonceptivos orales, la obesidad, la pérdida rápida de peso, la diabetes, la cirrosis y la enfermedad de Crohn son factores que aumentan el riesgo de LB.
Los litos pueden ser de colesterol en el 75% de los casos, pigmentarios o mixtos.
Se denomina LB asintomática a la demostración incidental por un método de imágenes de litiasis. El CB es un episodio de dolor localizado en el abdomen superior de menos de 6 hs horas de evolución en general, sin signos de inflamación aguda vesicular. Su etiología más frecuente es la LB debido a una obstrucción transitoria del conducto cístico. Cuando el dolor persiste a pesar del tratamiento o recurre a las 24 horas, se denomina CB **subintrante**. Cuando se agregan signos inflamatorios vesiculares, se denomina colecistitis aguda (3).

Bases para el diagnóstico clínico

-**Dolor cólico**, de inicio súbito, localizado en epigastrio o hipocondrio derecho, que se puede irradiar hacia la espalda o escápula del mismo lado, relacionado o no con la ingesta de alimentos, con una duración de 4 a 6 horas.
-**Nauseas y vómitos.**
En el examen físico detectaremos dolor en el hipocondrio derecho sin signo de "**Murphy**".
Es necesario indagar sobre la presencia de fiebre, coluria, ictericia, etc, síntomas que serán fundamentales para el diagnóstico diferencial de complicaciones tales como la colecistitis aguda, colangitis o pancreatitis aguda.

Exámenes complementarios

-**Laboratorio**. De poca utilidad en el estudio de un CB. Ante la sospecha de una LB complicada, solicitaremos perfil hepático, amilasa, hemograma y orina completa. Pueden ser de utilidad para descartar otras patologías, principalmente para predecir la litiasis de la vía biliar principal o completar el prequirúrgico si se decide una intervención.
-**Ecografía**, estudio operador dependiente con una sensibilidad del 84% y especificidad del 99% para determinar LB y evaluar el calibre de la vía biliar principal (3).

Conducta terapéutica

Así como la litiasis vesicular sintomática o complicada requiere tarde o temprano tratamiento quirúrgico, la conducta en las formas asintomáticas sigue siendo aún en la actualidad un tema polémico. Hasta el 80% de los pacientes con hallazgo incidental de LB, permanecerán asintomáticos durante toda su vida, tan sólo de un 1% a un 4% anual, desarrollarán algún tipo de clínica, presentarán complicaciones el 0.3% anual y cáncer de vesícula el 0.02% (4). La colecistectomía (CCT) profiláctica, aún en la era laparoscópica, no ha demostrado ser mejor, ni en términos de salud ni de costo-efectividad que la CCT indicada cuando el paciente presenta síntomas (3). Se ha consensuado la CCT profiláctica en asintomáticos con pólipos vesiculares mayores de 1 cm, en anemia de células falciformes, en candidatos para transplantes de órganos sólidos, vesículas "en porcelana", pacientes de áreas de alta prevalencia de cáncer de vesícula y obesos con indicación de cirugía bariátrica (5). Recordar que la morbilidad global de la CCT es del 5 al 20% y la mortalidad del 0.49% (6) con un riesgo de lesión de la vía biliar del 0.1 al 1% (7).

En el CB, el tratamiento en la urgencia está dirigido al control del dolor. Tradicionalmente se ha utilizando una combinación de analgesia y espasmolíticos. La administración de AINES como el diclofenac 75 mg IM combinado o no con antiespasmódicos, parece reducir la progresión del CB a colecistitis (8) (9) (10). Si el CB no cede en un tiempo prudencial con la medicación, deberá descartarse una colecistitis aguda o una pancreatitis y en caso contrario podrá ser necesaria una cirugía temprana.

El CB es un proceso autolimitado por lo que no precisará ingreso hospitalario.

El tratamiento aceptado como definitivo y resolutivo del paciente con historia de CB es la CCT electiva, siendo actualmente la vía laparoscópica el "Gold estándar". En caso de CB complicada, se precisará internación para observación y analgésica-antiinflamatoria EV. En 48 horas el paciente debe estar asintomático, no mostrar datos de inflamación o infección y admitir una dieta oral liviana. Se otorga alta con la indicación de cirugía electiva. Existen estudios en los últimos tiempos que sustentan la CCT durante la internación de un CB complicado debido a cuestiones de costo efectividad, siendo en la actualidad la CCT más colangiografía intraoperatoria por vía laparoscópica la conducta de elección (11) (12).

En síntesis, la CCT es la operación abdominal electiva que con más frecuencia realiza el cirujano. Nosotros como escuela quirúrgica creemos que las formas asintomáticas no deben ser operadas por la eventual posibilidad de aparición de síntomas y complicaciones pues someteríamos al paciente a riesgos estadísticamente significativos y similares al de una actitud expectante.

Referencias bibliográficas

1.Conference européenne de consensus, Strasbourg. La lithiase veiculaire: stratetegie therapeutique. Ann Chir 1991; 46: 11-23.

2.Serra C, Martellotto G, Galli S. Frecuencia de litiasis de 1500 autopsias. Rev Argent Cir 1991; 61: 85-88.

3.Gramatica L. ABC de la cirugía biliar. Vol 1. 1° ed. Buenos Aires: Ed. Ediciones médicas; 2011.

4.Paumagartner G, Carr-Locke D, Dubois F y cols. Strategies of gallstones disease. Working team report. Gastroenterology International 1993; 6: 65-75.

5.Halldestam I, Enell E, Kullman E. Development of symptoms and complications with asymptomatic gallstones. BJS 2004; 91: 734-738.

6.Attili A, Carulli N, Roda E y cols. Epidemiology of gallstone disease in Italy: prevalence data of multicenter italian study on cholelithiasis (MICOL). Am J Epidemiol 1995; 141: 158-165.

7. Nuzzo G, Giuliante F, Giovannini I y cols. Bile duct injury during laparoscopic cholecystectomy: results of an italian national survey on 56.591 cholecystectomies. Arch Surg 2005: 140: 986-992.

8.NIH consensus statement. Gallstones and laparoscopic cholecystectomy. National Institutes of health 1992; 10: 1-20.

9.Oña X, Perea L. Antiinflamatorios para el cólico biliar: Revisión sintemática y metaanálisis de ensayos clínicos. Gastroenterol Hepatol 2008; 31: 1-7.

10. Kumar A, Deed J, Bhasin B y cols. Comparison of the effect of diclofenac with hyoscine-n-butylbromide in the symptomatic treatment of acute biliary colic. ANZ J Surg 2004; 74: 573-576.

11. Salman B, Yüksel O, Irkörücü O y cols. Urgent laparoscopic cholecystectomy is the best management of biliary colic. Dig Surg 2005; 22: 95-99.

12. Gurusamy S, Samraj K, Fusai G. Colecistectomía laparoscópica temprana versus tardía cólicos biliares. Biblioteca Cochrane Plus. 2012.

3-COLECISTITIS AGUDA (CA)

Gramática L (h) - Heredia CJ

La CA es la inflamación aguda de la vesícula biliar, asociada en el 95% de los casos a colelitiasis y como resultado de la impactación de un cálculo en el infundíbulo cístico que es el responsable del aumento de la presión vesicular. El restante 5% de los pacientes presentan una CA alitiásica que en general se relaciona con traumatismos, sepsis, afecciones del colágeno, diabetes, síndrome de inmunodeficiencia adquirida, inestabilidad hemodinámica con requerimientos de inotrópicos, parasitosis, etc. Es una enfermedad significativamente más común en la mujer que en el hombre y la mayoría de los casos ocurren entre la 3º y 5º década de la vida. Las bacterias habitualmente aisladas son la *Escherichia coli, Klebsiella, Enterococos* y dentro de los anaerobios el más común es el *Clostridum* (1) (2).
Actualmente la mortalidad general es del 0.6% y en casos de CA severa del 6% (3).

Bases para el diagnóstico clínico

La CA puede presentar un cuadro clínico muy variable que incluye desde molestias mínimas y poco aparentes, hasta cuadros muy llamativos debido a gangrena, perforación y coleperitoneo.
-**Dolor** es el síntoma guión, de tipo cólico, localizado en epigastrio y en hipocondrio derecho, espontáneo o provocado con la palpación. Este síntoma suele ceder con antiespasmódicos y AINES, de lo contrario se debe sospechar de alguna complicación.
-**Signo de Murphy** consiste en la evaluación del dolor ante la palpación a nivel de hipocondrio derecho sobre la línea medio-clavicular posterior a una inspiración profunda. El contacto de los dedos del examinador con el borde inflamado de la vesícula biliar causa dolor y la interrupción refleja de la inspiración, también puede haber hiperestesia regional y a veces contractura.
Puede acompañarse de fiebre, náuseas y vómitos.
-**Ictericia** (< 4 mg/dl de bilirrubina total) está en general relacionada con el proceso inflamatorio en hipocondrio derecho, cuando existen valores superiores, debe alertar la posibilidad de coledocolitiasis.
-**Masa palpable** en hipocondrio derecho. En la CA leves o catarrales podemos palpar un tumor piriforme, muy sensible, de superficie lisa, que excursiona con la respiración y que corresponde a la vesícula biliar. En otras ocasiones, lo que se palpa es una formación de límites imprecisos, casi sin excursión respiratoria que por lo general está relacionado con la aglutinación de epiplón e intestino alrededor de la vesícula inflamada conformando un plastrón vesicular.
Según lo expuesto en las guías de Tokio del 2013 (4), con la evaluación de los siguientes criterios se establece el diagnóstico:

- A-Signos locales de inflamación en hipocondrio derecho: dolor, sensibilidad o tumoración y signo de Murphy positivo.
- B-Signos de inflamación sistémica: fiebre, PCR elevada y leucocitosis.
- C-Hallazgos imagenológicos de CA.

El diagnóstico presuntivo se establece con un signo A más uno de B, mientras que el diagnóstico definitivo de CA se define con un criterio de A más un B más uno de C.

Exámenes complementarios

-**Laboratorio** debe incluir recuento leucocitario y fórmula, PCR (>3 mg/dl), función renal, ionograma, GOT, GPT, FAL, GGT, bilirrubina y amilasemia. Podemos encontrar en un 85% de los casos, leucocitosis con desviación a la izquierda (>10.000/ml), su ausencia no excluye el diagnóstico, sobre todo en personas ancianas y en diabéticos.
-**Ecografía**: permitirá establecer el diagnóstico con una sensibilidad del 88% y una especificidad del 80% (5). Entre los criterios ecográficos encontramos (6): signo eco Murphy positivo, cálculo enclavado en bacinete, longitud vesicular superior de 8 cm, pared mayor de 3 mm, edema perivesicular, diámetro vesicular transverso mayor a 4,5 cm. Se puede brindar alguna información adicional como colecciones perivesiculares, dilatación o cálculo de la vía biliar principal, etc.

Diagnóstico diferencial

Debe plantearse con patologías gastroduodenales, donde el dolor calma por lo general con la ingesta de alimentos, entidades bilio-pancreáticas, cólico renal derecho, neumonía de base derecha, enfermedades cardiológicas tales como infarto de miocardio e insuficiencia cardíaca descompensada y dérmicas como el herpes zoster.
En aproximadamente un 15% de los pacientes la amilasemia puede estar elevada, sospechándose un cuadro de PA cuando el valor de la misma aumente al menos tres veces su valor basal.

Conducta terapéutica

De acuerdo a las guías de Tokio 2013 (4) se clasifican las CA en tres grupos:
-**CA leve:** cuadro que no se acompaña de ninguno de los criterios descriptos más adelante.
-**CA moderada:** se evidencia leucocitosis >18.000/mm^3, masa palpable en hipocondrio derecho, evolución del cuadro >72 hs o coleperitoneo, absceso perivesicular o hepático, CA gangrenosa o enfisematosa.
-**CA severa:** cuando se asocia a disfunción de un órgano o sistema.
La internación requiere de reposo digestivo. Canalización periférica y plan de hidratación basal a 35 ml/kg/día, adaptando estos requerimientos de acuerdo a las necesidades del paciente.

- Antiespasmódicos: hioscina 1 ampolla cada 6 horas EV.
- Analgésicos: dipirona 2,5 g cada 8 hs EV más diclofenac 2 ampollas en 500 cc de Ringer lactato a pasar en 24 hs, en goteo continuo a 7 gotas/min.
- Antibióticoterapia (12): El antibiótico de elección en CA leve es ampicilina más ácido clavulánico 1,5 g cada 6 horas EV más aminoglucósido como la gentamicina 240 mg/día EV y en pacientes con CA moderadas o severas la elección es piperacilina-tazobactam 4,5 g cada 8 hs EV. En pacientes alérgicos a la penicilina se indicará ciprofloxacina 500 mg cada 12 hs EV más metronidazol 500 mg cada 8 hs EV.

La CA es una enfermedad de resolución quirúrgica. El enfermo en condiciones, deberá ser operado antes de las 72 a 96 hs de iniciado el cuadro (8) (9) (10).
La colecistectomía laparoscópica ha sido aceptada por consenso como el procedimiento de elección para el tratamiento de esta patología. Tanto en cirugía convencional como laparoscópica, el equipo quirúrgico debe recordar los conceptos de Frank Glenn (11), adaptados por Strasberg (12) al abordaje laparoscópico, de identificar el conducto cístico y la

arteria sin cliparlas o ligarlas y realizar la ventana crítica de seguridad o "critical view" y completar con una Mirizzigrafía rutinaria. Recordemos que la coledocolitiasis, presente en el 5 a 15% (13) de los pacientes con litiasis.

En situaciones complejas en donde exista duda en la identificación de los elementos anatómicos es mejor realizar operaciones "en menos" que correr el peligro de lesionar las vías biliares o elementos vasculares del pedículo hepático derecho. Deberá considerarse la posibilidad de una colecistostomía con resección parcial o no de la vesícula y la colocación de una sonda Pezzer. En los casos donde la vesícula se encuentre incrustada en el lecho hepático, se aconseja la realización de la operación de Pribran que consiste en resecar fondo y cuerpo de la vesícula libre, dejando la pared que está adherida al lecho hepático. La conversión a cirugía convencional no debe ser considerada como fracaso del abordaje laparoscópico sino como expresión cabal de la capacidad crítica, de análisis y prudencia del equipo quirúrgico (2).

En pacientes graves y con comorbilidades importantes deberá tenerse presente, la descompresión vesicular a través de una colecistostomía percutánea o quirúrgica, ya que la simple aspiración del contenido biliar infectado puede controlar los síntomas locales y la respuesta inflamatoria sistémica.

El coleperitoneo y la gangrena constituyen una urgencia quirúrgica.

En síntesis, la CA es la complicación más frecuente de la litiasis vesicular como resultado de la impactación de un cálculo en el conducto cístico. El diagnóstico es básicamente clínico, apoyado en el laboratorio y fundamentalmente en la ecografía. Es una patología de resolución quirúrgica y cada día con más frecuencia, por vía laparoscópica. Independientemente de la vía de abordaje, en las situaciones complejas deben tenerse en cuenta las operaciones "en menos" y de sentirse mas cómodo por vía convencional la conversión. Cualquier gesto justifica evitar una agresión del pedículo hepático, inclusive la descompresión percutánea previa por una ostomía vesicular.

Referencias bibliográficas

1. Conference europeenne de consensus, Strasbourg. La lithiase vesiculaire: strategie therapeutique. Ann Chir 1991; 46: 11-23.
2. Gramática L. Litiasis biliar complicada. ABC de la cirugía biliar. Vol 1. 1° ed. Buenos Aires: Ed. Médicas del Sur; 2011.
3. Lee S, Yang S, Chang C y cols. Impact of the Tokyo guidelines on the management of patients with acute calculous cholecystitis. J Gastroenterol Hepatol 2009; 24: 1857–1861.
4. Yokoe M, Takada T, Strasberg SM y cols. TG13 diagnostic criteria and severity grading of acute cholecystitis. J Hepatobiliary Pancreat Sci 2013; 20: 35-46.
5. Shea J, Berlin J, Escarce J y cols. Revised estimates of diagnostic test sensitivity and specificity in suspected biliary tract disease. Arch Intern Med 1994; 154: 2573-2581.
6. Middleton W, Kurtz A. Vesicula biliar. Ecografía. Vol 1. 1°ed. Madrid: Ed. Marbán. 2005.
7. Gomi H, Solomkin J, Takada T y cols. TG antimicrobial therapy for acute cholangitis and cholecystitis. J Hepatobiliary Pancreat Sci 2013; 20: 60-70.
8. Johansson M, Thune A, Blomqvist A y cols. Management of acute cholecystitis in the laparoscopic era: results of a prospective, randomized clinical trial. J Gastrointest Surg 2003; 7: 642-645.
9. Uchiyama K, Onishi H, Tani M y cols. Timing of laparoscopic cholecystectomy for acute cholecystitis with cholecystolithiasis. Hepatogastroenterology 2004; 51: 346-348.
10. Madan A, Aliabadi-Whale S, Tesi D y cols. How early is early laparoscopic treatment of acute cholecystitis? Am J Surg 2002; 183: 232-236.
11. Glenn F, Grafe W Jr. Historical events in biliary trac surgery. Ann Surg 1966; 93: 848-852.
12. Strasberg SM, Hertl M, Soper NJ y cols. An analysis of the problem of biliary injury during laparoscopic cholecystectomy. J Am Coll Surg 1995; 180: 101-125.
13. Gerber A, Apt M. The case against routine operative cholangiography. Am J Surg 1982; 143: 734-736.

4-COLANGITIS (Co.A)

Gramática L (h)

La Co.A constituye la infección bacteriana **sintomática** de los conductos biliares. Los pacientes con esta patología pueden desarrollar una infección severa e inclusive letal si no reciben tratamiento oportuno. Por lo general, la bilis de los individuos sanos es estéril, pero puede ser colonizada ya sea en forma ascendente, posterior al paso de un lito al duodeno, de la colocación de una endoprótesis biliar, de la práctica de una papilotomía endoscópica o por translocación bacteriana secundaria a bacteriemia portal (1). La sola presencia de bacterias en el sistema biliar no conlleva el desarrollo sistemático de Co.A, siendo el principal desencadenante el aumento de la presión en el árbol biliar.
La hipertensión biliar es secundaria a una obstrucción parcial o total de la vía biliar principal (VBP), que ocasiona una disminución en el flujo de la bilis (2), casi siempre por litiasis (60%), estenosis benignas (15%), tumores biliopancreáticos (15%) y en menor grado por parásitos o en los portadores de colédoco-duodeno anastomosis (3). El reflujo de bacterias hacia el hígado puede producir abscesos múltiples por lo general pequeños y el paso de las mismas hacia la circulación sistémica, conduce al desarrollo del shock séptico. Las bacterias habitualmente aisladas son la *Escherichia Coli, Klebsiella, Enterococos* (4) y dentro de los anaerobios el más común es el *Clostridum* (7). Además debe tenerse siempre presente el potencial riesgo de infección por *Pseudomonas* luego de la realización de estudios endoscópicos (4) (5) (6) y; en los pacientes con SIDA por *Citomegalovirus* y por *Criptosporidios.*

Bases para el diagnóstico clínico

-**Tríada de Charcot** caracterizada por dolor en hipocondrio derecho, ictericia y fiebre con escalofríos. Tiene **baja sensibilidad** y alta especificidad (7), es decir en aproximadamente, el 50% de los pacientes presentarán los tres criterios pero cuando están presentes son diagnósticos.
Las características del **dolor** variarán de acuerdo a la etiología, aunque por lo general es de intensidad leve a moderada y aproximadamente la mitad de los pacientes pueden mostrar signos peritoneales. La **fiebre** en la mayoría de los casos es superior a los 38º C en picos e intermitente, acompañada de escalofríos y sudoración marcada. Se acepta la posibilidad de una Co.A en pacientes que tienen fiebre intermitente sin otra sintomatología. La **ictericia** es de intensidad variable, con niveles de bilirrubina que por lo general exceden los 4 mg/dl, excepcionalmente puede ser normal.
-**Péntada de Reynolds** cuando a los criterios anteriores se agregan shock y depresión del sistema nervioso central. Su gravedad obliga a la descompresión biliar de urgencia.
-Náuseas y vómitos.
La base del diagnóstico de las Co.A constituye una cuidadosa y detallada historia clínica y el conocimiento de que en muchas circunstancias, sólo uno o dos criterios de la "tríada" pueden estar presentes. Recordar que el examen físico del abdomen es a menudo nada revelador. Los criterios diagnósticos propuestos en las guías de Tokio 2013 (8) son:

- Inflamación sistémica:
  - Fiebre (>38°) o escalofríos.
  - Evidencia de respuesta inflamatoria (leucocitosis >10.000/mm^3 o leucopenia < 4.000/mm^3, PCR > 1 mg/dl, etc).
- Colestasis:
  - Ictericia (>2 mg/dl).
  - Laboratorio con hepatograma alterado (elevación mayor a 1,5 veces del valor superior basal de GOT, GPT, FAL o GGT y bilirrubina > 2 mg/dl).
- Imágenes:
  - Dilatación de la vía biliar principal.
  - Evidencia de obstrucción biliar (lito, estenosis, stent, etc).

La sospecha diagnóstica se establece con un criterio A más un criterio de B o C, mientras que el diagnóstico definitivo se define con la sumatoria de los tres: A más B más C.

Las formas anatomo-clínicas de Co.A condicionan grados de severidad diferentes:

- Co.A **leve** (80%): sin la presencia de los siguientes criterios.
- Co.A **moderada** (15%): se asocia a leucocitosis >18.000/mm^3 o leucopenia <4.000/mm^3, fiebre ≥39°, edad ≥ 75 años, hiperbilirrubinemia total > 5 mg/dl o hipoalbuminemia.
- Co.A **severa** (5%): cuando se acompaña de disfunción de otros sistemas.

Exámenes complementarios

-**Laboratorio**. Incluirá básicamente los estudios puntualizados en CA a diferencia de lo que ocurre en esta enfermedad, un 70 a 80% de los pacientes con Co.A presentan elevación de la bilirrubina al igual que de la FAL, GGT, GOT, GPT y de la PCR. También debe incluirse un coagulograma.

-**Cultivo de sangre**, obtenido de ser posible, durante las crisis febriles. Menos de un 50% de los cultivos son positivos mostrando flora polimicrobiana en más de los dos tercios de los casos.

-**Ecografía** pondrá en evidencia la dilatación de vía biliar principal (VBP). Además a través de éste método se puede identificar la causa etiológica, la mayoría de las veces.

En pacientes con estabilidad hemodinámica que presenten duda diagnóstica, es de utilidad la realización de una **colangio-pancreatografía** por **resonancia magnética** (CPRM) (9).

Conducta terapéutica

Aproximadamente el 80% de los pacientes responden favorablemente al tratamiento médico con antibióticoterapia. En aquellos casos que no se obtiene respuesta es mandatorio la descompresión biliar urgente con cultivo de la bilis. Los principios terapéuticos básicos incluyen la corrección de la hipertensión biliar y también en casos muy simples tratar la causa etiológica pero teniendo siempre presente que no es el objetivo primario.

Internación en sala común en casos leves-moderados y en unidad de cuidados intensivos en casos moderados-graves.

• Canalización central y plan de hidratación basal a 35 ml/kg/día, con monitoreo estricto de parámetros hemodinámicos.

• Antiespasmódicos: hioscina 1 ampolla cada 6 horas EV.

• Analgésicos: dipirona 2,5 g 1 ampolla cada 8 hs EV más diclofenac 2 ampollas en 500 cc de Ringer lactato a pasar en 24 hs, en goteo continuo a 7 gotas/min.

• Antibióticoterapia empírica luego de la toma de hemocultivos. El antibiótico de elección (10) en Co.A leves es ampicilina más ácido clavulánico 3 g cada 6 horas EV más aminoglucósidos como gentamicina 240 mg/día EV y en pacientes con Co.A moderadas o severas es de elección la piperacilina-tazobactam 4,5 g cada 8 hs EV. En aquellos alérgicos a la penicilina se indicará ciprofloxacina 400 mg cada 12 hs EV más metronidazol 500 mg cada 8 hs EV. Estos esquemas se modificarán de acuerdo al resultado de los cultivos y de la sensibilidad en el antibiograma.

• Vitamina K: 1 ampolla de 10 mg cada 12 hs o plasma fresco congelado (100 ml/kg) en pacientes con obstrucción biliar y alteraciones de la coagulación.

Como se mencionó anteriormente la mayoría de los casos responden rápidamente a la **terapéutica médica**, debiéndose corregir en forma electiva la causa etiológica. Los que no responden favorablemente en las primeras 24 hs deberán ser sometidos a una descompresión quirúrgica de emergencia de la VBP. En este sentido, ocupa un lugar privilegiado la esfinterotomía endoscópica retrógada (EE) como el procedimiento de elección (11), pudiéndose indicar también la descompresión biliar transhepática percutánea o la colocación de un tubo en "T" con cirugía convencional, dependiendo esta elección del medio en donde nos encontremos. Lai y cols (12) observaron que los pacientes tratados con EE presentaban tasas de morbilidad (35% vs 66%) y mortalidad (10% vs 32%) más bajas que los pacientes que recibieron tratamiento quirúrgico. Cuando no se cuenta con abordaje mini invasivo, valorar la vía quirúrgica. Durante la cirugía se realiza una coledocotomía e irrigación suave del colédoco para eliminar el pus y la bilis espesa, con la posterior colocación de un tubo en "T". En este grupo de pacientes, el objetivo quirúrgico **no es combatir la causa** de la colangitis sino el de **drenar la VBP** y postergar el tratamiento definitivo hasta la recuperación (13).

En síntesis, la Co.A es una infección bacteriana de las VBP que se desarrolla en un contexto de hipertensión biliar generalmente por un cálculo enclavado o por colonización a partir de gestos terapéuticos biliares. La base del diagnóstico es una cuidadosa y detallada historia clínica y el conocimiento de que sólo uno o dos criterios de la tríada de Charcot pueden estar presentes y que el examen físico es en general nada revelador. La gran mayoría de los pacientes responden favorablemente al tratamiento médico con antibiótico EV. En los casos que no se obtiene respuesta, está indicada la descompresión biliar urgente.

Referencias bibliográficas

1.Sung J, Costerton J, Shafer E. Defense system in the biliary tract against bacterial infection. Dig Dis Sci 1992; 37: 689-696.

2.Sileri P, Morini S, Sica G y cols. Bacterial traslocation and intestinal morphological findings in jaundiced rats. Dig Dis Sci 2002; 4: 929-934.

3.Kimura Y, Takada T, Kawarada Y y cols. Definitions, pathophysiology, and epidemiology of acute cholangitis and cholecystitis: Tokyo Guidelines. J Hepatobiliary Pancreat Surg 2007; 14: 15-26.

4.Leung JW, Liu Y-l, Lau GCT y cols. Bacteriologic analyses of bile and Brown pigment stones in patients with acute cholangitis. Gastrointest Endosc 2001; 54: 340-345.

5.Reiss R, Eliashiv A, Deutsch A. Septic complications and bile cultures in 800 consecutive cholecystectomies. World J Surg 1982; 6: 195-199.

6.Siegman-igra Y, Isakov A, Inbar G y cols. Pseudomona aeruginosa septicemia following endoscopic retrograde cholangiopancreatography with a contaminated endoscope. Scand J Infect Dis 1987; 19: 527-530.

7.Csendes A, Diaz JC, Burdiles P y cols. Risk factors and classification of acute suppurative cholangitis. Br J Surg 1992; 79: 655-658.

8.Kiriyama S, Takada T, Strasberg SM y cols. TG13: Updated Tokyo Guidelines for acute cholangitis and acute cholecystitis. J Hepatobiliary Pancreat Sci 2013; 20: 24-34.

9.Kondo S, Isayama H, Akahane M y cols. Detection of common bile duct stones: comparison between endoscopic ultrasonography, magnetic resonance cholangiography and helical computed tomographic cholangiography. Eur J Radiol 2005; 54: 271-275.

10. Gomi H, Solomkin J, Takada T y cols. TG antimicrobial therapy for acute cholangitis and cholecystitis. J Hepatobiliary Pancreat Sci 2013; 20: 60-70.

11. Lai ECS. Acute cholangitis: endoscopic drainage or emergency surgery. Gastroenterology 1990; 99: 1530-1535.

12. Lai ECS, Mok FPT, Tan ESY y cols. Endoscopic biliary drainage for severe acute cholangitis. N Eng J Med 1992; 326: 1582-1585.

13. Gramática L. ABC de la cirugía biliar. Vol 1. 1° ed. Buenos Aires: ed. Ediciones del sur; 2011.

5-PANCREATITIS AGUDA (PA)

Gramática L (h)

Se entiende por PA a la inflamación aguda de la glándula pancreática. En nuestro medio se presenta habitualmente relacionada a la litiasis biliar. Consideramos que debe hablarse de enfermedades asociadas y no de etiologías, pues la mayoría de los mecanismos íntimos de origen y desarrollo de la PA son aún desconocidos (Tabla 1).

Tabla 1. *Patologías en nuestro medio asociadas a PA.*

-Litiasis.
-Alcoholismo.
-Hipertrigliceridemia.
-Post ERCP.
-Drogas: clorotiazida, tetraciclinas, corticoides, furosemida, etc.
-Idiopáticas.

En relación al sexo, en los países con porcentaje importante de PA observada en alcohólicos, la frecuencia es significativamente más elevada en hombres, mientras que en las asociadas a litiasis biliar la incidencia es mayor en mujeres.
Bradley (1) en 1993, propuso dividir esta enfermedad en leve y severa considerando hallazgos clínicos, de laboratorio y las imágenes. Las leves no presentan en su evolución fallas orgánicas o complicaciones y se recuperan prácticamente siempre. En cambio las formas severas se manifiestan con complicaciones locales y sistémicas, teniendo una recuperación que puede ser complicada e inclusive la muerte. En la revisión de la clasificación de Atlanta (2) se le suma una tercera forma denominada moderada, en la que los pacientes presentan fallas orgánicas transitorias y complicaciones locales sin llegar a la cirugía. Dellinger y cols. (3) proponen incluir en la clasificación, un cuarto grupo que lo denominan PA crítica en los que los pacientes presentan fallo de órgano persistente y necrosis pancreática o peri pancreática infectada.
Aproximadamente el 80% de los casos de PA, son ataques leves con evolución favorable, el 20% restante desarrollan complicaciones importantes y una mortalidad considerable, que en PA severa oscila entre el 20 al 60% (4).
El síndrome de falla multiorgánica, la extensión de la necrosis pancreática (NP), la infección y la sepsis son los principales determinantes de mortalidad en PA (5) (6).

Bases para el diagnóstico clínico

El cuadro clínico, los hallazgos de laboratorio y de ser necesario, la confirmación por imágenes constituyen el trípode básico para el diagnóstico de las PA.

-**Dolor** intenso en epigastrio, frecuentemente irradiado a uno u otro hipocondrio o a ambos y a la región lumbar (dolor en cinturón).

-**Náuseas y vómitos.**

Es importante el antecedente de litiasis biliar, comida copiosa o ingesta de alcohol previo al comienzo de los síntomas.
En las formas moderadas y severas, se observa con frecuencia alteraciones hemodinámicas, que pueden incluir sudoración, taquicardia, hipotensión, deshidratación con oligoanuria y shock.
-Al examen del abdomen es muy variable, pudiéndose observar distensión, ruidos intestinales disminuidos o ausentes, y defensa localizada en el hemiabdomen superior o en cualquiera de los cuadrantes superiores.

Exámenes complementarios

-**Laboratorio** de urgencia incluye amilasemia y amilasuria, citológico completo, glucosa, urea, creatinina, electrolitos, hepatograma, PCR y perfil lipídico. Cuando la amilasa en sangre se encuentra elevada más de tres veces su valor basal obliga a investigar la presencia de PA, sin tener relación el valor de la misma con la severidad de la inflamación pancreática. La sensibilidad del nivel de amilasa sérica para el diagnóstico de PA fue del 80 al 85% en estudios que utilizaron TC, ecografía o laparotomía como prueba de referencia (7). El dosaje en sangre de lipasa es un test de mayor sensibilidad y especificidad, que además permanece elevada por mayor tiempo después del ataque de PA en comparación con la amilasemia.
-La **ecografía** debe realizarse en pacientes con abdomen agudo y sospecha de PA. La misma puede confirmar la enfermedad mostrando un páncreas aumentado de tamaño, disminución de la ecogenicidad y eventualmente colecciones líquidas peripancreáticas, además de poder hacer el diagnóstico de patología biliar asociada. En algunos casos ofrece una limitada información por la distensión intestinal y la obesidad del paciente. Si la ecografía no es concluyente y el diagnóstico permanece incierto, debe realizarse una TC simple de abdomen, la cual tiene como objetivo confirmar o descartar PA y no la de evaluar en este estadio, la presencia de necrosis pancreática.
La **TC dinámica** realizada durante la administración de un bolo de contraste EV, puede demostrar áreas pobres o con ausencia de perfusión, lo cual son interpretadas como áreas de necrosis o desvacularizadas por el daño de la microcirculación. En general reservamos este estudio a partir de las 96 hs de iniciado el cuadro (8), para los raros casos de duda diagnóstica o como criterios de severidad.

Criterios de severidad

La evaluación inicial de la severidad de un ataque de PA es uno de los aspectos más importantes en el manejo de estos pacientes. Se acepta que la PA tiene dos etapas de gravedad: la **inicial** que se desarrolla dentro de la primera semana y es consecuencia de la respuesta inflamatoria sistémica con potencial riesgo de desarrollar falla orgánica y la **tardía** que se presenta luego de la segunda semana en donde el tejido pancreático y peripancreático con necrosis tiene el potencial de infectarse y producir sepsis.
Antes de la introducción de los criterios de severidad, el mismo se obtenía de la evaluación de aspectos clínicos de la enfermedad como fiebre elevada, taquicardia, taquipnea,

compromiso hemodinámico, oliguria, tetania, el signo Grey-Turner o Cullen, derrame pleural, entre otros. Si bien son expresión de gravedad, ya sea por su aparición tardía en algunos casos y por su escasa sensibilidad en otros, resultan de valor limitado para la identificación de las formas severas. Así mismo, la edad avanzada, IMC >25-30 kg/m^2 y el deterioro orgánico previo son aspectos clínicos que influyen en la evaluación. Por esta razón, la necesidad de disponer de sistemas de valoración más precisos ha promovido el desarrollo de marcadores de injuria pancreática y de respuesta inflamatoria. Ya desde 1969 Anderson y cols (9) investigaron el valor de la metahemoalbúmina, un compuesto hémico que aparece en sangre en pacientes con necrosis pancreática (NP) con la idea de dividir a los enfermos en dos grandes grupos, los que presentan NP y los que no. Más tarde este mismo grupo, centró su investigación en la fosfolipasa A (10) (11). La PCR es un examen de bajo costo, fácil de realizar, pero presenta el inconveniente de que las concentraciones discriminatorias se producen entre las 48 a 72 hs del comienzo de la enfermedad, por lo que resulta de poca utilidad para predecir la severidad inicial de la PA.
Los sistemas pronósticos más utilizados en nuestro medio son el de Ranson (12) (Tabla 2) y la escala APACHE II (13), existen muchos más, sin superioridad evidente.

Tabla 2 *Criterios de Ranson*

Criterios al ingreso	Origen biliar	Otras causas
Edad	>70 años	>55 años
Leucocitosis	>18000/mm^3	>16000/mm^3
Glucosa	>220 mg/dl	>200 mg/dl
LDH	>400 U/l	>350 U/l
GOT	>250 U/l	>250 U/l
A las 48 hs		
Descenso hematocrito	>0.1	>0.1
BUN	>2 mg/dl	>5 mg/dl
Calcio sérico	<2 mg/dl	<2 mg/dl
Pao2	---------------	<60 mmHg
Déficit de bases	>5 mEq/l	>4 mEq/l
Secuestro de líquidos	>4 l	>6 l

Los pacientes que presenten al ingreso un puntaje ≥ 3 de Ranson o ≥ 8 de APACHE II, deben internarse en UTI porque potencialmente pueden desarrollar una PA severa.
Los sistemas pronósticos de severidad son engorrosos para la evaluación precisa, y cuando la puntuación demuestra enfermedad grave la condición del paciente es clínicamente evidente, independientemente de la puntuación. La ventaja del APACHE II es que su uso es tan efectivo a las 24 hs como los otros a partir de las 48 hs. La evolución de los sistemas pronósticos de severidad ha sido fluctuante, aceptándose actualmente que su primordial indicación es para la confección de estudios comparativos, permitiendo agrupar a los

pacientes con la misma severidad, aunque son de valor limitado en la valoración individual de cada caso.

Conducta terapéutica

Hecho el diagnóstico de PA es importante una ampliación del laboratorio de ingreso con coagulación, gases en sangre y LDH, además de la realización de una radiografía de tórax y valoración cardiovascular.

Internación en sala común en los casos leves y en unidad de cuidados intensivos en enfermos que presenten Ranson ≥ 3 puntos o APACHE II ≥ 8 puntos.

El tratamiento requiere de reposo digestivo, canalización periférica e hidratación agresiva (14), suministrar 250 a 500 cc por hora de Ringer lactato o solución salina, sobre todo en las primeras 12 a 24 hs del ingreso, adaptando estos requerimientos de acuerdo a las necesidades del paciente.

- Control de presión arterial, frecuencia cardíaca y respiratoria, diuresis, PVC y balance de líquidos estricto.
- Calmar dolor de manera escalonada, comenzando con AINES EV hasta derivados de la morfina, siendo la meperidina de elección (2 ampollas en 500 cc de solución fisiológica a pasar a 21 ml/hora con bomba de infusión).
- SNG. En los enfermos con vómitos.
- Antibióticoterapia. En PA asociada a colangitis se indican esquemas específicos para esta patología. Heinrich y cols (15), en un reciente metaanálisis, concluyen con un nivel de evidencia A, que en NP demostrada, deberá indicarse antibióticoterapia, concepto con el cual modestamente coincidimos. La antibióticoterapia profiláctica redujo la mortalidad pero no previno la infección de la NP. El antibiótico aconsejado es el imipenem 500 mg cada 6 hs EV, otros esquemas disponibles son ciprofloxanina + metronidazol o meropenem.

La papilotomía endoscópica se indicará dentro de las 24 a 72 hs del ingreso sólo en aquellos pacientes con signos de colangitis asociada (16).

La colecistectomía videolaparoscópica debe ser realizada en los casos que padecieron una PA leve de origen biliar antes del alta hospitalaria. Larson y cols (17) encontraron que el 18% de los pacientes con PA biliar que no recibieron tratamiento quirúrgico fueron re-internados en los siguientes 90 días por nuevos episodios biliares. En aquellos pacientes que no pueden ser operados debido a severas comorbilidades asociadas, la realización de una esfinterotomía endoscópica es una práctica que puede ser efectiva en reducir futuros ataques (16).

- Alimentación. En pacientes con PA leve, se restaura la alimentación oral y no requieren de soporte nutricional. En los casos moderados-severos es de buena práctica la nutrición enteral a través de sonda nasoyeyunal o nasogástrica, para mantener el trofismo de la mucosa, prevenir la posible translocación bacteriana y proteger el desarrollo de NP infectada (18) (19).

Las indicaciones quirúrgicas de las complicaciones locales de esta enfermedad como los pseudoquistes infectados o NP infectada escapan a los objetivos de este texto.

En síntesis, la PA es una enfermedad compleja que en nuestro medio se presenta asociada en más del 80% de los casos a la litiasis biliar y en un porcentaje similar son categorizadas como leves y con buena evolución. El diagnóstico sigue siendo clínico apoyado en el descarrilamiento enzimático y las imágenes.

En nuestro grupo de trabajo, no creemos que la cirugía de la papila deba prodigarse, debiendo reservar este procedimiento y por vía endoscópica para el pequeño grupo de casos asociado a colangitis aguda. En general, el tratamiento de la PA sigue siendo clínico, fundamentado en el correcto manejo de la volemia y medio interno, corrección de sistemas en "crisis" y en las formas graves con NP deberá evaluarse el uso de antibióticos.

Referencias bibliográficas

1.Bradley E. A clinically based classification system for acute pancreatitis. Arch Surg 1993; 128: 586-590.

2.Banks P, Bollen T, Dervenis C y cols. Classification of acute pancreatitis. Revision of the Atlanta classification and definition by international consensus. Gut 2013; 62: 102-111.

3.Dellinger E, Forsmark C, Layer P y cols. Determinant based classification of acute pancreatitis severity: an international multidisciplinary consultation. Ann Surg 2012; 256: 875-880.

4.Lund H, Tonnesen H, Tonnesen M y cols. Long term recurrence and death rates after acute pancreatitis. Scand J Gastroenterol 2006; 41: 234-238.

5.Isermann R, Rau B, Beger H y cols. Bacterial infection and extend of necrosis are determinants of organ failure in patients with acute necrotizing pancreatitis. Br J Surg 1999; 86: 1020-1024.

6.Gloor B, Muller C, Worni M y cols. Late mortality in patients with severe acute pancreatitis. Br J Surg 2001; 88: 975-979.

7.Lin X, Wang S, Tsai I y cols. Serum amylase, isoamylase and lipase in the acute abdomen. J Clin Gastroenterol 1989; 11: 47-50.

8.Uhl W, Buchler M, Malfertheiner P y cols. Pancreatic necrosis develops within four days after the acute attacks. Gastroenterology 1991; 100: 123-127.

9.Anderson M, Toranto J, Gramática L y cols. Assesment of metahemoalbumin as a diagnosis test. Arch Surg 1969; 98: 776-780.

10. Anderson M, Needleman S, Gramática L y cols. Further inquiry into the pathogenesis of acute pancreatitis. Arch Surg 1969; 99: 185-192.

11. Gramática L. Papel de las enzimas en la patogenia de la pancreatitis aguda. Pren Méd Argent 1971; 58: 1562-1568.

12. Ranson J, Pasternack B. Statistical methods for quantifying the severity of clinical acute pancreatitis. J Surg Res 1977; 22: 79-91.

13. Larvin M, McMahon M. APACHE II score for assessment and monitoring of acute pancreatitis. Lancet 1989; 2: 201-205.

14. Gardner T, Vege S, Pearson R y cols. Fluid resuscitation in acute pancreatitis. Clin Gastroenterol Hepatol 2008; 6: 1070-1076.

15. Heinrich S, Schäfer M, Rousson V y cols. Evidence-Based Treatment of Acute Pancreatitis: A Look at Established Paradigms. Ann Surg 2006; 243: 154-168.

16. Fogel E, Sherman M. ERCP for gallstone pancreatitis. N Eng J Med 2014; 370: 150-157.

17. Larson S, Nealson W, Evers B. Management of gallstone pancreatitis. Adv Surg 2006; 40: 265-284.

18. Gupta R, Patel K, Calder P y cols. A randomised clinical trial to assess the effect of total enteral and total parenteral nutritional support on metabolic, inflammatory and oxidative markers in patients with predicted severe acute pancreatitis II (APACHE ≥ 6). Pancreatology 2003; 3: 406-413.

19. Yi F, Ge L, Zhao J y cols. Meta-analysis: total parenteral nutrition versus total enteral nutrition in predicted severe acute pancreatitis. Intern Med 2012; 51: 523-530.

6-DIVERTICULITIS AGUDA COLONICA (DA)

Gramática L (h) - Guevel J - Heredia CJ

Los divertículos de colon son hernias saculares de 0.5 a 1 cm, constituidas por mucosa y submucosa por lo que en realidad son pseudodivertículos o falsos divertículos que emergen entre la tenia mesentérica y las antimesentéricas. En países occidentales, aproximadamente menos del 10% de la población a los 40 años presentan divertículos, porcentaje que asciende a casi el 50% en los mayores de 60 años.
Se denomina diverticulosis a la presencia de múltiples pseudodivertículos, localizados en más del 95% de los casos en el colon sigmoides y, de los cuales, sólo el 10 a 20% desarrollarán síntomas asociados.
La DA se origina con una micro perforación que da lugar a una infección de evolución variable. Una perforación no bloqueada produce contaminación más extensa, condicionando según los casos, la aparición de un absceso o de una peritonitis generalizada. Los ataques repetidos de diverticulitis pueden llevar a la fibrosis y estenosis, la cual en el 10% de los casos puede ser total y determinar la aparición de una obstrucción colónica aguda en el 3%. También pueden fistulizar hacia vísceras adyacentes siendo los órganos más frecuente la vejiga (1) y en las mujeres histerectomizadas, la cúpula vaginal.
La peritonitis por perforación suele ser el cuadro que pone en evidencia la enfermedad inflamatoria diverticular (2).

Bases para el diagnóstico clínico

-**Dolor** en abdomen inferior, por lo general localizado en fosa iliaca izquierda (FII), de comienzo súbito y de intensidad variable acompañado con frecuencia de fiebre, náuseas y vómitos.
-**Cambios del ritmo intestinal** en forma de diarrea o estreñimiento y en donde la expulsión de gases puede ocasionar cierto alivio del dolor. Eventualmente pujo y tenesmo rectal.
-**Hemorragia** diverticular, en forma de enterorragia o proctorragia, que es el origen del 30 al 40% de las hemorragias digestivas bajas (3), siendo habitualmente autolimitada y recurrente. Puede ser masiva en un 20% de los casos (4).
Es bueno destacar los **síntomas urinarios** por compromiso inflamatorio en vecindad como disuria, polaquiuria y hematuria. En caso de fístula colovesical se observa neumaturia y fecaluria, y en los de fístula colovaginal flujo maloliente.
Al examen físico podemos observar distensión abdominal, defensa e inclusive reacción peritoneal en hemiabdomen inferior focalizado en FII y con eventual palpación de un plastrón.
El tacto rectal podrá revelar dolor en el lado izquierdo, y en los pacientes del sexo femenino deberá realizarse siempre un completo examen pélvico para descartar el origen ginecológico de los síntomas.
Especialmente en grupos de edad avanzada el curso de la DA puede ser insidioso, con dolor abdominal vago y síntomas generales poco precisos que dificultan el diagnóstico. Así mismo, los pacientes evolucionados y más aún, con peritonitis generalizada, presentarán un cuadro clínico muy distinto y de mayor gravedad.

Exámenes complementarios

-**Laboratorio** puede evidenciar leucocitosis con desviación a la izquierda y valores de PCR elevados.
-**Rx de tórax de pie** podrá descartar aire libre en peritoneo y la de abdomen en decúbito y en bipedestación signos de íleo regional y colecciones extraluminales con burbujas de aire indicativas de un absceso.
-**TC abdomino pélvica** tiene una sensibilidad del 97% y sirve para definir la naturaleza del proceso que afecta al colon además de alteraciones extracolónicas tales como colecciones, abscesos, neumoperitoneo y fístulas (5). Los signos que sugieren DA son engrosamiento de la pared del colon mayor a 4 mm, inflamación de la grasa pericólica adyacente, presencia de divertículos y colección asociada (6).
Existe una gran controversia en relación a las indicaciones de los estudios endoscópicos o radiológicos con contrastes en este período. Según algunos autores, pueden provocar la perforación de un divertículo inflamado con la consiguiente peritonitis. Se aconseja realizar estos estudios 4 a 6 semanas después del episodio inicial de DA.

Conducta terapéutica

La clasificación tomográfica según Hinchey (Tabla 1) describe cuatro estadios, que se correlacionan con una mortalidad creciente del 0%, 4,1%, 20,3% y de 45,1% respectivamente (7). En parte debido al progreso de la TC, al desarrollo del abordaje mini invasivo sumado al intento de abarcar la totalidad de aristas que presenta esta enfermedad, ha modificado con el tiempo la manera de clasificar la DA. Un ejemplo que podemos citar es la clasificación tomográfica propuesta por Ambrosetti y cols (11) que dividen la DA en moderada y severa (Tabla 2). Más recientemente y con el objetivo de combinar todas las clasificaciones existentes Klarenbeek y cols (8) proponen una nueva forma de interpretar esta enfermedad, tomando en cuenta no solo las imágenes de TC sino también los hallazgos clínicos y sugiriendo además una terapéutica específica.

Tabla 1. *Criterios de Hinchey.*

Estadios	Hallazgo tomográfico
1	Absceso o flemón pericólico.
2	Absceso pélvico, intraperitoneal o retroperitoneal.
3	Peritonitis purulenta generalizada.
4	Peritonitis fecaloidea generalizada.

Tabla 2. *Clasificación de Ambrosetti.*

Diverticulitis	Hallazgo tomográfico
Moderada	Engrosamiento localizado de la pared del sigmoides (<5 mm) Enrarecimiento de la grasa pericólica
Severa	Absceso Aire extraluminal Fuga de contraste

Si el paciente tolera la vía oral y no reúne criterios clínicos y tomográficos de diverticulitis moderada o severa, se realizará tratamiento ambulatorio. Los esquemas recomendados son de 7 a 14 días de amoxicilina más ácido clavulánico 1 g cada 12 hs o 7 a 10 días de ciprofloxacina 500 mg cada 12 hs más metronidazol 500 mg cada 8 hs y dieta baja en residuos. Se espera mejoría clínica en 48 hs, si la evolución no es favorable deberá descartarse la formación de un absceso, para lo cual el paciente tendrá que ser internado.

Durante la internación se indicará:

- Reposo digestivo. Canalización periférica y plan de hidratación basal a 35 ml/kg/día, adaptando estos requerimientos de acuerdo a las necesidades del paciente.
- Analgesia con derivados de la morfina, siendo de elección la meperidina (2 ampollas en 500 cc de solución fisiológica a pasar a 21 ml/hora con bomba de infusión). Según Aldoori y cols (9), los AINES y el paracetamol pueden aumentar las complicaciones.
- Antibióticoterapia EV durante 7 a 14 días, es importante cubrir flora colónica, especialmente *Escherichia coli* y *Bacteroides fragilis*. Los esquemas recomendados son amoxicilina más ácido clavulánico 1,5 g EV cada 6 hs, ciprofloxacina 400 mg EV cada 12 hs más metronidazol 500 mg EV cada 8 hs. Luego de iniciar el tratamiento, se espera evolución favorable en 48 a 72 horas, si esto no ocurre debe descartarse la presencia de colección abdominal asociada.

La complicación más común de la DA es el absceso pericólico y afecta entre el 10 a 68% de los pacientes. Puede ser necesario realizar drenaje percutáneo guiado por imágenes, sobre todo en abscesos mayores de 5 cm, con una eficacia del 75 al 90% (10) y una tasa de complicaciones del 5% como la hemorragia, perforación, traumatismos de órgano sólido y fistulización (11).

Durante años se ha propuesto la sigmoidectomía electiva luego de padecer dos ataques de DA e incluso luego del primer episodio en pacientes jóvenes para prevenir complicaciones futuras. Actualmente estas indicaciones han cambiado pues se ha evidenciado que la evolución en los pacientes que sufren un ataque de DA es habitualmente benigna y que responden favorablemente al tratamiento conservador. Debemos tener presente que la mayoría de las complicaciones ocurren durante el primer episodio de DA (12), quedando la indicación de la resección sigmoidea electiva para los pacientes portadores de una complicación como estenosis colónica sintomática, fístula con otro órgano o sangrado diverticular recurrente.

La escala de Mannheim (13) (Tabla 3) sirve para evaluar el riesgo de mortalidad en los pacientes con peritonitis, mostrando una mortalidad de 2,3% en puntuaciones menores a 21, del 22,5% para puntuaciones de 22 a 29 y del 59,1% cuando supera los 29 (19).

En los pacientes que deben ser operados de urgencia las opciones quirúrgicas han sido históricamente controvertidas, proponiéndose variados procedimientos como resección primaria sin anastomosis con colostomía terminal proximal (cirugía de Hartmann), resección primaria y anastomosis, con o sin colostomía de protección incluso en pacientes con peritonitis fecaloidea hasta lavado laparoscópico y drenaje, seguido de resección secundaria (15) (16). El grado de compromiso del colon, la intensidad de la peritonitis, el estado general del paciente, la infraestructura hospitalaria además de la experiencia y preferencia de la escuela quirúrgica influyen en el tipo de procedimiento a realizar.

Tabla 3. *Índice de Mannheim para evaluar riesgo de mortalidad.*

FACTOR DE RIESGO	PUNTAJE ASIGNADO
- Más de 50 años	5
- Sexo femenino	5
- Falla orgánica	7
- Malignidad	4
- Evolución mayor a 24 hs	4
- Origen no colónico	4
- Peritonitis generalizada difusa	6
- Exudado fecaloideo	12
- Exudado purulento	6

En síntesis, la DA colónica constituye la inflamación de falsos divertículos de localización preferencial en el segmento izquierdo, a partir de una microperforación da lugar a una infección de evolución variada. Clínicamente se caracteriza por presentar dolor en FII y en casos excepcionales en otras localizaciones, fiebre y antecedente de cambio del ritmo intestinal y en el 30 a 40% de hemorragia. Debemos destacar la presencia de síntomas urinarios o inclusive de fístula colovesical o colovaginal. La TC abdomino pélvica tiene una sensibilidad del 97% (2) y sirve para definir la naturaleza del proceso que afecta al colon además de alteraciones extracolónicas tales como colecciones, abscesos, neumoperitoneo y fístulas. En relación al tratamiento, el grado de compromiso del colon, la intensidad de la peritonitis, el estado general del paciente, la infraestructura hospitalaria además de la experiencia y preferencia de la escuela quirúrgica influyen en el tipo de procedimiento a realizar. Si el paciente tolera la vía oral y no reúne criterios clínicos y tomográficos de diverticulitis moderada o severa, se realizará tratamiento ambulatorio.

Referencias bibliográficas
1.Pontari M, Mc Millen M, Garvey RH y cols. Diagnosis and treatment of enterovesical fistulae. Am Surg 1992; 58: 258-263.
2.Somasekar K, Foster M, Haray PN. The natural history of diverticular disease: is there a role for elective colectomy? J R Coll Surg Edinb 2002; 47: 481-484.
3.Zuccaro Jr G. Management of the adult's patients with acute lower gastrointestinal bleeding. Am J Gastroenterol 1998; 93: 1202-1208.
4.Peura D, Lanza F, Gostout CJ y cols. Gastroenterology bleeding registry: preliminary findings. Am J Gastroenterol 1997; 92: 924-928.
5.Morris J, Stellato T, Lieberman J y cols. The utility of computed thomography in colonic diverticulitis. Ann Surg 1986; 204: 128-132.
6.Cho K, Morehouse H, Alterman D y cols. Sigmoid diverticulitis: diagnostic role of CT: comparison with barium enema studies. Radiology 1990; 176: 111-115.
7.Hinchey E, Schaal P, Richards GK. Treatment of perforated diverticular disease of the colon. Adv Surg 1978; 12: 85-109.
8.Klarenbeek B, de Korte N, van der Peet D y cols. Review of current classifications for diverticular disease and a translation into clinical practice. Int J Colorectal Dis 2012; 27: 207-214.
9.Aldoori W, Giovannucci E, Rimm EB y cols. Use of acetaminophen and nonsteroidal anti-inflammatory drugs: a prospective study and the risk of symptomatic diverticular disease in men. Arch Fam Med 1998; 7: 255-260.
10. Stabile B, Puccio E, Vansonnenberg E y cols. Preoperative percutaneous drainage of diverticular abscesses. Am J Surg 1990; 159: 99-104.
11. Ambrosetti P, Chautems R, Soravia C y cols. Long-term outcome of mesocolic and pelvic diverticular abscesses of the left colon: a prospective study of 73 cases. Dis Colon Rectum 2005; 48: 787-791.
12. Lameris W, van Randen A, van Gulik TM y cols. A clinical decision rule to establish the diagnosis of acute diverticulitis at the emergency department. Dis Colon Rectum 2010; 53: 896-904.
13. Bosscha K, Reijnders K, Hulstaert PF y cols. Prognostic scoring systems to predict outcome in peritonitis and intrabdominal sepsis. Br J Surg 1997; 84: 1532-1534.
14. Billing A, Frohlich D. Prediction of outcome using the Manheim peritonitis index in 2003 patients. Br J Surg 1994; 81: 209-213.
15. Myers E, Hurley M, O'Sullivan G y cols. Laparoscopic peritoneal lavage for generalized peritonitis due to perforated diverticulitis. Br J Surg 2008; 95: 97-101.
16. Franklin Jr M, Portillo G, Treviño JM y cols. Long terms experience with the laparoscopic approach to perforated diverticular plus generalized peritonitis. World J Surg 2008; 32: 1507-1511.

7-PERFORACION DE VISCERA HUECA (PVH)

Gramática L (h) - Heredia CJ

En el concepto de PVH, se incluyen una variedad de entidades con diferentes mecanismos fisiopatogénicos involucrados. No obstante, analizaremos el tema en forma global ya que presentan aspectos en común como lo es la disrupción de la pared visceral con posterior derrame del contenido a la cavidad peritoneal estéril. La mayoría de los casos de PVH desarrollan un cuadro clínico característico que permite el inmediato diagnóstico y tratamiento. El grado de contaminación peritoneal depende de la localización, del tiempo de evolución y en menor cuantía del tamaño de la PVH, todo dentro de un contexto muy variable. El aislamiento a veces de grandes cantidades de líquidos, la formación de un tercer espacio, el desarrollo concomitante de infección y el progreso de la misma son los aspectos fisiopatogénicos que sirven de base para explicar los mecanismos de origen y desarrollo de las manifestaciones locales y generales en estos pacientes (1). Los casos con sepsis presentan una mortalidad entre el 10 a 52% (2) (3) por lo que la terapéutica rápida médica y quirúrgica es esencial para disminuirla. Si bien la mayoría de las PVH se abren en la cavidad peritoneal libre, el enfermo con peritonitis pone en marcha numerosos mecanismos locales para intentar combatir el progreso y desarrollo de la infección. Entre ellos destacamos el avenamiento linfático, la actividad de PMN y macrófagos, la producción de fibrina y el poder plástico de las estructuras peritoneales, pudiendo desarrollarse un fenómeno localizado o bloqueado por las vísceras vecinas y por el epiplón. Los pacientes inmunocomprometidos están sujetos a un riesgo mayor de PVH, presentando un cuadro clínico atípico, aspecto a considerar para evitar un diagnóstico y tratamiento tardío. A menos que el paciente presente una contraindicación significativa, la intervención quirúrgica está indicada en el momento del diagnóstico.

Bases para el diagnóstico clínico

El diagnóstico de esta patología se basa en el examen clínico, en donde la anamnesis y el examen físico representan los medios principales para llegar al mismo.

En la anamnesis, es fundamental establecer antecedentes de enfermedades del aparato digestivo como úlcera gastro-duodenal, diverticulosis, cáncer, etc, ingestión de agresores gastrointestinales como aspirina, AINES, cáusticos, cuerpos extraños, etc, cirugía o instrumentación digestiva previa tales como colocación de stent, esclerosis de varices esofágicas, dilatación esofágica, intubación nasogástrica, etc, traumatismo contuso o penetrante, hernias de la pared abdominal, enfermedad inflamatoria intestinal, patología cardiovascular debido al riego de producir embolias y necrosis intestinal e infecciones digestivas principalmente por salmonelosis y citomegalovirus.

-**Dolor**. Es el signo guión de la PVH. La intensidad, localización y forma de comienzo del mismo sugieren el sitio donde la perforación ha ocurrido. De aparición brusca, intenso, continuo e irradiado hacia el resto del abdomen en forma rápida como ocurre en las PVH por úlcera gastro-duodenal. Es común el dolor irradiado al hombro provocado por irritación diafragmática.

-**Fiebre**, **taquicardia**, **hipotensión** en los pacientes con sepsis, según lo presentado por Levy y cols (4) (Tabla 1), pudiendo evolucionar a shock séptico, donde además se objetiva cianosis o palidez y fallo de órganos como insuficiencia renal aguda, depresión de sensorio, inestabilidad hemodinámica, etc.

Resaltamos la importancia del control de signos vitales en la valoración del estado del paciente, recordando que al comienzo del cuadro solo puede identificarse taquicardia, para luego progresar con los demás signos de sepsis ya descriptos.

Los vómitos son poco frecuentes.

Tabla 1. *Criterios diagnósticos de sepsis, sepsis severa y shock séptico.*

VARIABLE	ALTERACIÓN CUANTIFICADA
Generales	Fiebre > 38.3°, hipotermia <36°, taquicardia > 90, alteraciones metales, taquipnea, hiperglucemia > 120 mg/dl en ausencia de diabetes
Inflamatorias	Leucocitosis >12.000/mm³, leucopenia < 4.000/mm³, fórmula leucocitaria con > 10% formas inmaduras, PCR > 2 DE del valor normal, procalcitonina > 2 DE del valor normal.
Hemodinámicas	Hipotensión arterial < 90 mmHg, elevación de la saturación venosa mixta > 70%
Disfunción orgánica	Hipoxemia arterial, oliguria < 0.5 ml/Kg/Hora, aumento de la creatinina > 0.5 mg/dl, coagulopatía RIN > 1.5, íleo paralítico, trombocitopenia < 100.000/mm³, hiperbilirrubinemia > 4 mg/dl.
Perfusión tisular	Hiperlactacidemia > 1 mmol/litro, retraso del llenado capilar

- **Sepsis:** infección más 1 de los criterios citados.
- **Sepsis severa:** sepsis más disfunción orgánica.
- **Shock séptico:** sepsis más hipotensión arterial refractaria a fluidoterapia o hiperlactacidemia.

El examen físico del abdomen debe ser minucioso, suave, con el paciente en una posición confortable, todo lo cual ayudará a darle objetividad a los cambios detectados por repetidos exámenes y a evitar sufrimientos innecesarios. Podremos encontrar marcada defensa y dolor a la descompresión, o contractura involuntaria de los músculos abdominales

configurando el denominado "abdomen en tabla" cuando la peritonitis se ha generalizado. En la semiografía del dolor, la percusión, permite precisar mejor el punto de máxima irritación con menor malestar del paciente. Aunque de un valor semiológico limitado, deberá objetivarse la pérdida de submatidez hepática. Los ruidos abdominales estarán ausentes si como resultado de la inflamación, se ha desarrollado un íleo paralítico.
El tacto rectal y vaginal deberán realizarse siempre para evaluar más en detalle el abdomen inferior.
La **perforación gastroduodenal** tiene lugar, más comúnmente, en úlceras benignas que en malignas. Por lo general, la úlcera duodenal posterior penetra en el páncreas y raramente es la causa de una perforación libre peritoneal. Así mismo, la úlcera gástrica posterior puede ocasionalmente perforarse en la transcavidad de los epiplones pudiendo originar un absceso. Las úlceras de localización anterior generalmente perforan en la cavidad peritoneal libre lo cual puede bloquearse con el epiplón y las vísceras vecinas tales como el hígado y la vesícula. La peritonitis química desarrollada en las primeras horas es debido a los efectos del pH ácido del contenido gástrico sobre el peritoneo. El dolor es característico, de comienzo súbito, intenso, localizado en epigastrio, irradiado al resto del abdomen y a veces a la FID por migración del contenido gástrico a través del espacio parietocólico derecho, pudiendo confundirse con una apendicitis aguda perforada. La perforación gastroduodenal no se acompaña de hemorragia digestiva alta significativa; por el contrario, la hemorragia masiva casi excluye la perforación por úlcera.
La perforación no traumática del yeyunoíleon es muy poco frecuente. La misma puede ser secundaria a la ingestión de ciertas drogas como tabletas de cloruro de potasio, infecciones como fiebre tifoidea o tuberculosis, tumores, estrangulación de hernias internas o externas, cuerpo extraño y, raramente, por enteritis regional. En general, la perforación yeyunal produce una peritonitis química más severa que la ocasionada por una perforación ileal, debido a que el jugo pancreático del yeyuno proximal tiene un pH alcalino y es rico en enzimas. La perforación del yeyunoíleon, especialmente si es debido a enteritis regional, puede rápidamente bloquearse configurando síntomas y signos muy variables.
La perforación del colon es debida por lo general a diverticulitis, carcinoma, colitis y cuerpos extraños. En ausencia de oclusión, mientras más proximal es la perforación más llamativo es el cuadro clínico, debido probablemente a que el contenido enteral es más líquido y la diseminación más rápida. La perforación secundaria a obstrucción puede asociarse a una disminución temporaria del dolor abdominal quizás por desaparición de la distensión proximal.

Exámenes complementarios

-**Laboratorio**, por lo general, de poca utilidad. Es común encontrar una leucocitosis con desviación a la izquierda y una moderada elevación de la amilasa sin que este hallazgo sea necesariamente una expresión de pancreatitis (5). La elevación de la PCR puede ayudar en el diagnóstico de fístula anastomótica, sobre todo en pacientes post quirúrgicos de cirugía bariátrica o colorrectal (6) (7).

-**Rx directa** de tórax en bipedestación, además de descartar la existencia de enfermedades torácicas, nos permitirá evaluar la presencia de neumoperitoneo. En caso de duda, la Rx directa de abdomen en decúbito lateral izquierdo puede ser de utilidad para detectar aire libre, sobre todo en ancianos en mal estado general. Sin duda, la demostración de un neumoperitoneo acelera el diagnóstico y tratamiento de la PVH. La sensibilidad reportada en la identificación de aire extraluminal por radiografía es de 50 a 70% (5).

-**Ecografía**, puede utilizarse para definir la existencia de líquido libre, patología tumoral y ginecológica.

-**TC de abdomen**, es el método más sensible y específico en la detección de aire extraluminal, además de identificar la posible etiología de la perforación (7) (8) (9).

En ciertos ambientes, la punción abdominal es un procedimiento diagnóstico valioso. Una alternativa, en la mujer, es la colpocentesis a través del fondo de saco vaginal posterior. Tener presente que una punción negativa no descarta patología peritoneal.

Conducta terapéutica

Internación.

El tratamiento correcto de estos pacientes se basa en tres aspectos: a) enérgica terapia de sostén y apoyo de los sistemas en crisis, b) control del foco infeccioso y c) antibióticoterapia.

- Reposo digestivo. Canalización y plan de hidratación basal a 35 ml/kg/día, adaptando estos requerimientos de acuerdo a las necesidades del paciente.
- Control de presión arterial, frecuencia cardíaca y respiratoria, diuresis, PVC y corrección del disbalance hidro-electrolítico.
- Iniciar terapéutica antibiótica de amplio espectro EV para cubrir gérmenes Gram negativos y anaerobios, inmediatamente después de haber sospechado el diagnóstico de PVH. Los esquemas empíricos más utilizados son ampicilina-sulbactam 3 gr cada 6 hs, piperazilina-tazobactam 4,5 g cada 6 hs ó ciprofloxacina 400 mg cada 12 hs más Metronidazol 500 mg cada 8 hs EV. La dosis deberá ajustarse a la función renal y en relación al cultivo del material abdominal obtenido.

Un pequeño número de pacientes pueden recibir tratamiento conservador, son aquellos con perforación contenida, sin signos de sepsis (10), siendo factibles de tratar con procedimientos mini-invasivos como drenajes percutáneos.

En la mayoría, el tratamiento es quirúrgico, por vía laparoscópica o abierta. En los pacientes con úlcera gastro-duodenal perforada, el procedimiento más utilizado es el cierre de la úlcera con parche de epiplón, el cual se utiliza para suturar y bloquear la perforación. Cuando el compromiso es de intestino delgado se aconseja el cierre del defecto en un plano de puntos extramucosos, si se encuentra tejido intestinal desvitalizado o muy inflamado entonces debe resecarse, con posterior anastomosis y eventual abocamiento en casos excepcionales. En los pacientes con perforación colónica el procedimiento se debe adaptar a cada situación en particular, realizando desde cierres simples en los casos de perforación reciente y pocas horas de evolución hasta la resección. La anastomosis primaria ha ganado jerarquía en los últimos años (11) realizada con o sin ostomía proximal.

Una vez abierta la cavidad peritoneal se obtendrá sistemáticamente muestra del material presente en la misma para cultivo bacteriológico. Resaltamos la realización de un toilette prolijo y minucioso de la cavidad. Previo al cierre de pared es de buena práctica la colocación de drenajes exteriorizados por contrabertura.

La escala de Mannheim, como se mencionó en el capitulo de DA, sirve para evaluar el riesgo de mortalidad en los pacientes con peritonitis, mostrando una mortalidad de 2,3% en puntuación menor a 21, del 22,5% para puntuación de 22 a 29 y del 591% cuando supera los 29 (12).

En síntesis, la PVH en el abdomen presenta un cuadro clínico dramático pero por lo general de simple resolución, concepto que puede ser discutido en cáncer de colon. El diagnóstico es básicamente clínico, exigiendo una semiografía detallada del dolor y un minucioso examen físico, jugando un papel importante las imágenes en la detección del aire extraluminal y en la identificación de la posible etiología de la perforación. El tratamiento es prácticamente siempre quirúrgico.

Referencias bibliográficas

1.Gramática L. Peritonitis. Relato oficial 59° Congreso Argentino de Cirugía. 1988.

2.Kaukonen KM, Bailey M, Suzuki S y cols. Mortality related to severe sepsis and septic shock among critically ill patients in Australia and New Zealand, 2000-2012. JAMA 2014; 311: 1308-1316.

3.Dombrovskiy V, Martin A, Sunderram J y cols. Rapid increase in hospitalization and mortality rates for severe sepsis in the United States: a trend analysis from 1993 to 2003. Crit Care Med 2007; 35: 1244-1250.

4.Levy M, Fink M, Marshall J y cols. 2001 International. Sepsis Definitions Conference. Crit Care Med 2003; 31: 1250-1256.

5.Moore L, Moore F. Early diagnosis and evidence-based care of surgical sepsis. J Intensive Care Med 2013; 28: 107-111.

6.Warschkow R, Tarantino I, Folie P y cols. C-reactive protein 2 days after laparoscopic gastric bypass surgery reliably indicates leaks and moderately predicts morbidity. J Gastrointest Surg 2012; 16: 1128-1132.

7.Wu Z, Freek D, Lange J. Do normal clinical signs and laboratory tests exclude anastomotic leakage? J Am Coll Surg 2014; 219: 164-167.

8.Furukawa A, Sakoda M, Yamasaki M y cols. Gastrointestinal tract perforation: CT diagnosis of presence, site, and cause. Abdom Imaging 2005; 30: 524-529.

9.Del Gaizo AJ, Lall C, Allen BC y cols. From esophagus to rectum: a comprehensive review of alimentary tract perforations at computed tomography. Abdom Imaging 2014; 39: 802.

10. Zafar SN, Rushing A, Haut E y cols. Outcome of selective non-operative management of penetrating abdominal injuries from the North American National Trauma Database. Br J Surg 2012; 99: 155-164.

11. Wong W, Wexner S, Lowry A y cols. Practice parameters for the treatment of sigmoid diverticulitis--supporting documentation. The Standards Task Force. The American Society of Colon and Rectal Surgeons. Dis Colon Rectum 2000; 43: 290-297.

12. Billing A, Frohlich D. Prediction of outcome using the Manheim peritonitis index in 2003 patients. Br J Surg 1994; 81: 209-213.

8-OCLUSION INTESTINAL (OI)

Gramática L (h) - Guevel J

Se define como OI a la dificultad parcial o total del tránsito del contenido intestinal en sentido distal. Tiene una incidencia aproximada del 15% entre los pacientes que consultan a la guardia por dolor abdominal. La pérdida de líquidos por los vómitos y la incapacidad absortiva del intestino lleva al enfermo a un cuadro de **deshidratación y desbalance hidroelectrolítico**. El intestino proximal al punto de obstrucción se dilata reteniendo líquido y gases (1), con el consiguiente sobre-crecimiento bacteriano pudiendo translocarse las mismas a través de la pared intestinal (2).
De acuerdo al sitio de obstrucción intestinal (OI) se las denomina "muy altas" cuando asientan en duodeno, "altas" las localizadas en yeyunoíleon y "bajas" si es posterior a la válvula ileocecal. El compromiso del tránsito intestinal puede ser parcial o completo. En las oclusiones de colon es importante determinar el estado de la válvula ileocecal, es decir si es continente o no.
La mayoría de las OI mecánicas se localizan en el intestino delgado, siendo las causas más frecuentes las bridas, adherencias y las hernias. Por el contrario, estas patologías son excepcionales en la obstrucción colónica donde el cáncer colorrectal y el fecaloma son las etiologías principales. Causas menos frecuentes pero que se deben tener en cuenta son el íleo biliar, fitobezoar, vólvulo, invaginación, carcinomatosis peritoneal, etc. Las complicaciones más temibles son la perforación y la isquemia.

Bases para el diagnóstico clínico

-**Dolor cólico**, de comienzo insidioso, a intervalos regulares, el cual después de un período prolongado de obstrucción mecánica pueden desaparecer por agotamiento de la motilidad intestinal. Cuando el dolor se hace más severo, continuo y difuso, debe sospecharse la posibilidad de compromiso vascular intestinal con o sin perforación y peritonitis.
-**Vómitos**, cuanto más alto sea el nivel de la obstrucción, más abundantes y precoces se presentarán, sobre todo en los periodos iniciales, y según este nivel podrán ser alimenticios, biliosos, enterales o fecaloideos.
-**Ausencia de eliminación** de gases y materia fecal por el ano, posterior a que el intestino distal a la OI haya sido evacuado.
Al examen físico, por lo general se observará un paciente deshidratado y con compromiso del estado general, concepto que obviamente dependerá del estado evolutivo y la causa de OI.
En relación al abdomen, deberá prestarse especial atención a la existencia de cicatrices quirúrgicas y defectos de la pared. La distensión abdominal será variable, pudiendo estar inclusive ausente en las OI muy altas y ser por el contrario muy marcada en las bajas. Tendrá un predominio central en las OI de yeyuno-íleon y una distribución periférica en las OI del colon. La auscultación del abdomen revelará un peristaltismo aumentado con ruidos intestinales de tono elevado y matiz metálico. La percusión, mostrará timpanismo y permitirá además el diagnóstico diferencial con la ascitis, al comprobarse en estos casos, matidez en los flancos. A la palpación, podemos encontrar desde un ligero dolor abdominal hasta defensa, contractura y reacción peritoneal en los casos con compromiso vascular y más aún con peritonitis. Nunca deberá dejarse de establecer la **existencia de hernias**,

revisando cuidadosamente la región inguino-crural. El tacto rectal deberá realizarse siempre y adquiere especial jerarquía en las oclusiones bajas.

Exámenes complementarios

-**Laboratorio** puede ser normal al inicio del cuadro; con la evolución de la enfermedad podemos encontrar hemoconcentración, leucocitosis y anomalías electrolíticas que junto con los parámetros de función renal deberán ser controlados en forma rigurosa.
-**Rx directa** de tórax en bipedestación y abdomen en decúbito y de pie, confirman el diagnóstico clínico en el 60 a 80% de los pacientes (3). Las mismas, revelarán un patrón de asas intestinales dilatadas con niveles hidroaéreos. Estas características pueden ser mínimas o estar inclusive ausentes en las OI muy altas y en los períodos iniciales. El colon por lo general se encuentra desprovisto de gases a menos que al paciente se le haya colocado una enema o practicado un estudio endoscópico. El hallazgo de aire subfrénico es la expresión de perforación intestinal. Se debe buscar además cálculos biliares opacos y aire en el árbol biliar en forma sistemática (4).
-**TC abdomino pélvica** es un método que permite en la mayoría de los casos determinar la causa y el nivel de la oclusión, de gran valor sobre todo en las OI bajas, pudiendo evaluar también la presencia de sufrimiento intestinal, con una sensibilidad y especificidad superior al 90% (5).
-Los estudios **seriados** con contraste hidrosoluble, con valor tanto diagnóstico como terapéutico más aun en las OI altas pudiéndose administrar el contraste yodado por vía oral o por SNG (6) (7).
Para el diagnóstico diferencial entre íleo paralítico y mecánico, se debe destacar que en el primero puede haber también niveles hidroaéreos pero que la distensión gaseosa tiende a ser de alguna manera prácticamente uniforme en estómago, intestino delgado y colon.

Conducta terapéutica

- Internación.
- Reposo digestivo. Canalización periférica y plan de hidratación basal a 35 ml/kg/día, adaptando estos requerimientos de acuerdo a las necesidades del paciente.
- Colocación de SNG. Control de presión arterial, frecuencia cardíaca y respiratoria, diuresis, PVC y corrección del disbalance hidro-electrolítico. El tratamiento médico puede realizarse solo en pacientes que no presenten signos de peritonismo o estrangulación, y por un período no superior a las 72 hs (8).

La demora en la resolución quirúrgica de un paciente con OI mecánica lo expone a un mayor riesgo de compromiso intestinal. Leung y cols (7) publicaron que en los enfermos que eran operados antes de las 24 hs del ingreso, se realizó resección intestinal en el 12% de los casos mientras que los intervenidos después de las 24 hs, el porcentaje fue del 29%.
Así mismo, si en su evolución el paciente comienza con fiebre y leucocitosis >15.000/mm^3, signos que sugieren complicación intestinal, debería ser operado de urgencia (9).
El abordaje laparoscópico es factible y presenta potenciales ventajas como lo es el menor dolor post operatorio, recuperación del tránsito intestinal más rápido, menor estadía hospitalaria, menos complicaciones de pared y disminución en la formación de nuevas adherencias (10). Debe realizarse una adecuada selección del paciente.

El tratamiento quirúrgico puede consistir en una simple adhesiolisis en caso de bridas o adherencias, en la reparación de una hernia o eventración, la resección intestinal o simple ostomía en caso de patología tumoral.

El uso de mallas en la reparación de hernias estranguladas continúa siendo un tema de debate debido al potencial riesgo de infección (11) (12). En el metaanálisis realizado por Hentati y cols (13) concluyeron que su utilización es una buena opción, presentando un índice de infección aceptable y una tasa de recurrencia herniaria inferior, sin embargo cuando se reseca intestino no se recomienda la colocación sistemática de mallas.

De acuerdo a Di Saverio y cols (9) la utilización de membrana carboxicelulosa de ácido hialurónico y de icodextrina pueden reducir la formación de adherencias post operatorias, por lo que deberían emplearse en forma preventiva luego de las laparotomías.

En síntesis, la OI es un cuadro abdominal que incluye distintas etiologías en los diferentes niveles del tracto digestivo y por lo tanto conductas terapéuticas muy variadas. Las OI altas por lo general son secundarias a bridas, adherencias o hernias y las bajas a tumores colorrectales o fecalomas. El tratamiento en la mayoría de los casos es quirúrgico.

Referencias bibliográficas

1.Wright H, O'Brien J, Tilson M. Water absorption in experimental closed segment obstruction of the ileum in man. Am J Surg 1971; 121: 96-99.

2.Rana S, Bhardwaj S. Small intestinal bacterial over growth. Scand J Gastroenterol 2008; 43: 1030-1037.

3.Lappas J, Reyes B, Maglinte D. Abdominal radiography findings in small bowel obstruction: relevance to triage for additional diagnostic imaging. AJR Am J Roentgenol 2001; 176: 167-174.

4.Frager D, Baer J, Rothpearl A y cols. Distinction between postoperative ileus and mechanical small bowel obstruction: value of CT compared with clinical and other radiographic findings. AJR Am J Roentgenol 1995; 164: 891-894.

5.Zalcman M, Sy M, Donckier V y cols. Helical CT signs in the diagnosis of intestinal ischemia in small bowel obstruction. AJR Am J Roentgenol 2000; 175: 1601-1607.

6.Srinivasa S, Thakore N, Abbas S y cols. Impact of gastrografin in clinical practice in the management of adhesive small bowel obstruction. Can J Surg 2011; 54: 123-127.

7.Leung A, Vu H. Factors predicting need for and delay in surgery in small bowel obstruction. Am Surg 2012; 78: 403-407.

8.Shou-Chuan S, Kuo-Shyang J, Lin S y cols. Adhesive small bowel obstruction: how long can patients tolerate conservative treatment? World J Gastroenterol 2003; 9: 603-605.

9.Di Saverio S, Coccolini F, Galatil M. Bologna guidelines for diagnosis and management of adhesive small bowel obstruction (ASBO): 2013 update of the evidence-based guidelines from the world society of emergency surgery ASBO working group. World Journal of Emergency Surgery 2013; 8: 42-54.

10. Szomstein S, Lo Menzo E, Simpfendorfer C y cols. Laparoscopic lysis of adhesions. World J Surg 2006; 30: 535-540.

11. Papaziogas B, Lazaridis C, Makris J y cols. Tension free repair versus modified Bassini technique (Andrews technique) for strangulated inguinal hernia: a comparative study. Hernia 2005; 9: 156-159.

12. Atila K, Guler S, Inal A. Prosthetic repair of acutely incarcerated groin hernias: a prospective clinical observational cohort study. Langenbecks Arch Surg 2010; 395: 563-568.

13. Hentati H, Dougaz W, Dziri C. Mesh repair versus non mesh repair for strangulated inguinal hernia: systematic review with meta-analysis. World J Surg 2014; 38: 2784-2790.

9-HEMORRAGIA DIGESTIVA (HD)

Gramática L (h) - Heredia CJ

Se abordará esta patología de manera global, debido a que tanto las HD altas como las bajas presentan aspectos clínicos, endoscópicos y terapéuticos en común. La elevada mortalidad global del 5 al 10% (1), requiere una minuciosa evaluación clínica-quirúrgica interdisciplinaria. La HD puede ser la manifestación de diversas enfermedades que afectan a todo el tubo digestivo, desde la orofaringe hasta el ano.
Se las divide en HD altas y bajas. Las primeras indican que la fuente de hemorragia se encuentra desde el esófago hasta el ángulo de Treitz, mientras que las HD bajas tiene un origen distal al mismo. En la etiología de las HD altas las causas más comunes son la enfermedad úlcero-peptica, gastropatías por consumo de aspirina o AINES, las várices esofágicas, con menor frecuencia el síndrome de Mallory-Weiss y las neoplasias gástricas. Dentro de las causas responsables de HD bajas destacamos la enfermedad diverticular, la angiodisplasia, las neoplasias colorrectales, las hemorroides, etc (2).

Bases para el diagnóstico clínico

Es primordial en todos los pacientes pero fundamentalmente en los que han sufrido una depleción mayor al 20% de la volemia, detectar signos clínicos tempranos de hipovolemia, recordando que algunos pacientes toleran importantes pérdidas de sangre con cambios mínimos en los signos vitales.
-**Hematemesis** es el vómito de sangre fresca, indicativa de una HD alta, observándose en más del 90% de los pacientes con cirrosis hepática y várices esofágicas. La presencia de hematemesis sugiere un sangrado más activo y severo en comparación con los vómitos en "**borra de café**".
-**Melena** es la expulsión de heces negras y alquitranadas, que pueden persistir de 3 a 5 días de acuerdo al volumen del sangrado. La conversión de sangre roja a negra depende más del tiempo de permanencia de la misma en el intestino que del sitio de origen.
-**Enterorragia** se denomina a la salida de sangre fresca por el ano cuyo origen es distal al ángulo de Treitz. El término **hematoquezia** lo utilizamos en casos de HD alta grave que lleva a un tránsito intestinal acelerado con múltiples deposiciones enterorrágicas.
Es aconsejable tratar siempre de objetivar la HD por medio de lavados del estómago con agua a través de una sonda nasogástrica como así también la realización de un tacto rectal para descartar patología regional y evidenciar las características de la materia fecal.
Realizar un prolijo examen físico, para descartar circulación colateral, ascitis, tumor palpable, ictericia, telangiectasia, petequias y púrpuras que sugieran una coagulopatía. Con menor frecuencia, manchas de melanina como las del Peutz-Jeghers, nódulos subcutáneos como expresión de la enfermedad de Gardner, telangiectasias como en las del Rendu-Osler-Weber.

Exámenes complementarios

-**Tipificación** del grupo y factor sanguíneo.
-**Laboratorio** con citológico completo, coagulación y función renal. Debe tenerse presente que el hematocrito inicial, por lo general, no refleja la cantidad de sangre pérdida hasta después de 4 a 6 hs y que la uremia puede elevarse por digestión y absorción de sustancias nitrogenadas.
-**Endoscopía digestiva**. En los pacientes con HD alta es el estudio de elección, con una sensibilidad del 92 al 98% y especificidad del 30 al 100% (3). El colegio Americano de Gastroenterología recomienda la realización de una colonoscopía como primera modalidad, tanto diagnóstica como terapéutica en pacientes con HD baja activa (4), con una sensibilidad del 45 al 90% (5).
-**Arteriografía selectiva** especialmente en pacientes con HD baja, presenta una sensibilidad del 42% al 86% y una especificidad cercana al 100% (6). Además de precisar el sitio exacto de la hemorragia se agrega la posibilidad de utilizar drogas vasopresoras y embolizaciones selectivas. No obstante, bueno es recordar que para ser efectiva requiere un flujo mínimo de sangrado de 0,5 a 1,5 ml/min. Se recomienda realizarlo en los pacientes no aptos de someterse a estudios endoscópicos debido a la hemorragia masiva e inestabilidad hemodinámica, o en aquellos con sangrado digestivo donde no se logró el diagnóstico etiológico con estudios endoscópicos (4).
-**Angio TC** requiere un flujo mínimo de sangrado de 0,5 ml/min para intentar localizar el sitio de pérdida, evidenciando contraste en la luz intestinal (7). Tiene una sensibilidad del 86% y una especificidad del 95%. Es un método útil para identificar el sitio preciso de hemorragia lo que permite definir el método terapéutico más conveniente (8). Se ha sugerido realizar este procedimiento en pacientes en los que no se ha detectado el origen del sangrado por endoscopia.

Conducta terapéutica

Desde un punto de vista clínico, se dividen las HD en leve, moderada, grave y masiva. **Leve**: es la pérdida de menos del 10% de la volemia y sin mayor repercusión sobre el estado general. **Moderada**: cuando la fuga de sangre oscila entre el 10 al 20% de la volemia, motivo por el cual encontraremos taquicardia, hipotensión y eventual disminución de la diuresis. **Grave**: cuando la pérdida de sangre varía entre el 20 al 30% de la volemia y en el enfermo, además de presentar taquicardia se objetiva acentuada hipotensión arterial, franca disminución de la diuresis, palidez marcada, sudoración y desasosiego. **Masiva**: cuando la disminución de la volemia es superior al 30% y el paciente se encuentra generalmente con el típico cuadro de shock hipovolémico. Debemos recordar que la presencia de hipotensión en reposo o la necesidad de más de 4 unidades de sangre para alcanzar la estabilidad circulatoria implican un pronóstico grave.

A. Internación, en las formas graves y masivas en UTI.

B. Reposo digestivo. Canalización periférica y plan de hidratación basal a 35 ml/kg/día, adaptando estos requerimientos de acuerdo a las necesidades del paciente.

C. Colocación de SNG. Control estricto de signos y corrección de trastornos en la coagulación.

D. Transfusión de sangre según requerimientos del paciente. Se acepta que la administración de plasma fresco, plaquetas y vitamina K evitarán muchas veces la operación de urgencia.

E. En la HD alta realizar carga de inhibidores de la bomba de protones, por ejemplo omeprazol 80 mg en bolo (2 ampollas EV) seguido de una infusión continua a 8 mg/hs (5 ampollas de omeprazol en 500 cc de solución fisiológica y pasar a 21 microgotas/min) previo a la realización de la endoscopia (16).

F. Colocación del balón de Sagestaken-Blakemore o similar para la hemorragia por várices gastroesofágicas. Recordar que el balón gástrico deberá siempre ser insuflado primero y que no deberá ser movilizado hasta 24 hs después de haber cesado la hemorragia.

Todo paciente que recibe tres unidades de sangre sin interrupción, tratamiento médico y endoscópico correcto, en manos de profesionales de experiencia y no se logra estabilizarlo, deberá ser explorado quirúrgicamente.

Según Branicki y cols (9), el resangrado incrementa significativamente (1,2% versus 206% $p < 0.001$) el riesgo de desenlace fatal. Esta situación fue más frecuente (24,1% versus 14,2% $p < 0.02$) cuando hubo shock en el momento de la admisión, en pacientes mayores de 60 años (22,1% versus 10,9%, $p < 0.001$) y en úlceras mayores de 1 cm (23,9% versus 12,4%, $p < 0.002$).

El 2% de los pacientes con HD alta requieren tratamiento quirúrgico. El porcentaje de casos sometidos a cirugía ha ido declinando desde los años 90 probablemente debido a los avances en la endoscopia, al descubrimiento del papel del *H. pylori, a* las nuevas generaciones de drogas antiácidas y a la radiología intervencionista (10).

La táctica y técnica quirúrgica se adaptará a cada paciente y a cada patología en particular. Robustelli y cols (11) presentaron una revisión de 1482 pacientes operados por HD alta no por várices en los que no se logró controlar el foco por endoscopia. En el 38,6% se realizó gastrectomía subtotal, en el 29,5% hemostasia directa de la lesión sangrante, en el 25% gastrectomía total y en el 6,9% escisión de la úlcera. En relación a la etiología de HD, el 70% de los casos se debió a úlcera péptica sangrante y el porcentaje restante a patología oncológica. Es fundamental para determinar la indicación de una gastrectomía la condición hemodinámica del paciente. En algunos casos de mucha ayuda en el quirófano, la colaboración del endoscopista.

Clarke y cols (10) encontraron en un estudio retrospectivo, que el 56% de los pacientes sometidos a tratamiento quirúrgico de urgencia, presentaron complicaciones post operatorias y un 15% resangrado, con una mortalidad del 10%.

Respecto a las HD bajas y conociendo el segmento comprometido, se deberá realizar una resección colónica adaptada a la característica de la patología del paciente. En cambio si el sitio de sangrado no se ha identificado, valorar la práctica de una colectomía subtotal con una ileostomía terminal, presentando este procedimiento una tasa de resangrado de menos del 4% (12) (13) (14).

En síntesis, la HD es una consulta muy frecuente en la guardia. Desde un punto de vista topográfico se dividen en altas y bajas, considerándose fundamental para el diagnóstico de la causa y sitio de la HD, que la Institución disponga de un grupo de expertos clínicos, en imágenes y fundamentalmente endoscopistas y cirujanos. La mortalidad continúa elevada, siendo para Lanas y cols (1) de un 5 al 10%.

Referencias bibliográficas

1.Lanas A, García-Rodríguez L, Polo M y cols. Time trends and impact of upper and lower gastrointestinal bleeding and perforation in clinical practice. Am J Gastroenterol 2009; 104: 1633-1641.

2.Lee E, Laberge J. Differential diagnosis of gastrointestinal bleeding. Tech Vasc Interv Radiol 2004; 7: 112-122.

3.Jaskolka J, Binkhamis S, Prabhudesai V y cols. Acute gastrointestinal hemorrhage: Radiologic diagnosis and management. Can Assoc Radiol J 2013; 64: 90-100.

4.Zuccaro G. Management of the adult patient with acute lower gastrointestinal bleeding. American College of Gastroenterology. Practice Parameters Committee. Am J Gastroenterol 1998; 93: 1202-1208.

5.Strate L. Lower GI bleeding: epidemiology and diagnosis. Gastroenterol Clin North Am 2005; 34: 643-664.

6.Vernava A, Moore B, Longo W y cols. Lower gastrointestinal bleeding. Dis Colon Rectum 1997; 40: 846-858.

7.Kuhle W, Sheiman R. Detection of active colonic hemorrhage with use of helical CT: findings in a swine model. Radiology 2003; 228: 743-752.

8.Martí M, Artigas J, Garzón G y cols. Acute lower intestinal bleeding: feasibility and diagnostic performance of CT angiography. Radiology 2012; 262: 109-116.

9.Branicki FJ, Coleman SY, Fok PJ y cols. Bleeding peptic ulcer: A prospective evaluation of risk factors for rebleeding and mortality. World J Surg 1990; 14: 262-269.

10. Clarke MG, Bunting D, Smart MJ, et al. The surgical management of acute upper gastrointestinal bleeding: A 12-year experience. Int J Surg 2010; 8: 377-380.

11. Robustelli U, Armellino M, De Stefano G y cols. Surgical treatment of non variceal upper gastrointestinal bleeding: our experience with 1482 patients. Chir Ital 2008; 60: 535-540.

12. Leitman I, Paull D, Shires G. Evaluation and management of massive lower gastrointestinal hemorrhage. Ann Surg 1989; 209: 175-180.

13. Farner R, Lichliter W, Kuhn J y cols. Total colectomy versus limited colonic resection for acute lower gastrointestinal bleeding. Am J Surg 1999; 178: 587-591.

14. Parkes B, Obeid F, Sorensen V y cols. The management of massive lower gastrointestinal bleeding. Am Surg 1993; 59: 676-678.

10-URGENCIAS PROCTOLOGICAS

Gramática L (h) - Heredia CJ

HEMORROIDES (HE)

En 1975, Thompson del St Marks Hospital de Londres describió las almohadillas anales también llamadas tejido hemorroidal. Éstas representan un componente anatómico normal del conducto anal que participa en los mecanismos de continencia y cuando protruyen a través del orificio constituyen la enfermedad hemorroidal. Se las divide topográficamente en internas y externas. Las primeras (HI) constituyen un plexo originado a partir de las venas hemorroidales superiores ubicadas por arriba de la línea pectínea. Habitualmente se presentan en tres posiciones primarias, descriptas desde una visión en posición ginecológica: derecha anterior, en la hora 11, derecha posterior, en la hora 7 e izquierda lateral, en la hora 3. En condiciones normales **no son palpables** y se las identifica a través del examen proctológico. Las externas (HE) están situadas por debajo de la línea pectínea, se originan a partir del plexo hemorroidal inferior y es posible visualizarlas durante la inspección de la región. Ambos plexos se intercomunican entre sí. Se las clasifica en **grado 1**: dilatación sin prolapso, **grado 2**: prolapso con la defecación y reducción espontánea, **grado 3**: prolapso con la defecación o al menor esfuerzo y reducción con maniobras digitales y **grado 4**: prolapso crónico irreductible. Las HE se vuelven sintomáticas por muchas razones, entre ellas debemos mencionar estreñimiento, embarazo, dieta pobre en fibra, diarrea, estado emocional, profesión, etc.
Si bien es incierta la prevalencia de la enfermedad hemorroidal, se estima que cerca del 50% de la población va a sufrir de esta patología en algún momento de su vida (1), observándose la mayor incidencia entre los 45 a 65 años.

Bases para el diagnóstico clínico

-**Proctorragia:** pérdida de sangre roja y rutilante por el ano, de escasa cantidad, a veces en gotas y con menor frecuencia en superficie. Puede asociarse o no al acto defecatorio y en situaciones excepcionales puede producir anemia. Si bien la patología hemorroidal es una de las causas más frecuentes de proctorragia, no es la única, debiéndose realizar siempre estudios diagnósticos completos que incluye la videocolonoscopía para descartar principalmente patología neoplásica.
-**Prolapso** hemorroidal.
-**Prurito** anal.
Creemos de acuerdo al lugar de trabajo y debido a su simplicidad, antes de practicar un estudio de mayor complejidad, se debe realizar un tacto rectal con anoscopía. El examen proctológico se realizará en posición de Sims, es decir en decúbito lateral izquierdo y las maniobras no deben ser bruscas para evitar desencadenar dolor. Se debe introducir el pulpejo del dedo del índice de la mano derecha sobre el ano y simultáneamente hacerlo pujar suavemente al paciente al introducir el dedo muy bien lubricado. Posteriormente se introduce el anoscopio de la misma manera, y al retirarlo paulatinamente, permitirá establecer el número de paquetes, su ubicación, grado y existencia de lesiones asociadas como papila hipertrófica o tumores. En ocasiones se solicita al paciente pujar para mejor evidenciar las hemorroides.

-**Dolor.** Las HE no complicadas son prácticamente indoloras, su aparición sugiere la posible presencia de una complicación:

- Trombosis hemorroidal externa: es una tumoración violácea visible, de aparición súbita, en pacientes constipados, con episodios de diarrea o luego de realizar esfuerzo físico. Se origina por la ruptura de un vaso y la consecuente formación de un hematoma.
- Trombosis hemorroidal interna: desarrollada a partir de una hipertonía de los músculos esfinterianos que dificulta el drenaje venoso, con formación del trombo. Se manifiesta con dolor y tenesmo rectal. En el tacto se palpa una induración dolorosa.
- Fluxión hemorroidal: trombosis hemorroidal prolapsada a través del orificio anal, asociado a un marcado edema que distorsiona la anatomía de la región, pudiéndose identificar además necrosis y ulceración con placas de fibrina.

Pueden presentar dolor intenso e hipertonía anal que a veces limitan las posibilidades de realizar un examen proctológico completo ante la duda diagnóstica.

Conducta terapéutica

La selección del tratamiento depende fundamentalmente de los síntomas asociados y del grado e intensidad de las lesiones. Se indicarán medidas para regularizar el hábito evacuatorio, como suplementos de fibras a la dieta y de estar indicado ansiolíticos. Los purgantes que producen materia fecal líquida deben ser evitados porque pueden aumentar el proceso inflamatorio por acidificación del pH de la materia fecal. El tratamiento quirúrgico se indicará a los pacientes que no responden a las medidas higiénico dietéticas y a los casos que padecen una complicación.

En la trombosis hemorroidal externa, si la sintomatología es aguda y reciente, la escisión elíptica de la piel que recubre el coágulo, con anestesia local, produce una llamativa mejoría en los síntomas con evolución favorable. Dependiendo de la intensidad del cuadro clínico podrá, en algunos casos, intentarse el tratamiento médico con analgésicos y antiinflamatorios esteroideos por vía IM como la dexametasona. Si el proceso lleva más de 48 hs, el dolor por lo general es tolerable y el paciente puede ser tratado con antiinflamatorios.

Siendo el sangrado el signo más observado, tanto en publicaciones nacionales como internacionales, para nosotros la técnica de elección es el empleo de ligaduras elásticas según técnica de Barron (2), con inyección posterior de solución fisiológica o esclerosantes diluidas en xilocaína en el honguito formado por la ligadura (3) lo cual favorece la necrosis y posterior caída, habitualmente entre el día 7 a 10 del post operatorio. Esta técnica se realiza en forma ambulatoria y con beneficios sobre la cirugía resectiva tradicional (4).

En los cuadros de fluxión hemorroidal debe intentarse la reducción manual de los paquetes prolapsados, previa analgesia y sedación adecuada.

El uso local de cremas con anestésicos y corticoides son de valor limitado, ya que pueden aliviar el dolor y la irritación, pero sin beneficio probado a largo plazo.

La hemorroidectomía convencional, es considerada como el tratamiento más radical y efectivo pero no exento de complicaciones y de intenso dolor postoperatorio. Habitualmente se reserva este tipo de intervención para las hemorroides grado 4. Para la resección quirúrgica existen distintas técnicas entre las que se destaca la de Milligan y Morgan, quienes llamaron la atención acerca de la importancia de conservar puentes cutáneos mucosos para evitar la estenosis anal. En el paciente operado, aun por mas mínimamente invasiva que sea la técnica utilizada, es de buena práctica indicar ciprofloxacina 500 mg cada 12 horas por vía oral y un analgésico antiinflamatorio como el diclofenac 50 mg cada 8 horas y de acuerdo a la personalidad del paciente, si fuera necesario un ansiolítico.

FISURA ANAL (FA)

Es una disrupción del revestimiento del conducto anal que empieza debajo de la línea dentada y se propaga hasta el borde anal. Se acompaña de hipertrofia de una papila en la línea dentada y una protuberancia de piel en el margen externo denominado ¨hemorroide centinela" y a estos elementos en conjunto se los llama complejo fisurario. El traumatismo que ocurre con el pasaje de heces duras a través del canal anal es quizás el mecanismo más frecuente de producción, aunque los cuadros de diarrea también pueden generarlo debido a la irritación. En la patogénesis esta involucrada la **hipertonía del esfínter anal interno** además de la isquemia relativa en la comisura posterior del ano. Se las clasifica en agudas o crónicas, y en primarias o secundarias. Por lo general son únicas y en más del 90% de los casos se localizan en la línea media posterior. En el 10% de las mujeres y sólo en el 1% de los hombres pueden estar ubicadas en la línea media anterior. La fisura primaria es a veces de etiología poco clara mientras que las secundarias se asocian a patología sistémica, carcinoma epidermoide o traumatismo anal. Una FA no localizada en la línea media debe originar sospechas de otras patologías subyacentes.

Bases para el diagnóstico clínico

-**Dolor** descripto como desgarrador, urente o cortante, y por lo general más severo **durante e inmediatamente** después de la defecación, que llevan al paciente a evitar la defecación.
-**Proctorragia**, escasa y presente en la superficie de las heces o en el papel higiénico.
Puede acompañarse de síntomas reflejos regionales como dismenorrea, disuria, tenesmo vesical y retención de orina. La anamnesis orienta claramente hacia el diagnóstico presuntivo de fisura anal, el cual será confirmado por la simple inspección de la región con maniobras suaves y cuidadosas. La separación de las masas glúteas y la presentación del ano nos permitirán reafirmar el diagnóstico en la gran mayoría de los casos. La presencia de la hemorroide centinela y/o de una papila hipertrófica acrecentará la sospecha clínica. En lo posible debe **evitarse el examen digital y endoscópico** por el intenso dolor que desencadena.

Conducta terapéutica

La FA, que es superficial, por lo general se resuelve espontáneamente o después del tratamiento conservador, que consiste en regularizar el ritmo intestinal, baños de asiento con agua tibia, ansiolíticos vía oral y aplicación de pomadas con nitroglicerina al 0,2%. Sin embargo, esta terapéutica posee una recurrencia tardía de más del 50% de los pacientes que inicialmente respondieron (5). Más del 20%, deben suspender su aplicación debido a la cefalea intensa que puede producir la nitroglicerina (6). Otra opción, es la utilización de cremas con bloqueadores de los canales de calcio como nifedipina y diltiazem. La utilización de inyección de toxina botulínica en el esfínter anal interno para disminuir su tensión se describe como otra técnica aceptable, siendo la principal complicación la incontinencia fecal transitoria.

En un estudio prospectivo realizado por Gil y cols (7) en 2010, en donde compararon el uso de nitroglicerina, diltiazem y toxina botulínica, la tasa de curación fue similar, 54%, 53% y 51% respectivamente.
Si persiste la sintomatología luego del tratamiento conservador por 6 semanas, las fisuras pasan a ser **crónicas**, y en general se debe indicar el tratamiento quirúrgico, que consiste en la esfinterotomía interna lateral (ELI), tanto por vía abierta o cerrada, esta última descripta por Notaras (8). Ambas técnicas no han mostrado diferencias significativas en la incidencia de incontinencia fecal posterior al procedimiento, la cual es del 2 al 5% (9) (10) (11). En nuestro grupo de trabajo desde 1996 realizamos la ELI con anestesia local con muy buenos resultados (12).

ABSCESO PERIANAL

Es una infección aguda, por lo general de flora mixta, de los espacios perianorrectales. En la mayoría de los casos, el proceso se inicia con la infección de una cripta de Morgagni y de la glándula anal correspondiente (Teoría criptoglandular). Desde allí, la infección puede progresar y envolver a los espacios grasos de la región y dar lugar a la formación de diferentes tipos de abscesos. En menor medida, la etiología puede estar relacionada con una infección secundaria a una fisura anal crónica, con una hemorroide infectada o con una cirugía anal previa. Según el espacio perirrectal comprometido, los abscesos se clasifican en perianal, submucoso, interesfinteriano bajo o alto, post anal, isquiorrectal y pelvirrectal superior. Después de ser drenados pueden dar lugar a la formación de **fístulas perianales**, que representan la fase de supuración crónica.

Bases para el diagnóstico clínico

-**Dolor** intenso, permanente, que aumenta al sentarse, deambular e inmediatamente antes de la defecación para disminuir después de la misma y persistir entre cada movimiento intestinal. A medida que el absceso se desarrolla, aumenta de tamaño y se aproxima a la superficie perianal y el dolor se hace más intenso.
-**Fiebre** y mal estado general. En los abscesos submucosos o interesfinterianos altos, post anales y pelvirrectales, el comienzo es insidioso, con dolor continuo y sordo referido al recto, se acompaña de fiebre y **no** se observan **signos locales** de tumefacción inflamatoria. En otras circunstancias el paciente concurre de urgencia después de la apertura espontánea del absceso y sorprendido por la abundante salida de material purulento. En general, la sospecha clínica es fácilmente confirmada por el examen físico de la región. El hallazgo de dolor y de un **tumor inflamatorio** con o sin fluctuación es definitorio. A veces, al no observarse signos inflamatorios a la inspección de la región perianal, el **tacto rectal** podrá precisar una tumefacción dolorosa que permitirá hacer el diagnóstico. En los pacientes con diagnóstico incierto, la realización de una ecografía endoanorrectal, una TC o una RM, posibilita la localización (13).

Conducta terapéutica

El tratamiento de los abscesos anorrectales consiste en un correcto y amplio drenaje con posterior debridamiento digital de la cavidad. Se debe practicar una incisión en losange sobre la piel del tumor inflamatorio y lo más próximo al canal anal con el objetivo de disminuir la longitud del trayecto fistuloso posterior. En los pacientes con abscesos superficiales esto puede realizarse con anestesia local y sin internación. En el resto de los casos, será adecuado practicarlo en quirófano y bajo anestesia regional. Especialmente con aquellos pacientes con extensa celulitis o con alguna enfermedad mórbida asociada, se les administrará antibióticos de amplio espectro. Antes de la intervención quirúrgica, se debe **advertir al paciente** que después de que el absceso haya sido drenado existe la posibilidad de desarrollar una **fístula perianal residual**.

QUISTE PILONIDAL

Es una enfermedad adquirida en la mayoría de los casos y de resolución quirúrgica. Con una prevalencia estimada del 9,4%. La obesidad y la hipertricosis son los factores de riesgo más importantes. Se presentan más frecuentemente en la adolescencia. El motivo de consulta en más del 50% de los enfermos, suele ser una tumoración fluctuante y dolorosa en la región sacrococcígea (surco interglúteo), es decir por un absceso del quiste. El tratamiento consiste en la incisión en losange sobre la piel del tumor inflamatorio para un correcto y amplio drenaje con posterior debridamiento digital de la cavidad del absceso, además debe rasurarse la zona. En aquellos pacientes con extensa celulitis o con alguna enfermedad mórbida asociada, se les administrará antibióticos de amplio espectro. Para el tratamiento definitivo de la enfermedad pilonidal se describen múltiples técnicas que escapan al objetivo de esta publicación (14) (15).

CUERPO EXTRAÑO

Una lista innumerable de cuerpos extraños introducidos en el recto han sido publicados. La mayoría se detienen en la ampolla rectal y por lo tanto son detectables al tacto y al examen proctológico. Es de buena práctica efectuar estos exámenes en presencia de un auxiliar. Por lo general, son expresión de actividad sexual y pueden causar desgarros, hemorragia, perforación intra o extra-abdominal, conformación de abscesos perirrectales superficiales o profundos. A todo paciente, en estas circunstancias, se le debe practicar Rx directa de tórax y de abdomen, no sólo para diagnosticar la posición, tipo y número de cuerpos extraños sino también para descartar la presencia de aire libre en la cavidad peritoneal. La perforación del recto y del colon es la complicación más frecuente y grave. Los cuerpos extraños pueden extraerse sin o bajo anestesia local del conducto anal y de los esfínteres. En ocasiones, es necesaria la anestesia general para la extracción transrrectal y excepcionalmente se requiere laparotomía.

IMPACTACION FECAL

Es frecuente la presencia de heces duras y desecadas en el recto en pacientes ancianos, debilitados y hospitalizados. Un síntoma frecuente es la diarrea por rebosamiento, pujo y tenesmo rectal a veces acompañado de dolores cólicos abdominales. El diagnóstico se realiza por tacto rectal y en los casos más evolucionados la Rx de abdomen en bipedestación y decúbito supino mostrará la imagen heterogénea típica de la acumulación fecal y de acuerdo a las circunstancias, signos de oclusión. Realizado el diagnóstico, se deberá intentar la extracción digital y si es muy doloroso, el bloqueo local del esfínter brindará anestesia y relajación. Son de gran utilidad los enemas por goteo tipo Murphy o la administración de aceite mineral.

Referencias bibliográficas

1.Baker H. Hemorrhoids. In: Longe J, editor. Gale encyclopedia of medicine. Vol 1. 3° Ed. Detroit: Gale; 2006. p. 1766-1769.

2.Barron J. Office ligation of internal hemorrhoids. Am J Surg 1963; 105: 563-570.

3.Gramática L, Beyrne C, Lada P y cols. Ligadura elástica como tratamiento de la patología hemorroidal. Rev Argent Cirug 1994; 67: 1-5.

4.Martinessi VM. Patología hemorroidal. Enfoque terapéutico integral. Lugar de la cirugía ambulatoria [Tesis Doctoral]. Córdoba; 2006.

5.Nelson R. Non surgical therapy for anal fissure. Cochrane Database Syst Rev; 2006.

6.Hyman NH, Catado PA. Nitroglycerin ointment for anal fissures: effective treatment or just a headache? Dis Colon Rectum 1994; 42: 383-385.

7.Gil J, Lujan J, Hernandez Q y cols. Screening for effectiveness of conservative treatment in chronic anal fissure patients using anorectal manometry. Int J Colorectal Dis 2010; 25: 649-654.

8.Notaras M. The treatment of anal fissure by lateral subcutaneous internal sphinterotomy. A technique and results. Br J Surg 1971; 58: 96-100.

9.Nelson RL. Meta-analysis of operative techniques for fissure in ano. Dis Colon Rectum 1999; 42: 1424-1428.

10. Arroyo A, Perez F, Serrano P y cols. Open versus closed lateral sphinterotomy performed as an outpatient procedure under local anesthesia for chronic anal fissure: prospective randomized study of clinical and manometric longterm result. J Am Coll Surg 2004; 199: 361-367.

11. Wiley M, Day P, Rieger N y cols. Open vs closed lateral sphinterotomy for idiopathic fissure in ano: a prospective, randomized, controlled trial. Dis Colon Rectum 2004; 47: 847-852.

12. Gramatica L (h), Degani D, Beyrne C y cols. Fisura anal crónica. Esfinterotomía lateral ambulatoria bajo anestesia local. Prensa Méd Argent 1997; 84: 154-158.

13. Toyonaga T, Matsushima M, Tanaka Y y cols. Microbiological analysis and endoanal ultrasonography for diagnosis of anal fistula y acute anorectal sepsis. Int J Colon Dis 2007; 22: 209-213.

14. Aysan E, Ilhan M, Bektas H y cols. Prevalence of sacrococcygeal pilonidal sinus as a silent disease. Surg Today 2013; 43: 1286-1289.

15. Lord P, Millar D. Pilonidal sinus: a simple treatment. Br J Surg 1965; 52: 298-300.

11-INTOXICACIÓN POR INGESTIÓN DE CAÚSTICOS

Teyssedou C - Teyssedou J

La ingesta de sustancias cáusticas es una eventualidad no despreciable de consulta en urgencia, pudiendo generar lesiones graves, constituyendo un problema social importante por las posibles complicaciones a distancia.
Si bien los estudios epidemiológicos son escasos, en España se calcula que tiene una incidencia de 38,7 casos por 100.000 habitantes, de los cuales cerca del 80% son ingestas accidentales en niños menores de 5 años. En Francia representa el 4,5% del total de ingresos por ingestas accidentales (1). En estos casos, los volúmenes son menores y casi siempre se trata de sustancias de uso doméstico. Por el contrario, en los casos de ingesta voluntaria en pacientes psiquiátricos o casos de autolisis, los volúmenes son mayores y en consecuencia las lesiones más severas.
Desde un punto de vista práctico, podemos definir como sustancia cáustica todo componente químico capaz de provocar lesiones en piel y mucosas dependiendo del grado de agresión, de su concentración, del volumen de ingesta y del tiempo de contacto. Así mismo, es importante diferenciar la forma de ingestión, es decir líquidos de sólidos, siendo los últimos más difíciles de ingerir, produciendo en general lesiones glosofaríngeas. Habitualmente, la agresión comienza por la región orofaríngea, esófago, estómago y con menos frecuencia en duodeno, dado que el cierre del píloro, retrasa el tránsito gastroduodenal (2) (3).
Las sustancias cáusticas se pueden clasificar en dos grandes grupos, las ácidas y las alcalinas, existiendo un tercer componente que son los oxidantes, como el permanganato de potasio y el peróxido de hidrógeno. De todas maneras, la composición de las sustancias cáusticas son bastante complejas y no siempre bien especificadas en las etiquetas de los productos, razón por la cual siempre se debe contactar los centros especializados en toxicología o los números de teléfonos que figuren en las etiquetas para tener un completo panorama de su acción tóxica (3).
Desde un punto de vista del pH, las sustancias ingeridas abarcan un amplio abanico, con un pH inferior a 3 para los ácidos y superior a 11 en el caso de los álcalis. Los primeros, producen una necrosis superficial por coagulación proteica, con formación de una escara firme que limita su penetración. Por otro lado, estas sustancias tienen un olor fuerte y causan dolor casi inmediato, razón por la cual el agente es expulsado rápidamente, lo que contribuye a limitar aun más el tipo de lesiones (2).
Los álcalis, provocan una necrosis por licuefacción, desnaturalización proteica, saponificación de las grasas y trombosis capilar, favoreciendo de esta manera la profundización de las lesiones, pudiendo provocar la perforación con mediastinitis si se trata del esófago o peritonitis en aquellos casos de ingesta de gran volumen que no pueden ser tamponadas o neutralizadas por el ácido gástrico (3) (4). En la tabla 1 se resumen los productos más frecuentemente implicados.

Tabla 1. *Agentes cáusticos de uso habitual.*

Cáustico	Agente activo	Producto que lo contiene
Ácidos	Acido clorhídrico o muriático	Limpiadores de sanitarios y piscinas
	Acido sulfúrico	Liquido de baterías

	Agua fuerte, acido nítrico, agua regia, acido crómico etc.	Productos de uso industriales
	Antioxidantes fosfóricos, acido oxálico y fluorhídrico	Blanqueadores, limpia maderas
Álcalis	Hidróxido de sodio, soda caustica, lejía, potasa cáustica, etc.	Destapa cañerías, pilas alcalinas, limpia horno.
	Amoniaco	Desengrasante
	Hipoclorito de sodio	Blanqueador, desinfectantes
	Hidróxido de potasio	Pilas, desengrasantes
	Hipoclorito de sodio	Desinfectante, blanqueador

Teniendo en cuenta la progresión de las lesiones por la ingestión de cáusticos, se pueden identificar cuatro fases evolutivas (1):

- **Fase 1:** del 1° al 3° día, en este período se debe realizar el diagnóstico con un examen endoscópico precoz para poder iniciar el tratamiento y establecer su pronóstico. Es la etapa de la necrosis inicial con trombosis vascular e intensa reacción inflamatoria.
- **Fase 2:** dentro de la semana de evolución, es la etapa de ulceración.
- **Fase 3:** del 7° al 14° día, de reparación, con disminución progresiva del fenómeno inflamatorio y reemplazo del tejido de granulación friable. Momento donde no está indicado realizar exploraciones agresivas para evitar las complicaciones.
- **Fase 4:** puede progresar hasta unos 45 días después de la ingesta; con consolidación de la cicatrización e instalación de las probables complicaciones, particularmente la estenosis esofágica, motivo por el cual es interesante realizar un control endoscópico asociado con una posible dilatación.

Bases para el diagnóstico clínico

La sintomatología es muy variada, desde manifestaciones banales o inclusive asintomáticas a casos con shock o perforación. A la ingestión, se produce gran malestar bucal con **babeo inmediato**, **sensación de quemadura** y **dolor** que limita el volumen de producto ingerido. Con frecuencia, estos pacientes presentan nauseas o vómitos inmediatos, que pueden asociarse con sintomatología propia a la bronco aspiración, tales como disnea, estridor, ronquera, entre otros. El edema de laringe o epiglotis puede llevar a un síndrome de asfixia, necesitando de una intervención médica de inmediato, evaluando la posibilidad de la traqueotomía (1) (2) (3).

Bueno es distinguir que la ausencia de sintomatología respiratoria no excluye la presencia de quemaduras laríngeas o neumonitis por aspiración durante los vómitos que indiquen una eventual intubación traqueal.

La **disfagia** es producto del espasmo y edema reaccional, pudiendo ocasionar una obstrucción casi completa del esófago. Es casi habitual la intensa sed asociada con nauseas. Por otro lado, los vómitos reexponen nuevamente los tejidos a la acción cáustica, pudiendo ser sanguinolentos con restos de mucosa. Igualmente pueden referir odinofagia, dolor retroesternal o epigástrico (2) (4).

En aquellos casos de lesiones graves con ulceraciones profundas o **perforación** esofágica inicial, el **dolor torácico intenso** asociado con **enfisema subcutáneo** y signos de shock y sepsis son francamente reveladores (4).

En algunos pacientes puede haber diarrea con sangre y restos de mucosa digestiva. Así mismo, se puede observar un abdomen tipo peritoneal aún sin perforación intestinal (2).
Otros hallazgos significativos son: acidosis metabólica, insuficiencia renal aguda por necrosis tubular, hiponatremia, neumopatía química o sobre infectada, distrés respiratorio y coagulación intravascular (2).
Los casos de intoxicación grave con lesiones multiviscerales pueden llevar rápidamente a una mediastinitis o peritonitis por perforación con estado de shock, sepsis y más tardíamente insuficiencia renal y respiratoria.
Finalmente, debe tenerse en cuenta que la presencia de la sintomatología clínica descripta no tiene una estricta correlación con el tipo de lesión ni el desarrollo de futuras complicaciones. Hasta un 10% de los pacientes con lesiones esofágicas graves son asintomáticos, motivo por el cual es muy importante contar con un examen endoscópico precoz (2) (4).

Exámenes complementarios

-El diagnóstico se elabora teniendo en cuenta los datos recogidos de la anamnesis directa, aunque en la mayoría de los casos se trata de un interrogatorio indirecto, con la muestra del producto ingerido, es muy importante la información de la etiqueta y contactar al centro especializado. Sin embargo, el "Gold estándar" es el **examen endoscópico**, el cual permite confirmar el diagnóstico exacto y la extensión de la lesión, igualmente puede establecer un pronóstico evolutivo y encaminar el tratamiento correcto (1) (3) (4).
En aquellos casos en que se tiene la certitud que la ingesta ha sido accidental, de escaso volumen, que se trata de sustancias ácidas de baja concentración o álcalis débiles, en un paciente asintomático y que garantice su control clínico posterior, puede abstenerse de realizar la endoscopia precoz (4) (5). A su vez la exploración endoscópica está contraindicada en los casos de pacientes hemodinámicamente inestables, con signos evidentes de perforación digestiva o con lesión oro faríngea grave que indique una traqueotomía y en aquellos pacientes que se encuentran en la fase 2 de ulceración (4). Por otro lado, aunque no hay unanimidad, el examen endoscópico debe realizarse entre las 12 y 24 horas de la ingesta, cuando se tiene la certitud del accidente, así como en los casos con fuerte sospecha de intoxicación cáustica (1) (4) (6).
La exploración endoscópica permite clasificar el tipo de lesión según la propuesta de Zarga (7); siendo el grado de profundidad de la lesión y el carácter circunferencial de la misma, los factores pronósticos de perforación y desarrollo de estenosis posteriormente (Tabla 2) (3) (7) (8). Los pacientes con lesiones endoscópicas de grado 0 a IIa son de buen pronóstico con escasa mortalidad y prácticamente ninguna complicación. El 70 a 100% de los casos de grado IIb y IIIa pueden evolucionar con estenosis esofágica. Aquellos pacientes con lesiones IIIb y IV tienen una gran mortalidad y en general requieren de algún tipo de tratamiento quirúrgico (3) (8) (9).

Tabla 2. *Clasificación de Zarga.*

Grado	LESION ENDOSCOPICA	PROFUNDIDAD	PRONOSTICO
0	Ninguna		100% de curación
I	Edema con hiperemia de la mucosa	Superficial mucosa	
IIa	Exudados, erosión, ulceras superficiales con hemorragia	Submucosa	Estenosis < 15%
IIb	Ulceraciones circunscritas, profundas o circunferenciales	Submucosa y muscular	Estenosis >90%
IIIa	Pequeñas aéreas de necrosis aisladas	Transmural	Graves complicaciones con alta mortalidad
IIIb	Áreas extensas de necrosis		
IV	Perforación		

-La **Rx de tórax y abdomen** permiten excluir un neumotórax, neumomediastino o neumoperitoneo, expresión típica de una perforación digestiva.
-La **TC**, con 75% de sensibilidad y 90% de especificidad, especialmente en los casos de lesiones grado IIIb o con perforación clínica, ayuda a tomar una decisión quirúrgica (3), (8), (9).
-El **laboratorio**, si bien no suele tener mucha correlación con la agresividad de la lesión, una leucocitosis > a 20.000 por mm^3, PCR elevada y un pH sanguíneo < 7,2 corroboran una agresión severa y extensa. En ocasiones la hipokalemia, puede corresponder al tipo de sustancia ingerida, como son los productos fluorados (9).

Conducta terapéutica

Debe realizarse un examen físico completo, con inspección bucal minuciosa para confirmar el edema, úlceras o aéreas de necrosis. Simultáneamente se comienzan las medidas de corrección hemodinámica, así como la toma de muestra de sangre para realizar exámenes biológicos complementarios. En los casos con shock o evolución grave debe derivarse a una Unidad de Cuidados Intensivos (2) (3) (4).

Es importante que el tratamiento comience antes del traslado del paciente al centro de urgencia más próximo, **proscribiendo** las siguientes medidas que pueden agravar o **complicar** la evolución:

- Inducción al vómito,
- La administración de sustancias neutralizantes, por el momento muy controvertidas,
- La SNG, dado los riesgos de reexposición y perforación (3) (4).

Una vez que el paciente ingresa en el servicio de urgencia, es esencial cumplir al menos con tres puntos fundamentales: 1) asegurar el reposo digestivo absoluto, 2) mantener la vía respiratoria permeable, (intubación endotraqueal o traqueotomía en casos graves), y 3) estabilización hemodinámica. Una vez que el paciente está estabilizado se debe recoger información del tipo de producto, su presentación como su carácter voluntario o de autolisis, pudiendo en ciertos casos seleccionar los pacientes que no necesitan de una hospitalización o de un examen endoscópico (3) (4).

Con respecto al tratamiento específico, está condicionado por el examen endoscópico precoz, medidas que serán dirigidas al control de las complicaciones.

Los pacientes sin lesiones en la endoscopia no requieren de tratamiento específico con la excepción de los casos psiquiátricos y de autolisis.

Las lesiones de grado I y IIa, se benefician de la dieta líquida e introducción progresiva de una alimentación blanda hasta que la odinofagia y la sialorrea desaparezcan.

En aquellos pacientes con lesiones graves, en restricción absoluta de ingesta oral, necesitan de un aporte nutricional, de preferencia la utilización de la vía enteral por SNG, igualmente bien tolerada y más eficaz que una yeyunostomía. La nutrición parenteral, que tiene mayor riesgo de trombosis e infección, será indicada durante el periodo de intubación endotraqueal o lesiones de grado III con mucho riesgo de perforación y en caso de fracaso de la nutrición enteral (3) (4) (8).

Los inhibidores de la bomba de protones están indicados durante seis semanas para impedir que lesiones de reflujo gastroesofágico se asocien con las lesiones cáusticas, se administran 40 mg/día por vía EV pasando a la VO cuando la alimentación lo permita (8) (9).

Actualmente no existe consenso general sobre el uso de antibióticos de amplio espectro de manera sistemática, aunque si estarían indicados según evolución clínica o los muestreos bacteriológicos positivos. En general, se acepta que en aquellos casos de alto riesgo de mediastinitis o peritonitis, los antibióticos tendrían algún beneficio al prevenir una sobreinfección (4) (6) (8) (9).

La misma situación con la utilización de corticoides de manera sistemática, aunque recientemente estudios randomizados utilizando dexametasona 1 mg/Kg/día en oposición a la prednisolona 2 mg/Kg/día, parecieran demostrar una disminución de las estenosis tardías (8).

Finalmente, en todos aquellos pacientes con necrosis difusa y circunferencial esofágicas (grado IIIb), la indicación de una esofagectomía en urgencia es la regla, la cirugía puede ser precedida por una endoscopia traqueo-bronquial para evaluar el compromiso traqueal, situación que condiciona la técnica de resección esofágica. En caso de indemnidad de la tráquea, se puede realizar la esofagectomía por doble abordaje, laparotomía y cervicotomía (Stripping), caso contrario deberá realizarse una toracotomía derecha (3). Cuando la necrosis se extiende al estómago, por volúmenes de ingesta superiores a 100-250 ml, una resección gástrica se impone, incluso ampliada a páncreas, colon u otras vísceras, gesto necesario para limitar la extensión de la lesión y la perforación digestiva (3) (8) (9).

Referencias bibliográficas

1-Bautista Casanovas A, Argüelles Martin F. Ingesta de cáusticos. Protocolos diagnóstico-terapéuticos de Gastroenterología, Hepatología y Nutrición Pediátrica. AEP (Asociación Española de Pédiatria) 2 ed. 2010; 15: 141-152.

2-Mencías E. Intoxicación por cáusticos. Anales Sis San Navarra 2003; 26: 191-207.

3-Fieux F, Chirica M, Villa A y cols. Ingestion de produits caustiques chez l'adulte. Réanimation 2009; 18: 606-616.

4-Arroyo M, Montoro M. Esofagitis por cáusticos. Asociación Española de Gastroenterología; 2013.

5-Saracco A. Recomendaciones para la atención de las intoxicaciones por cáusticos Ministerio de Salud de la Nación. Mendoza; 2012.

6-Ducóns Garcia J, Peña Aldea A. Lesiones por cáusticos. Traumatismos esofágicos y cuerpos extraños Tratamiento de las enfermedades gastroenterológicas. Vol 1. 3° ed. Barcelona: AEG. Doyma S.L; 2011.

7-Zargar S, Kochhar R, Mehta S y cols. The role of fibroptic endoscopy in the management of corrosive ingestion and modified endoscopic classification of burns. Gastrointet Endosc 1991; 37: 165-169.

8-Lachaux A, Mas E, Breton A y cols. Consensus en endoscopie digestive: prise en charge des œsophagites caustiques Acta Endosc 2011; 41: 303-308.

9-Kluger Y, Ishay O, Sartelli M y cols. Caustic ingestion management: world society of emergency surgery preliminary survey of expert opinion. World Journal of Emergency Surgery 2015; 10: 48-61.

12-CUERPO EXTRAÑO (CE)

Teyssedou C - Teyssedou J

La ingestión de CE es un verdadero problema médico, donde por las razones que veremos más adelante, no se tienen datos concretos. Actualmente es considerada como la segunda causa de urgencias endoscópicas (2). En EEUU, se calcula que el costo de la atención de éstos pacientes es superior a los 6000 millones de dólares anuales, siendo aproximadamente un 80% de los casos, niños y de éste grupo etario, el 70% de seis meses a tres años. En los adultos, la mayoría de los pacientes se caracterizan por la ingestión voluntaria, especialmente en comunidades como la carcelaria y en pacientes psiquiátricos (2) (3).
Los hábitos alimentarios, la edad y ciertos estados psicofuncionales, condicionan el tipo de objeto ingerido. Se conocen dos vías de introducción de CE, una de ellas es la ingestión por vía bucal, espontánea más frecuentemente en niños o accidental como la migración de una prótesis bucal. La otra vía es la anal, que puede ser voluntaria o involuntaria, sin olvidar los CE ingeridos que se retienen en el recto.

Bases para el diagnóstico clínico

La mayoría de los casos son asintomáticos, y la clínica está condicionada por las complicaciones. Éstos pueden ser puntiagudos o cortantes, tales como espinas de pescado, huesos de animales, cuchillas de afeitar y agujas, entre otros; o romos o redondeados como monedas, pilas, etc.
En general, el diagnóstico en la ingestión aguda, se puede orientar con el interrogatorio, aunque en los casos psiquiátricos o pediátricos es fundamental la anamnesis indirecta.
Afortunadamente, sólo el 1% de los CE ingeridos, producen complicaciones (3). Sin embargo, existen sitios de estrechez en el tubo digestivo, donde los objetos pueden quedar enclavados, tales como el esfínter esofágico superior, principalmente en los niños y la impronta del cayado de la aorta y el esfínter esofágico inferior, en los adultos. En estos casos, la sintomatología varía desde la sensación de molestia orofaríngea hasta disfagia, nauseas o cianosis con dificultad respiratoria. Los pacientes adultos con obstrucción total del esófago distal, refieren sialorrea y epigastralgia, mientras que el enfisema subcutáneo y las adenopatías cervicales y menos frecuentemente la hemorragia, pueden evocar una perforación esofágica (3) (5) (6).
En el estómago, el esfínter pilórico, constituye en algunos casos, un obstáculo difícil de sortear y sobretodo con objetos de más de 2 cm de diámetro que por lo general no pasan el píloro, presentando la clínica típica de un síndrome pilórico. Mientras que los objetos finos que miden más de 5 cm de largo pasaran muy difícilmente el ángulo de Treitz. La válvula ileocecal es el lugar más frecuente de obstrucción del intestino delgado (2) (3). Finalmente el esfínter anal es el último obstáculo anatómico, requiriendo maniobras endoscópicas en un 10 a 20% de los casos y menos del 1% un gesto quirúrgico (5). Por otro lado, existen situaciones que condicionan gestos terapéuticos agresivos, como son las características propias del CE, así por ejemplo las pilas tipo botón presentan el riesgo de lesiones eléctricas y la posibilidad de lesiones caústicas al fragmentarse. Los objetos magnéticos o imantados pueden ocasionar necrosis, cuando se asocian otros cuerpos metálicos por atracción y compresión de la pared digestiva. Finalmente, los artículos con plomo, son potencialmente tóxicos por absorción gástrica (6).

Los bezoares son CE ingeridos frecuentemente por adultos con mala dentición, anomalías anatómicas, hernia hiatal, estenosis, etc. Entre ellos encontramos los fitobezoares constituidos por pelos, muy frecuente en los pacientes psiquiátricos, los formados por legumbres y los lacto bezoares en el caso de prematuros deshidratados y de bajo peso. En general son asintomáticos o con tratamiento hidratante e incluso con bebidas gaseosas o inyección de glucagón pueden progresar distalmente (5).
Los casos de mucha actualidad, son los llamados "body-packing" o paquete de drogas, que al liberar su contenido, en caso de ruptura agregan un problema de sobredosis (2) (5).
El examen físico de éstos pacientes, debe comenzar por eliminar la posibilidad de un componente respiratorio, al estar el CE alojado en la laringe, al igual que signos de irritación y crepitación en región cervical. En tórax, la presencia de estridor o sibilancias, pueden ser secundarios a compresión traqueal. A nivel abdominal pueden observarse síntomas de obstrucción o de compromiso peritoneal, si se produjo una perforación digestiva, aun más si se trata de objetos imantados o cortantes (6).

Exámenes complementarios

El diagnóstico por imágenes, tiene como objetivo principal dar respuesta a dos preguntas fundamentales como la localización y las características propias del CE y la presencia de complicaciones como la perforación digestiva (2) (4) (5).
-Dado que la mayoría de los CE son radiopacos, la **Rx simple** de tórax y abdomen pueden servir a éstos propósitos.
-Sin embargo, en varias situaciones como los bolos alimenticios o de plástico, la radiología estándar es poco útil en el diagnóstico. Motivo por el cual, la **TC** con reconstrucción 3d, es el examen de elección.
-Finalmente, la **Rx con contraste**, estaría en cierto modo contraindicada, pues aunque permite identificar el CE, el bario puede entorpecer el examen endoscópico y agravar el riesgo de broncoaspiración e incluso complicar el tratamiento en los casos con perforación digestiva. En aquellos pacientes infrecuentes, donde se necesite una Rx con contraste, debe usarse con material hidrosoluble.
-La **endoscopia digestiva**, aunque es requerida sólo en 10 a 20% de los casos, sigue siendo de gran actualidad, siempre y cuando se cuente con el material y el personal adecuado. En muchos casos, hace el diagnóstico y permite tratar la mayoría de los CE ingeridos (2) (3) (6).
Este procedimiento, debe indicarse luego de una evaluación clínica exhaustiva que elimine la presencia de una complicación y la posibilidad de la eliminación espontánea. En general, se logra el éxito en más del 95% de los casos (2) (3) (6).

Conducta terapéutica

La conducta terapéutica estará condicionada por el tamaño del CE. Así se pueden clasificar los objetos en de **bajo riesgo**, aquellos menores de 15 mm, romos o radiopacos y en pacientes asintomáticos pasibles de observación y seguimiento clínico y radiológico (3) (6).
De los CE de **alto riesgo**, como son los objetos cortantes o puntiagudos y aquellos con alto potencial tóxico, debe valorarse la posibilidad de gestos endoscópicos de urgencia (3) (6).
La demostración de una perforación digestiva o sangrado activo, conduce a una conducta quirúrgica de urgencia, teniendo presente que la actitud expectante debe primar siempre. Así mismo, los CE localizados en estómago sin progresión digestiva y los que no pudieron ser extraídos por la endoscopía como así también las localizaciones distales a la válvula ileocecal (3).

Cuerpo extraño en recto-sigma

A pesar de considerarlo como un problema frecuente, no hay cifras reales en la literatura, aceptándose que tiene mayor incidencia en el hombre en el 80% de los casos (7) (8). La introducción por vía anal puede ser **voluntaria**, como ocurre en la mayoría de los casos tales como en la instrumentalización médica, transporte de cocaína, de tipo sexual, o **involuntarias** en casos de violencia sexual o la migración abdominal de compresas, gasas, etc.

Los CE descriptos en la literatura son de una increíble variación imaginaria pudiendo encontrarse desde drogas en preservativos, botellas, vibradores, mangos de herramientas, frutas, aerosoles, etc.

Dado que sólo el 33% de los pacientes admiten la introducción del CE por vía anal, debe sospecharse esta posibilidad frente al dolor anal asociado o no con heridas del esfínter anal, rectorragia, sensación de CE, tenesmo rectal (7) (8).

-El **tacto rectal**, permite en el 54% de los casos contactar el objeto. Es necesario descartar, signos de peritonismo previa rigurosa inspección anal.

-El examen complementario de excelencia por su rapidez es la Rx de abdomen de frente, perfil y oblicua.

-La anoscopía y la rectoscopia pueden ser diagnósticas y terapéuticas.

-La TC o la US tienen su indicación en caso de sospecha de una complicación (8) (9).

Finalmente, en ausencia de perforación o complicación infecciosa, la mayoría de los CE rectoanales, pueden ser extraídos después de una anestesia regional a continuación de una dilatación anal progresiva.

En síntesis, el médico debe actuar con urgencia cuando se trata de objetos punzante o cortantes; y en los CE superiores a 2 cm de diámetro y 5 cm de longitud o con potencial tóxico, las pilas y frente a una complicación abdominal.

Referencias bibliográficas

1. García Lopez S. Aspuru K. Cuerpos extraños. Gastroenterología y hepatología, problemas comunes en la práctica. Vol 1. 1° ed. Madrid-Barcelona: Ed. Montoro M, García Pagán JC; 2012. p. 229-242.
2. Fraga M, Nydegger A, Abdel Rahman K y cols. Risques et benefices dúne aproche interventionnelle face aux corps étrangers digestfs. Rev Med Suisse 2015; 11: 1592-1595.
3. Rudski R, Rivera Alcántara L, Lopez Ruiz D y cols. Principales complicaciones de los cuerpos extraños intraabdominales. Sociedad española de radiología médica (SERAM) 2014; 12: 1-11.
4. Lachaux A, Letard JC, Laughier R y cols. Les corps étrangers. Recomendations de la Societe Francaise de endoscopie digestive; 2007.
5. Errazuriz Z. Ingestión de cuerpos extraños: protocolo de studio y tratamiento. Rev Med Clin Condes 2009; 60: 883-891.
6. Abromowitz L, Ganasia R. Les corps étrangers du rectum. Le courriers de colo proctologie 2004; 1: 32-33.
7. Camacho Aguilera JF, García Govea F, Reyes Escamilla A. Cuerpo extraños en recto. Cirujano General 2009; 31: 97-104.
8. Rodriguez Hermosa J, Codina Cazador A, Ala Yrach Vilella J y cols. Cuerpos extraños en el rectosigma. Cir Esp 2001; 69: 404-407.

13-CIRUGIA MENOR (CM)

Guevel J - Heredia CJ

La CM comprende aquellas intervenciones orientadas al tratamiento de ciertas afecciones en piel y tejido celular subcutáneo bajo anestesia local, de corta duración y con cuidados post operatorios simples (1).

El instrumental básico para la CM es:

- Mango de bisturí №3 con hoja №15 para disección y №11 para incisiones y extracción de puntos.
- Tijera de Metzenbaum curva, de punta roma para disección y cortes delicados.
- Tijera de Mayo para sección de tejidos sólidos y de materiales.
- Pinza de disección.
- Pinza hemostática tipo mosquito.
- Portaagujas.
- Separadores.
- Suturas no reabsorbibles como polipropileno 2/0, 3/0, 4/0 y 5/0 o lino 80 o 100.
- Suturas reabsorbibles como poliglactina 3/0 y 4/0.
- Las agujas ideales son triangulares.

Higiene del campo quirúrgico

Limpieza del campo con agua y jabón y si es necesario, rasurado inmediatamente previo a la intervención. En heridas del rostro, se recomienda en lo posible no rasurar las cejas dado que suponen una pérdida de referencias anatómicas. La desinfección de la zona de trabajo se realiza con yodo povidona, en **círculos concéntricos** desde el interior al exterior.

Anestesia y vasoconstrictores

Se utiliza adrenalina en concentración de 1/100.000 o 1/200.000 sin exceder la dosis de 0,5 mg. Las ventajas son la de prolongar el efecto anestésico y reducir el sangrado. No deben utilizarse en zonas acras tales como nariz, falanges, orejas, etc porque pueden comprometer la microcirculación (1).

La técnica de anestesia puede ser tópica, por infiltración o bloqueo. La primera es útil para trabajar en áreas menores a 5 cm y debe realizarse unos 45 minutos previos al gesto quirúrgico. La técnica infiltrativa puede ser por habón, lineal, angular o elíptica dependiendo de la longitud de la incisión. El bloqueo digital infiltra 1 ml de anestésico sin vasoconstrictor en ambas caras laterales de la falange proximal. Antes de la infiltración se debe aspirar para constatar que no se suministra intravascular.

Sutura de heridas

Las heridas se pueden clasificar en **limpias**, **contaminadas** e **infectadas**. Las contaminadas incluyen a aquellas con más de 6 horas de evolución. Las mordeduras son consideradas sistemáticamente heridas infectadas. El cierre secundario es imperativo en este último grupo. En caso de mordeduras de perro, es prioritaria la prevención del **tétanos** y la rabia. En el tétanos, la única inmunidad conocida es la artificial por la presencia en la sangre de anticuerpos Ig G antitetánicos. La mínima concentración de anticuerpos en sangre que brinda protección, es igual a 0,01 UI/ml, estos niveles de inmunidad se obtienen sólo luego de la vacunación primaria con **3 dosis** de toxoide adsorbido y permanecen por 5 o más años y luego de una o más refuerzos cada 10 años. La profilaxis en lesiones se hará completando la pauta de vacunación en caso de paciente con situación desconocida o menos de 3 dosis, con indicación de 1 refuerzo en pacientes con esquemas completos en los que la última dosis se recibió hace más de 5 años y junto a inmunoglobulina 250 UI o 500 UI en caso de grandes debridamientos, quemaduras extensas, inmunocomprometidos y en primovacunación incompleta. El tiempo estipulado entre la primera y segunda dosis es de 4 semanas y de 6 semanas entre la segunda y tercera.

En las heridas por mordedura en rostro o cuero cabelludo se puede suturar previo debridamiento e irrigación. Se indica antibióticoterapia VO que cubra flora polimicrobiana como por ejemplo amoxicilina-ácido clavulánico 1 g cada 12 horas por 7 a 10 días y en caso de alergia a penicilinas ciprofloxacina 500 mg cada 12 horas más clindamicina 100 mg cada 12 horas también por 7 a 10 días (en heridas de manos, punzantes profundas, acompañadas de fracturas óseas o que requieran grandes debridamientos). Las mordeduras humanas o heridas en puño por golpe, se infectan en un 50% de los pacientes por lo que se tratan en todos los casos con antibióticoterapia VO según los esquemas descriptos previamente y curación por segunda intención (2).

La sutura de heridas deben cumplir con cuatro requisitos:

1. Evitar la tensión para no comprometer la vitalidad de los bordes y facilitar la cicatrización. En caso de heridas quirúrgicas, la incisión tratará de respetar las líneas de Langer. Las líneas de expresión, los ángulos de heridas irregulares y las zonas de transición como por ejemplo en labio de piel a bermellón, se deben suturar en primer lugar.
2. Evertir ligeramente los bordes debido a la tendencia de las cicatrices a invaginarse con el tiempo.
3. Cierre por planos especialmente en áreas de tensión como articulaciones o cuero cabelludo. En estas zonas, se utilizan suturas discontinuas y hemostáticas como el punto de colchonero vertical.
4. La elección del grosor del hilo y el material son también aspectos que influyen en la cicatrización (Tabla 1), debiéndose identificar siempre los elementos anatómicos previo a suturar (Tabla 2).

Tabla 1 *Período de extracción de puntos y material recomendado*

Zona	Grosor del hilo	Extracción de puntos
Frente	5 o 6/0	5 días
Párpado	6/0	3 días
Nariz	5 o 6/0	5 días
Pabellón auricular	4 o 5/0	5 días
Labios	5 o 6/0	5 días
Mejilla	6/0	5 días
Manos	5/0	10 días
Pies	4/0	14 días
Mucosa oral, nasal y lengua	3/0 reabsorbible	-

Evitar grandes debridamientos de piel en nariz y pabellón auricular dado que el cartílago se nutre por imbibición. Para asegurarnos de un buen aporte sanguíneo y evitar la formación de hematomas, en suturas que comprometan cartílagos se deben dejar vendajes compresivos. No es preciso suturar pequeñas heridas en mucosa o lengua cuando no afectan todo su espesor y se ha hecho correcta hemostasia (3).

Tabla 2 *Sector anatómico expuesto y elementos a proteger*

Área de peligro	Elemento a proteger
Angulo mandibular	Parótida, nervio facial conducto de Stenon
Arco zigomático	Rama frontal del nervio facial
Canto interno del ojo	Saco y conducto lacrimal
Cara lateral de los dedos	Nervios digitales
Cara dorsal y palmar de manos y pies	Tendones extensores y flexores
Región inguinal	Vasos y nervio femoral
Cara posterior de rodilla	Nervio ciático y poplíteo externo

Las suturas pueden ser continuas o discontinuas. El punto simple es la sutura de elección en CM. El anudado debe realizarse con instrumental quirúrgico, se recomienda dar dos lazadas en caso de multifilamento y una más en caso de monofilamento para evitar que aflojen los puntos.

Para hemostasia, se puede elevar la extremidad, practicar compresión directa durante 10 minutos o tomar el vaso con pinzas hemostáticas y ligar, de acuerdo al vaso comprometido.

En caso de infección del sitio quirúrgico, se deben retirar algunos puntos y lavar por arrastre cada 24 horas, dejando un drenaje que mantenga la herida abierta.

En las heridas fotoexpuestas, se puede recomendar la utilización de protector solar hasta 5 meses después de la intervención.

Exéresis de lesiones cutáneas

La incisión fusiforme es la más utilizada para la extracción de lesiones en CM. Se debe realizar una incisión elíptica con una relación largo-ancho de 3:1 para evitar las orejas de perro en la herida suturada y el eje mayor de la elipse se orientará paralelo a las líneas de tensión cutánea. Al igual que los cirujanos plásticos, en nuestro grupo de trabajo insistimos en la importancia de marcar el recorrido de la incisión previo a cualquier gesto quirúrgico.

En la exéresis de nevus está indicada la escisión fusiforme con un margen de 2 mm llegando hasta la hipodermis.

Los quistes sebáceos y lipomas menores de 5 cm se resecan con una incisión en forma de ojal sobre la parte sobreelevada del quiste o nódulo, extirpando la cápsula, en lo posible sin solución de continuidad.

La uña encarnada se trata mediante avulsión de la lámina ungueal parcial o total, si la patología es recurrente se puede adicionar una matrisectomía quirúrgica. La paroniquia se trata con drenaje paralelo al margen ungueal.

El hematoma subungueal se evacúa abriendo un orificio a través de la uña con un trócar.

En caso de abscesos, la fluctuación indicará el momento del drenaje. Si no se detecta, se recomendarán compresas con calor local y antibióticoterapia VO. Para el drenaje, la infiltración con anestesia en áreas infectadas es poco efectiva, se ingresa perpendicularmente con bisturí № 11, se lava la cavidad y se deja drenaje (2).

Referencias bibliográficas

1. Romero A, Fernández I. Manual de cirugía menor en atención primaria. Vol 1. 1° ed. Madrid: Ed Club Universitario; 2011.
2. Sociedad valenciana de medicina familiar y comunitaria. Manual práctico de cirugía menor. Vol 1. 1° ed. Valencia: Ed Obra propia SL; 2012.
3. Arribas Blanco J, Castelló Fortet J, Rodriguez Pata N y cols. Suturas básicas y avanzadas en cirugía menor. Semergen 2002; 28: 89-100.

14-ASPECTOS NUTRICIONALES EN CIRUGIA (ANC)

Bonci L - Gramática L (h)

Aunque los temas en nutrición no plantean demasiados problemas en la guardia, consideramos que deben ser analizados y estudiados en este capítulo. Nada es tan simple y a la vez sin fundamento, como lo que habitualmente hacemos que es decirles a los pacientes que nos consultan "coma liviano, sin picantes y aléjese de las grasas". Es necesario destacar que los problemas nutricionales en el posoperatorio de la cirugía digestiva en general, no plantean dificultades significativas, llamando inclusive la atención la respuesta positiva que plantean a este nivel la mayoría de los pacientes. Así por ejemplo, ante la falta de estómago por una gastrectomía total, se atribuía la mala evolución del paciente a la "agastria". Sin embargo, el tiempo ha demostrado que el poder de adaptación es maravilloso y que lo que realmente contribuye a la mala evolución es la patología de fondo y no, la falta del órgano. Lo mismo podemos decir entre otras cosas, de la cirugía de la vía biliar, etc. Sin embargo, estamos persuadidos que los pequeños detalles engrandecen el posoperatorio de la evolución del paciente y en este sentido estamos convencidos que debe existir una estrecha colaboración entre el grupo quirúrgico y el de nutricionistas en el manejo perioperatorio.

Los ANC abarcan, la preparación preoperatoria y continúan durante el posoperatorio, hasta la recuperación completa del paciente. La misma debe iniciarse en aquellos casos que estén en riesgo nutricional o desnutridos, tan pronto como se realice el diagnóstico (1).

Las guías publicadas por la Société Française de Chirurgie Digestive (SFCD), la Société Francophone de Nutrition Clinique et Métabolisme (SFNEP), la Société Française d'Anesthésie Réanimation (SFAR), the European Society for Parenteral and Enteral Nutrition (ESPEN) and the American Society for Parenteral and Enteral Nutrition (ASPEN) aseguran con un nivel de evidencia A que el soporte nutricional 5 a 7 días previos a la cirugía, reduce las tasas de infecciones perioperatorias y la estancia hospitalaria, lo cual es más evidente en los pacientes desnutridos (2).

La nutrición preoperatoria debe realizarse con fórmulas inmunomoduladoras en aquellos pacientes que serán sometidos a cirugías programadas electivas intermedias y mayores (3). Esta inmunonutrición (IN) se refiere al aporte de ciertos nutrientes (farmaconutrientes) que tienen efectos moduladores sobre la respuesta inflamatoria, el estrés oxidativo e intervienen en la integridad de la barrera intestinal. Estos son:

- **Glutamina**: tiene mayor efecto si se la administra por vía parenteral, en una dosis de 0,4 g/kg/día. Este aminoácido semiesencial, ante situaciones de estrés metabólico estimula la actividad del tejido linfoideo asociado al intestino (GALT), mantiene la barrera intestinal y estimula la síntesis proteica.
- **Arginina:** por vía enteral. Interviene en la cicatrización de las heridas y en la síntesis de óxido nítrico (ON), que tiene efecto vasodilatador estimulando la actividad de macrófagos y linfocitos T. La dosis recomendada por día es de 15 g.
- **Ácidos grasos omega 3:** por vía oral. La dosis recomendada es de 2 g/día y son responsables de disminuir la síntesis de citoquinas proinflamatorias y la muerte celular, porque tienen un efecto antioxidante y mantienen la estabilidad de la membrana celular.

Según las guías ESPEN, el ayuno preoperatorio de 12 horas o más es totalmente innecesario. Se ha demostrado que aportando una carga de hidratos de carbono 3 horas antes de la cirugía, se reduce el estrés quirúrgico y la secreción de citoquinas proinflamatorias, sobretodo la interleuquina 6, disminuyendo la insulino-resistencia (4).

La dosis de hidratos de carbono preoperatoria es de 400 ml de una solución con maltodextrina al 12,5% o sea 50 g de hidratos de carbono 2 a 3 horas antes de la cirugía. En el caso de pacientes diabéticos, se deberá hacer la carga de hidratos de carbono y de insulina para un mejor control.
En el posoperatorio inmediato, se priorizará la alimentación precoz entre 12 a 24 hs post intervención, siempre y cuando el tipo de cirugía lo permita y el paciente esté estable.
La forma en que se alimenta al paciente depende de que el tracto gastrointestinal (TG) esté anatomo-fisiológicamente funcionante, del tipo de resección realizada y de cuantos días requerirá estar sin ingesta. Si el paciente estará más de 7 días sin alimentarse, se realizará soporte nutricional por vía enteral (NE) que se prioriza sobre la parenteral. Según las guías ESPEN y ASPEN, los beneficios de la NE son (5):

- Estimular el trofismo intestinal.
- Mantener la barrera enteral y prevenir la translocación bacteriana.
- Favorecer la perfusión sanguínea.

Cómo se realiza el soporte nutricional posoperatorio

Inicialmente, deberá evaluarse cuánto cubriremos de los requerimientos nutricionales, ya que es seguro que el apetito del paciente estará disminuido y al menos demora unos 5 a 7 días para recuperarlo. Será necesario evaluar los aportes de la NE en combinación con lo que ingiera por boca, y una vez que llegue a cubrir más del 60% por vía oral se reducirá progresivamente hasta destetarlo de la sonda mientras se continúa la progresión por boca.
Se indicará una fórmula enteral polimérica, cubriendo sobre todo los requerimientos proteicos.

- Proteínas: 1,2 g a 1,5 g/kg/día.
- Calorías: 35 a 40 kcal/kg/día.

Manejo nutricional del paciente complicado

En el **posoperatorio inmediato**, las complicaciones más frecuentes son atonía gástrica, íleo funcional, fístula digestiva, dehiscencia anastomótica y hemorragias.

- **Atonía gástrica:** En el posoperatorio, el compromiso del vaciamiento gástrico no es infrecuente. El uso de proquinéticos como la metoclopramida, la neostigmina e inclusive la eritromicina EV ayuda a activar el marcapaso gástrico y la contracción.
- **Íleo funcional:** Este es favorecido por la cirugía, SRIS, ayuno prolongado, uso de opioides o inicio tardío de la alimentación. Sin embargo, no constituye una contraindicación para la NE, ya que es aceptado que la llegada de nutrientes al intestino promueve el peristaltismo (6).

No es necesario esperar ruidos hidroaéreos (RHA) para comenzar a alimentar al paciente. Los RHA están relacionados con la contractilidad y no con la barrera intestinal y capacidad absortiva. Esta falsa creencia en cierto modo, hace que se incurra innecesariamente en la subalimentación del paciente. Está comprobado que la actividad mioeléctrica intestinal se reactiva a pocas horas de la cirugía y sobre todo si se emplea una técnica laparoscópica o una laparotomía con anestesia epidural. **Movilizar y alimentar precozmente** al paciente, son factores que generalmente disminuyen el íleo.

- **Fistulas digestivas:** Se debe considerar la localización de la misma y precisar el débito, no solo de líquido sino de proteínas y micronutrientes.

Si es de bajo débito, no mayor de 500 ml diarios, es posible que cierre espontáneamente.
Si es de alto débito, mayor a 500 ml diarios, se actuará de la siguiente manera:

- En las gastroduodenales, pancreáticas y yeyunoileales, el paciente debe recibir nutrición parenteral total (NPT), cuantificando el débito y de acuerdo al origen, se repondrá por vía EV cloro, sodio, potasio y bicarbonato.
- Si es de localización baja, es decir a nivel del colon, se alimentará por vía enteral.
- **Dehiscencia anastomótica:** Estas complicaciones reflejan en nuestro medio, la experiencia del equipo quirúrgico y está muy relacionada con el estado nutricional del paciente. Si la dehiscencia es muy alta, por ejemplo en una anastomosis esofagoyeyunal, se podrá indicar alimentación enteral por yeyunostomía.

En las dehiscencias bajas como las colónicas, si es necesario, se desfuncionalizará mediante una ileostomía o colostomía proximal y se alimentará por boca. Si no cubriera los requerimientos nutricionales, se puede complementar por sonda nasogástrica (7).

En el **posoperatorio alejado,** las complicaciones más frecuentes son esteatorrea, sobrecrecimiento bacteriano, anemia y colangitis.

- **Esteatorrea:** Consiste en la pérdida de grasa por materia fecal y de vitaminas liposolubles.

Las causas pueden ser:

- Resecciones de íleon amplias, mayores a 100 cm con pérdida de válvula ileocecal.
- Resecciones pancreáticas.
- Sobrecrecimiento bacterianos graves.

Manejo nutricional: Si el paciente puede comer, se alimentará mediante triglicéridos de cadena media y si es necesaria la NE, se utilizarán fórmulas semielementales.

- **Sobrecrecimiento bacteriano:** Sobrepoblación de bacterias patógenas, a causa de estasis intestinal, que provocan flatulencia, distensión y diarreas coléricas (osmótica) con arrastre de agua y pérdida de sales biliares. En casos graves puede ocasionar esteatorrea. La fermentación de hidratos de carbono, con síntesis de D-lactato, desencadena acidosis láctica y encefalopatía metabólica. El tratamiento consiste en:
- Antibióticoterapia: metronidazol 20 a 25 mg/kg/día para controlar la proliferación bacteriana.
- Colestiramina.
- Proquinéticos.
- Dieta hipo-fermentativa: reducir los azúcares simples como disacáridos (sacarosa, fructosa y lactosa), evitar el consumo excesivo de polioles que son edulcorantes que se encuentran como endulzantes en una amplia variedad de alimentos y las harinas refinadas de la dieta, que son utilizados como sustrato bacterianos, generadores de flatulencia y diarrea.

Cirugías digestivas específicas

Cirugía biliar

Este grupo incluye desde la intervención más frecuente de un cirujano general que es la colecistectomía simple a procedimientos más complejos como las anastomosis biliodigestivas. En este último punto, podríamos referirnos a aquellos casos en los que se

produjo una lesión quirúrgica que pasó desapercibida y el paciente evoluciona con un cuadro séptico de complejo tratamiento, a veces con múltiples re intervenciones y que condicionan en ellos un estado hipercatabólico que repercute en su condición general.
Manejo nutricional: Se realiza una valoración nutricional en la se que incluye herramientas tales como la valoración global subjetiva (VGS) y la anamnesis alimentaria, que identifican intolerancias. Se registran medidas antropométricas como peso, talla, índice de masa corporal (IMC) y porcentaje de pérdida de peso (%PP) si lo hubiere.
Se indicará dieta hepatoprotectora que incluye alimentos siempre cocidos, frutas en compota, verduras sin piel y sin semillas y lácteos descremados. Si el paciente tiene sobrepeso, obesidad o diabetes se limitará el consumo de azúcares simples, remplazándolos por edulcorantes dietéticos no calóricos como el Svevia o sacarina.
Se recomiendan carnes magras, comenzando con las blancas y por último las rojas.
Se prohíbe el consumo de frituras y productos que contengan grasas saturadas y colesterol como embutidos, fiambres, etc., como así el consumo de alcohol.

Cirugías pancreáticas

En base a la distribución de la irrigación arterial, se divide clásicamente la cirugía pancreática reseccionista en derecha o duodenopancreatectomía cefálica (DPC) e izquierda (pancreatectomía caudal o corporocaudal asociada o no a la esplenectomía).

DPC

La resección parcial de estómago puede producir reflujo gastro esofágico y en la cirugía con conservación del píloro, la complicación más frecuente es la gastroparesia. Estas dos condiciones se tratan idealmente con eritromicina EV que tiene acción proquinética. La resección de duodeno ocasiona malabsorción de micronutrientes como el hierro, el calcio y al ácido fólico. En estos casos, se puede suplementar con complejos multivitamínicos. Finalmente, la resección del páncreas cefálico puede desarrollar una insuficiencia pancreática exócrina, con malabsorción de grasas, es decir esteatorrea. El John´s Hopkins de Maryland aconseja dar sistemáticamente en el postoperatorio, concentrados de enzimas pancreáticas, especialmente de lipasa y vitaminas liposolubles.

Pancreatectomía corporocaudal

En general, no presenta mayores complicaciones nutricionales y si el paciente es operado por patología benigna o preneoplásica puede desarrollar una vida normal, con control endocrino.

Cirugías de estómago

Existe una gran variedad de técnicas quirúrgicas para tratar patologías benignas y malignas del estómago. A los fines prácticos, podríamos considerar 3 grupos; las vagotomías tronculares y superselectivas, con o sin operación de drenaje y las gastrectomías parciales y totales. El tratamiento quirúrgico de la patología benigna casi ha desaparecido con la introducción de los bloqueadores de bomba. En la actualidad, el mayor volumen de cirugía gástrica, está relacionada con la obesidad y la cirugía bariátrica y la resección de tumores malignos.

• En las **gastrectomías totales o distales amplias**, la reducción o ausencia de células parietales y del producto de su secreción, el ácido clorhídrico, el cual es el responsable de mantener el hierro en estado ferroso y las concentraciones de factor intrínseco, que se une a la vitamina B12 y de esta manera serán absorbidas en íleo terminal.

• Diarrea, esta complicación es más frecuente en vagotomías tronculares y drenaje, a causa de un vaciado rápido, se produce diarrea de carácter osmótico, 2 a 3 horas pos ingesta.

• Dispepsia, náuseas y falta de apetito. El paciente pierde tejido adiposo y masa magra.

• Enfermedades óseas: osteomalacia y osteoporosis.

<u>Manejo nutricional:</u> Realizar una alimentación altamente fraccionada de 6 a 9 comidas diarias de poco volumen, no dejando pasar más de dos horas entre una y otra. Se puede agregar colaciones nocturnas.

• Se deben evitar el consumo de preparaciones con temperaturas extremas.

• El aporte de líquidos debe ser alejado de las comidas.

• Se debe comenzar con una dieta rica en hidratos de carbono complejos, proteínas y moderadamente hipograsa. Si se comienza con líquidos claros, recordar que el aporte nutricional es insuficiente y es totalmente innecesario. Se puede dar alimentos de consistencia liquida asegurando de que sean completos y de acuerdo a ello progresar a blandos. En este sentido, es sumamente importante que los alimentos que se consuman sean de fácil masticación y digestión, incorporando verduras y frutas cocidas sin piel y sin semillas, hechas puré o subdivididas.

• Carnes con mayor tejido conectivo, como las rojas, no son recomendadas. Se comienza incorporando proteínas presentes en claras de huevo o suplementos nutroterápicos. En primera instancia se incorporarán carnes de pescados azules magros.

• Los lácteos en general son mal tolerados en un comienzo. Se evita la leche y se prueba tolerancia con yogur natural, quesos suaves y magros como ricota o queso blanco.

• No deben incluirse alimentos con alto contenido de celulosa y almidón resistente como son las legumbres y entre ellas los porotos de soja, lentejas, garbanzos, vegetales como lechuga, zanahoria cruda, apio, achicoria y choclo. Como tampoco alimentos con alto contenido de azúcares simples como la uva, jugos de cítricos, piña o ananá. Mucho menos gaseosas o jugos concentrados. Tampoco se recomiendan bebidas deportivas. Prohibido el alcohol.

Además de este manejo dietético y de la inclusión progresiva de alimentos de acuerdo a la tolerancia del paciente, se debe considerar soporte nutricional, ya sea por vía oral o enteral, suplementar con vitaminas del complejo B, principalmente B12, liposolubles, hierro y calcio.

Cirugías bariátricas

El bypass gástrico (BPG), es una cirugía mixta, que combina la restricción con la malabsorción.

<u>Manejo nutricional:</u> Tener especial cuidado en el volumen y la clase de alimento a ingerir en el pos operatorio inmediato. Se iniciará con una dieta líquida, altamente fraccionada (6-8 tomas), de poco volumen, comenzando con 30 a 60 ml (un pocillo), durante una semana, aportando 700 kcal/día y 90 g de proteínas/día.

Se llegará a un volumen de 150 a 200 ml (una taza), durante tres meses, aportando 1300 a 1500 kcal/día y 95 g de proteínas/día.

A los 3 meses del posoperatorio se aumentará el volumen, ingiriendo 250 a 300 ml (un plato tamaño postre).

Debe considerarse la calidad de los alimentos a consumir. Es importante que el paciente mastique bien, coma despacio y beba lentamente. El aporte de vitaminas y minerales serán suplementados de por vida.
El aporte proteico deberá adicionarse en un comienzo con algún producto nutroterápico fuente de proteínas (como caseinato de calcio).
Al finalizar esta progresión se dará un plan de alimentación equilibrado, debiendo realizarse educación alimentaria nutricional (EAN) y continuar trabajando en un cambio de estilo de vida para el éxito final del tratamiento de la obesidad.

Cirugías de yeyuno-íleon

Las consecuencias nutricionales de la resección intestinal dependerán de la extensión de la resección, de la ubicación del segmento resecado y del estado o capacidad de intestino remanente.
Funciones digestiva del intestino delgado (ID):
- Duodeno: la entrada de quimo ácido al mismo estimula la secreción de CCK-PZ y secretina. Estas hormonas estimulan la secreción de enzimas y jugos pancreáticos. La presencia de grasas, provoca además la secreción de bilis. Por lo tanto, se ve afectado en la resección de duodeno la digestión de hidratos de carbono, proteínas y grasas.
- Yeyuno: en duodeno y primera porción de yeyuno se realiza la mayor parte de la digestión de macronutrientes.

Funciones absortivas del ID:
- Yeyuno: absorción de grasas, proteínas e hidratos de carbono, se completa en yeyuno al igual que la de vitaminas liposolubles, Na y K.
- Íleon: se absorben vitamina B12, ácidos biliares y K.

A lo largo de todo el ID, se absorben unos 7,5 litros de agua.

Resección de yeyuno con íleon y colon intacto

Las resecciones mínimas de 30 a 60 cm son bien toleradas y pueden mantener una ingesta oral exclusiva. En cambio, resecciones de duodeno y de más de 100 cm de yeyuno, traen como consecuencia una hipersecreción gástrica. Debido a que el duodeno-yeyuno es el responsable de la secreción de hormonas como colecistoquinina- pancreatozimina (CCK-PZ) encargada de la contracción de la vesícula biliar, apertura del esfínter de Oddi y de la secreción de enzimas pancreáticas. La secretina, que regula la secreción de jugo pancreático rico en bicarbonato, neutraliza el quimo ácido que llega al duodeno. Además existe la disminución de hormonas como polipéptido inhibidor gástrico (GIP), polipéptido intestinal vasoactivo (VIP), que inhiben la secreción de jugo gástrico. El íleon se adapta para suplir la función del yeyuno, siendo mejores los resultados cuando se mantiene la continuidad con el colon (8).

Resecciones ileales

Las resecciones menores de 100 cm, pueden producir mala absorción de sales biliares, provocando diarreas coléricas. Cuando la resección es mayor a los 100 cm, se observa malabsorción de grasas y vitaminas liposolubles, con la consecuente esteatorrea.
Si existe colon en continuidad, determina la independencia de soporte nutricional parenteral, ya que es el responsable de retrasar el tránsito intestinal, produciéndose una eficiente absorción de agua y sodio. Además, por fermentación de hidratos de carbono

(AGCC), se rescata energía extra aprovechada por colonocitos. El colon absorbe 500 ml de agua por día, en condiciones normales y tiene la capacidad de reserva de 4 a 6 litros. Su ausencia provoca una pérdida sustancial de agua y electrolitos.
Sin embargo, hay que tener presente que pueden existir complicaciones con la presencia de colon en continuidad como:

1. Acidosis láctica, por una llegada de gran cantidad de hidratos de carbono simples al colon, que sufren fermentación bacteriana.
2. Litiasis renal de oxalato de calcio, por reacciones intraluminales.
3. Por otro lado, las grasas que no se absorben, se unen al calcio (formando jabones insolubles), que se pierden por materia fecal.

El manejo nutricional en el síndrome de intestino corto (SIC)

El objetivo principal es el de mantener estable el balance hidroelectrolítico y conseguir un óptimo estado nutricional. El proceso de adaptación intestinal puede extenderse a 1 o 2 años.
Los factores que influyen en la adaptación son:

- Longitud del intestino remanente.
- Presencia de válvula ileocecal y colon en continuidad.
- Sitio resecado.
- Edad y comorbilidades.
- Presencia de hormonas gastrointestinales y secreciones bilio pancreáticas y de hormonas tróficas.
- Nutrición parenteral: se implementará en pacientes con resecciones masivas, de manera precoz entre las primeras 12 a 24 horas de la intervención. La nutrición recomendada es parenteral total (NPT) prolongándose en los 2 a 3 meses del pos operatorio (10).

El aporte de nutrientes se hará: calorías 25 a 35 kcal/kg/día y 1 a 1,5 g de proteínas/kg/día. En el caso de las grasas, se aportará el 20 a 30% del valor calórico total (VET) y las recomendaciones según el grupo de trabajo de Nutrición Artificial Domiciliaria y Ambulatoria (NADYA), dan con un grado de recomendación B, para evitar el déficit de ácidos grasos de cadena larga esenciales siendo quizás el aporte de 1 g/kg/semana.
Se debe mantener un apropiado monitoreo de laboratorio, controlando sodio, potasio, cloro diariamente y tres veces por día en el inicio de la alimentación y fósforo, magnesio al comienzo de la alimentación y si se encuentra estable, volver a controlar a los 7 días, al igual que los niveles de triglicérido.

- Nutrición enteral: la llegada de nutrientes a la luz intestinal, promueve el trofismo y acelera la adaptación intestinal. La misma se recomienda según las guías ESPEN de nutrición enteral de manera precoz, con la siguiente distribución de nutrientes: 30 a 35 kcal/kg/día, 1,5 a 2 g de proteínas/kg/día y 20 a 30% de grasas, dentro de las cuales se beneficia la adaptación intestinal con el aporte de omega 3, ácidos grasos de cadena larga y corta.
- Nutrición oral: Se comenzará con 700 a 800 calorías/día, progresando de acuerdo a la tolerancia del paciente hasta cubrir el 100% de los requerimientos nutricionales.

El aporte incluirá 60% de hidratos de carbono del VET, si tienen colon en continuidad predominarán los hidratos de carbono complejos. Grasas en un 20 a 40% del VET, si tiene colon en continuidad, se verá la posibilidad de dar ácidos grasos de cadena media (TCM), por un posible agotamiento de sales biliares.

Ileostomía

Puede ser lateral o terminal. Las primeras, es decir las laterales, generalmente son realizadas con fines descompresivos y las otras, por lo general definitivas, especialmente en patología inflamatoria del colon. Generan heces líquidas.
Manejo nutricional: Se indicará una dieta pobre en residuos. La progresión de la misma dependerá no sólo de la tolerancia del paciente, sino del intestino remanente y el período de adaptación intestinal, el cual puede llevar de 7 a 10 días. Se pueden utilizar fármacos que enlentecen el tránsito intestinal, como la loperamida y suplementos de fibra solubles, que dan consistencia y peso a las heces (goma guar, plantago ovata). Se recomienda hacer 6 a 9 comidas diarias. Beber abundantes líquidos, 2 litros a lo largo del día. Se evitarán alimentos flatulentos y ricos en fibra insoluble, como verduras de hoja cruda, legumbres, coles, espárragos, ajo, bebidas con gas y leche.
Se pueden agregar no sólo alimentos astringentes como arroz, polenta, sémola, sino también pan tostado (al horno, sin costra), galletas bajas en grasas, fideos secos. Las verduras serán cocidas como zanahoria sin centro, luego se pueden incorporar calabacín al horno, zapallitos sin semillas, tomate sin piel y sin semillas. Las frutas preferentemente cocidas, asadas al horno, sin cáscara, como la manzana, en segundo lugar pera, y se incorporarán de a una por vez de acuerdo a la tolerancia del paciente. La banana puede ser sin hilos y sin centro.
En el caso de lácteos se pueden incorporar en una primera instancia ricota, quesos suaves y de poca maduración y leche reducida en lactosa, esta última en pequeñas cantidades para evitar mayor producción de gases.
Carnes blancas, pollo sin piel, pescados azules como merluza y atún. En último lugar carnes rojas magras.
Infusiones como té negro, de tilo o manzanilla.
Dulce o jalea de membrillo.

Cirugía de intestino grueso

La cirugía del colon en base a su distribución vascular, se la divide en forma esquemática en colectomía derecha e izquierda. Existen situaciones intermedias como son las colectomías segmentarias o cirugías mayores como las colectomías totales y las proctocolectomías, que incluyen el recto parcial o totalmente. Su función principal es la absorción de agua (1 a 2 litros de líquido), sodio y la síntesis de ácidos grasos de cadena corta (butirato, propionato y acetato) que generan 700 kcal extras, que son utilizadas como sustrato por los colonocitos (8).

Hemicolectomía derecha. La dieta indicada al alta del paciente aconsejará:

- Masticar bien los alimentos y comer lentamente.
- Realizar 4 comidas principales y dos colaciones.
- Beber abundante líquido, por lo menos 2 litros diarios.

Se dará una dieta pobre en residuos, astringente, con aporte adecuado de proteínas y calorías, si fuera necesario agregar suplementos con productos nutriterápicos.
La dieta se progresará de acuerdo a la tolerancia del paciente y de la adaptación intestinal, el cual lleva hasta dos años para la reabsorción de agua.

Hemicolectomía izquierda. En general es bien tolerada. No presenta inconvenientes, no habiendo pérdida de nutrientes o riesgo elevado de deshidratación.

Colectomía total: Se recomienda una dieta pobre en residuo, con el objetivo de disminuir al máximo el volumen fecal y el número de deposiciones. Se evitarán alimentos flatulentos y ricos en fibra insoluble, como verduras de hoja cruda, legumbres, coles, espárragos, ajo, bebidas con gas y leche. Beber abundante líquido, por lo menos 2 litros a lo largo del día.

Colostomías

• **Derechas**: las heces son semilíquidas o pastosas. El manejo nutricional será similar al que se realiza en la colectomía. La diferencia es que no es necesario el suplemento de SRO, con un aporte adecuado de agua diaria, no menor a 2 litros. Se prohibirán las bebidas alcohólicas.

• **Izquierdas:** con heces sólidas. En el manejo nutricional se evitarán alimentos generadores de gases y mal olor como coles, legumbres, soja, tubérculos, ajo, espárragos, perejil y yema de huevo.

En síntesis, un adecuado estado nutricional a la hora de afrontar diversas intervenciones quirúrgicas, es clave para una pronta recuperación, ya que se reducen complicaciones metabólicas, infecciones y comorbilidades asociadas a la patología y al riesgo quirúrgico. Una nutrición realizada en el momento adecuado, de forma precisa y de manera equilibrada, facilita o por lo menos acerca, al éxito posoperatorio.

Referencias bibliográficas

1.Solar H, Niño C, Adriana Crivelli A y cols. Nutrición en Cirugía. En: Enciclopedia Cirugía Digestiva. F. Galindo, editor. Buenos aires: Sociedad Argentina de cirugía; 2015. p 1-12.

2.Mariette C. Department of Gastrointestinal and General Surgery, Lille Regional University Hospital. Immunonutrition Journal of Visceral Surgery 2015; 152: 14-17.

3.Prado R, Márquez H, Moya D. Nutrición enteral y parenteral. Vol 1. 2°ed. Méjico: McGraw-Hill; 2012.

4.Gustafsson U, Scott M, Schwenk J. Guidelines for perioperative care in elective colonic surgery: Enhanced Recovery After Surgery (ERAS) Society recommendations. Clinical Nutrition 2012; 31: 783-800.

5.Maltby J. Fasting from midnight: The history behind the dogma. Best Pract Res Clin Anaesthesiol 2006; 20: 363-378.

6.Morán López J, León M, García Unzueta M. Cirugía Española, Revisión de conjunto. Soporte nutricional perioperatorio. Vol 1. 1° ed. Barcelona: Elsevier; 2013. p. 379-385.

7.Parrish C. Post-Whipple: A practical approach to nutrition Management. Practical Gastroenterology 2012; 10: 30-42.

8.Rodota L, Castro M. Nutrición Clínica y Dietoterapia. Vol 1. 1° ed. Barcelona: Ed Panamericana; 2012.

9.Planas M, Álvarez J, Culebras L y cols. Tratado de Nutrición. Vol 4. 2° ed. Madrid: Ed. Panamericana; 2010.

10. Evans D, Martindale R, Laszlo N. Kiraly. Nutrition optimization prior to surgery. Nutr Clin Pract 2014; 29: 10-15.

11. Parrish C. The Hitchhiker's Guide to Parenteral Nutrition Management for Adult Patients. Practica Gastroenterology 2006; 8: 46-68.

12. Salsas-Salvado J, Bonadal San Juaume A, Trallero Casañas R y cols. Nutricion y Dietética Clínica. Vol 1. 2° Ed. Barcelona: Elsevier Masson; 2008.

15-MANEJO NUTRICIONAL EN LA GUARDIA

Bonci L - Gramática L (h)

Desarrollaremos algunas de las patologías por ser las más habituales en la guardia y en las que muchas veces, se cae en una indicación casi automática: "**nada por boca**". Sin embargo, es necesario estudiar los verdaderos motivos de esta indicación y sin desautorizar ni subestimar el criterio médico, se debe evaluar las características de la ingesta, que muchas veces por temor, es insuficiente en calorías y nutrientes durante varios días, lo cual lleva a la pérdida de peso, malestar y debilidad del paciente que ingresó normonutrido por guardia y después del tratamiento médico, está en riesgo nutricional o desnutrido. Es por este motivo que nos interesa destacar la diferencia entre un nada por boca "necesario" con una mala alimentación.

PANCREATITIS AGUDA (PA)

PA leve y moderada

El criterio recomendado para iniciar la vía oral es la ausencia de dolor y niveles de amilasa cercana a la normal.
En general no requieren soporte nutricional, ya que más del 80% tienen una evolución benigna y entre el 5º y 7º día se resuelve el cuadro.
Manejo nutricional: Se indicará dieta hepatoprotectora: alimentos cocidos, frutas en compota, verduras sin piel y sin semillas, carnes magras, comenzando con las blancas, y por último las rojas. Se prohíbe el consumo de frituras y los productos que contengan grasas saturadas y colesterol, como embutidos, fiambres, etc. Así también el consumo de alcohol.
Si el paciente tiene sobrepeso, obesidad o diabetes se cuidará el consumo de azúcares simples, remplazándolos por edulcorantes dietéticos no calóricos como el Svevia o sacarina.

PA severa

Se iniciará la alimentación cuando el paciente se encuentre estable clínica y hemodinámicamente.
Actualmente se sugiere comenzar con la **alimentación precoz** es decir, iniciar la misma entre las 12 a 24 hs de estabilizado el paciente. Esta conducta tiene ventajas significativas para su evolución (1):

- Reducción del estrés metabólico.
- Por lo anterior se aminora el hipercatabolismo proteico y la consecuente pérdida de masa magra.
- Disminución del riesgo de complicaciones infecciosas.
- Tendencia a una menor estadía hospitalaria.

En un estudio reciente (2), se ha demostrado que no hay diferencias significativas en los resultados cuando la alimentación es directamente gástrica o yeyunal como así tampoco las hubo entre las fórmulas semielementales en contraposición a las poliméricas.
El soporte nutricional se iniciará lo antes posible y se adaptará a los requerimientos del estado clínico del paciente. Así por ejemplo:

- Si el paciente presenta SIRS severo con falla leve y se plantea como objetivo mantener la masa magra, se indicará:

- ✓ 25-30 kcal/kg/día.
- ✓ 1,2-1,5 g/proteínas/kg/día.

• Si el paciente presenta SIRS severo con falla multiorgánica, es necesario el soporte metabólico por lo que se indicará:

- ✓ 20-25 kcal/kg/día.
- ✓ 1,5-2 g de proteínas/kg/día.

• Si el paciente cursa un SIRS prolongado con mejoría evolutiva de los sistemas en crisis, se indicará:

- ✓ 25-28 kcal/kg/día.
- ✓ 1,5 g de proteínas/kg/día.

Se comenzará la infusión con bomba, cubriendo el 30% del soporte calculado y se progresará al 50% para posteriormente cubrir el 100% de los requerimientos nutricionales.
En el caso que el soporte nutricional enteral sea insuficiente o inferior al 50% del requerimiento diario, deberá suplementarse o combinarse con nutrición parenteral. Si por intolerancia no se puede utilizar la vía enteral se realizará nutrición parenteral total.

DIVERTICULITIS AGUDA (DA)

La recomendación para pacientes que presentan diverticulosis, es el consumo gradual de fibra, con una ingesta de 25 a 30 g diarios, acompañado de un aporte de agua de 30 a 35 ml/kg/día (3).

Diverticulitis Hinchey 1 y 2

Se debe indicar dieta líquida por 48 hs que incluya líquidos claros, como jugos de compota colados, agua, infusiones como té de manzanilla, tilo, boldo, caldo de verduras coladas, siempre evitando las temperaturas extremas. No se consumirán bebidas carbonatadas, de ningún tipo aunque sean dietéticas.
Luego de las primeras 48 hs, se comenzará con la progresión a dieta blanda, que incluye:

• Verduras y frutas cocidas, sin piel o cáscara y sin semillas. Evitar las coles, ajo, cebolla, cítricos, frutas ácidas y las legumbres.
• Lácteos descremados en pequeñas cantidades de acuerdo a tolerancia.
• Pan y cereales: puede ser pan blanco tostado, galletas de agua bajas en grasas o grisines. No se recomienda el pan tipo lactal, viena o fermentados, productos de panificación con grasa como medialunas y facturas.
• Se permite el consumo arroz, pastas simples o rellenas, polenta o sémola.
• Carnes blancas: pollo, pescado y conejo.
• Huevo sin restricciones. Se recomienda dos a tres unidades semanales.
• Aceite de semilla preferentemente sólo en crudo.
• Eliminar las frituras, rebozados y las preparaciones picantes o muy saladas.
• Prohibido el consumo de manteca, quesos condimentados y grasosos.
• Prohibido el consumo de embutidos y fiambres.

Esta dieta se cumplirá por 15 a 20 días y la progresión será gradual hasta conseguir una **dieta rica en fibra**, la cual incluye los conceptos anteriores a los que se agregará:

• Verduras y frutas crudas sin cáscara o piel, de una por vez, para identificar intolerancias.
• Legumbres como la soja, lentejas, porotos, arvejas, etc, preferentemente hechas puré.
• Lácteos descremados, si son bien tolerados, se agregará mayor cantidad.

• Pan y cereales: puede ser pan, galletas o grisines integrales o con salvado, tostado o fresco. Se incluye el salvado de avena, en sopas, yogures o en leche para regular el tránsito intestinal.
• Se puede agregar una pequeña porción de carnes rojas sin grasa.

Además de la dieta rica en fibra y el aporte adecuado de agua, sugerir cambios en el estilo de vida, con actividad física diaria y si fuera necesario, en el caso de que el paciente no responda a la ingesta de fibra dietética se puede agregar suplementos de fibra soluble, lo cual no se aconseja en caso de tumores o bridas intestinales.

ESTENOSIS GASTROINTESTINALES

La disminución de la luz del tracto digestivo (TD) como consecuencia de enfermedades inflamatorias intestinales, enteritis por radiación, etc, pueden contribuir a la obstrucción del TD.

Manejo nutricional:

• Es fundamental masticar correctamente los alimentos y comer despacio.
• Están prohibidos los alimentos con alto contenido de fibra insoluble (celulosa) como los vegetales de hoja verde, coles, alcauciles, etc.
• Se recomiendan frutas y verduras cocidas, sin piel o cáscara.
• Siempre acompañar con un adecuado aporte de líquidos.

En el caso de que no se toleren sólidos, se realizará una dieta de consistencia líquida o semisólida. Sin embargo, este tipo de alimentación suele ser insuficiente, por lo cual se evaluará en el caso que sea posible el pasaje de una sonda, para complementar la VO con la NE (4).

ESTREÑIMIENTO

Se considera estreñimiento cuando las deposiciones son en número de tres veces por semana o menos y se caracterizan por ser de escaso volumen y contenido acuoso. Puede ser primario por enfermedades funcionales u orgánicas de recto y colon o secundario al consumo de fármacos como los opioides, anticonvulsivantes, suplementos de hierro, calcio, antipsicóticos y antidepresivos o enfermedades neuromusculares como enfermedad lateral amiotrófica, miastenia gravis, esclerodermia, Parkinson, etc.

Manejo nutricional:

• Realizar una dieta fraccionada, 6 a 9 comidas diarias.
• Adecuado consumo de líquido diario, como mínimo de dos litros, al igual que jugos de frutas o compotas a temperaturas frías.
• Frutas y verduras, preferentemente crudas y si es posible con cáscara.
• Frutas deshidratadas y frutos secos. Cocerlas y beber su jugo.
• Yogur o leches cultivadas o fermentadas.
• Legumbres y cereales como salvado de trigo y de avena.

El consumo de suplementos formadores de bolo puede contribuir a regular el tránsito intestinal. El más recomendado es el psyllium, fibra soluble que regula el peristaltismo intestinal y la fermentación colónica, en beneficio de la microbiótica del huésped.

El consumo de probióticos y prebióticos

Probióticos son microorganismos, como lactobacilos y bifidobacterias, que se encuentran inoculadas en diferentes alimentos como yogures, leches cultivadas y suplementos dietarios. Tienen la facultad de adherirse a la pared intestinal y generar sustancias bactericidas que evitan la proliferación de bacterias patógenas, estimulan el peristaltismo intestinal y regulan las deposiciones.
Estas pueden combinarse con prebióticos que son hidratos de carbono indigeribles y altamente fermentables por la flora intestinal, que favorecen a la síntesis de ácidos grasos de cadena corta (AGCC) y disminución del pH intestinal, manteniendo el equilibrio.

DIARREA

Se define como el mayor número de deposiciones de consistencia liquida, con un volumen mayor a 300 ml. Esta se manifiesta con aumento del contenido de agua sumado a un acelerado tránsito intestinal (5). Se denomina aguda, cuando la duración es menor de dos semanas y persistente cuando su duración es mayor.
Desde el punto de vista de la **fisiopatología**, se encuentran tres mecanismos involucrados en la diarrea: **osmótico**, **secretor** y **exudativo**. Las primeras se deben a una concentración elevada en la luz intestinal de sustancias osmóticas, que atraen agua hacia la luz, sobrepasando la capacidad absortiva. Este tipo de diarreas cede con el ayuno. Las secretoras, en cambio, se deben a la acción de entero toxinas o algunos tumores neuroendócrinos como el gastrinoma, el VIP, entre otros. Las heces presentan elevada concentración de electrolitos, no ceden con el ayuno y puede originar hiponatremias y acidosis metabólica. Por último, las exudativas, son secundarias a lesiones de la pared intestinal causadas por agentes infecciosos, isquemias, enfermedades inflamatorias (EII, CU) o tumores infiltrantes de la pared. Las heces se caracterizan por ser abundantes, líquidas, con pérdida de proteínas, pudiendo contener, pus, moco o sangre.
Queremos destacar que la **diarrea infecciosa** del adulto responde a múltiples mecanismos patogénicos y a pesar de esta diversidad, existe cierta correlación entre la etiología y el cuadro clínico. Resulta conveniente dividirla en dos grandes grupos: Las **no inflamatorias**, causadas por virus, toxinas y algunas bacterias como el Vibrio cholerae y Escherichia coli enterotoxígena y las **inflamatorias** causadas por bacterias en su mayoría y parásitos. Las primeras se caracterizan por diarreas acuosas, abundantes, acompañadas de dolor cólico abdominal y borborigmo. Pueden causar deshidratación. Se debe sospechar el agente etiológico acorde a los datos epidemiológicos del paciente, así aquellas de pocas horas de evolución, acompañadas de vómitos y con el antecedente de la exposición a un alimento posiblemente contaminado, son sospechosas de ser causadas por enterotoxinas. Las virales por lo general son autolimitadas. Las segundas se caracterizan por disentería, pujo y tenesmo, con deposiciones de baja o alta frecuencia, se acompañan de fiebre y sudoración. Son causadas por agentes bacterianos como Salmonella, Campylobacter, Escherichia coli enteroinvasiva, etc
En general no se recomienda un tratamiento antibiótico empírico en todas las formas de diarrea. Se aconseja investigar el agente causal en casos de diarreas de más de 5 días de evolución, pacientes inmunocomprometidos, brotes, sospecha de cólera, deshidratación y mal estado general. Cuando se indica tratamiento antibiótico empírico, la ciprofloxacina 500 mg VO por 5 días ha demostrado disminuir la frecuencia de las deposiciones, la curva febril y el estado clínico en general.
Manejo nutricional:

- Realizar comidas muy fraccionadas y de bajo volumen, alrededor de 9 diarias, intentando reducir el reflejo gastrocólico y el peristaltismo intestinal. Evitar temperaturas extremas.

- En los pacientes deshidratados, se recomienda hidratación EV y si lo tolera, solución de rehidratación oral (SRO).
- No ingerir bebidas gaseosas, concentradas en azúcares, jugos de frutas o bebidas deportivas, ya que estas últimas no tienen una adecuada relación electrolitos/hidratos de carbono y no intervienen en la reducción de la diarrea.
- Evitar el consumo de leche, por el contenido de lactosa, la cual es mal tolerada, fermentando en el intestino con producción de ácidos orgánicos, que distienden e irritan el recto y el ano; y el consumo de quesos duros y muy condimentados.
- No consumir frituras y alimentos con demasiado contenido en grasas.
- Evitar los alimentos ricos en purinas como carnes rojas, mariscos, embutidos y fiambres.
- Obviar el consumo de frutas con alto contenido en ácidos orgánicos, como lo cítricos, kiwis o ciruelas y el consumo de fibra insoluble, como las verduras de hoja, zanahorias y remolachas o alimentos productores de gases como el brócoli, repollo y coliflor.
- Se evitan infusiones como café y alcohol.

En el caso de diarreas agudas, se deberá tener en cuenta la progresión e incorporación de nuevos alimentos, además de los más conocidos por su propiedad astringente.

En el caso de diarreas secretoras, se indican las SRO, mientras que en las osmóticas, se debe cuidar el consumo adecuado de agua, jugos de compota y caldos.

- Se recomiendan pastas simples, como lo son fideos secos, arroz, polenta, sémola, pan blanco o francés tostado (al horno).
- Frutas como banana sin hilos y manzana pelada rallada o asada hecha puré.
- Dulce de membrillo teniendo en cuenta el contenido de azúcar del mismo.
- Quesos frescos de poca maduración, tipo Port salut, cremoso, untables, ricota.
- Huevo entero, 2 a 3 unidades semanales. Se puede incorporar un número mayor de claras por día.

Se sugiere incorporar de a un alimento por vez y no caer en dietas monótonas, poco equilibradas e insuficientes en nutrientes.

Referencias bibliográficas

1. Rodota L, Castro ME. Nutrición Clínica y dietoterapia. Vol 1. 1° ed. Barcelona: Ed Panamericana. 2012.
2. Petrov M, Loveday B, Pylypchuk R y cols. Systematic review and meta-analysis of enteral nutrition formulations in acute pancreatitis. University of York. Centre for Reviews and Dissemination. 2012; 6: 1-4.
3. Planas M, Álvarez J, Culebras J y cols. Tratado de Nutrición. Nutrición Clínica. Vol 4. 2° ed. Madrid: Panamericana; 2010.
4. Mahan L, Escott-Stump S, Reymond J y cols. Krause Dietoterapia. Vol 1. 13° ed. Barcelona: Elsevier; 2013.
5. Salsas-Salvado J, Bonadai A, Sanjuaume R. Nutricion y dietética clínica. Vol 1. 2° Ed. Barcelona: Elsevier Masson; 2008.

TORAX

16-DERRAMES PLEURALES (DP)

Pasteris B

La pleura es una membrana serosa que está formada por dos capas: la pleura visceral y la parietal. La pleura visceral recubre el pulmón en toda su superficie. Posee un aporte sanguíneo mixto desde las arterias pulmonares (pulmonar) y desde las arterias bronquiales (sistémico). El drenaje venoso se realiza a través de las venas pulmonares y el linfático se produce principalmente (75%) hacia los ganglios peribronquiales e interlobares y en menor porcentaje a los mediastinales (25%). La pleura visceral carece de inervación, por lo cual su compromiso no produce dolor.

La pleura parietal recubre la parte interior de la cavidad torácica. Su aporte sanguíneo es exclusivamente sistémico. El drenaje venoso desemboca en las venas cava superior, inferior e innominada y el linfático depende de la región anatómica de la pleura parietal; de esta forma, la pleura costal lo hace en los ganglios intercostales y la cadena mamaria interna; la pleura diafragmática en los ganglios mediastinales y el plexo celíaco, y la pleura mediastinal en los ganglios mediastinales. La inervación está provista por los nervios intercostales y frénicos, y tiene terminaciones sensitivas que al estimularse provocan dolor.

Existen cuatro fondos de saco o senos pleurales, que se generan gracias a la forma de cúpula o domo que tiene el diafragma. De los cuatro, el costo-frénico es el de mayor importancia, debido a que es el acceso percutáneo de elección para realizar punciones y biopsias pleurales.

El liquido pleural, en una cantidad normal de 6 a 14 ml, está compuesto principalmente por macrófagos (74%) y linfocitos (24%), correspondiendo el 2% restante a neutrófilos, eosinófilos y células mesoteliales que se desprenden del epitelio pleural. La absorción del líquido desde el espacio pleural se realiza por los conductos linfático, y debido a que la tasa de absorción es mayor que la de filtración, en situaciones normales no se acumula líquido en la cavidad pleural.

Los gases en el espacio pleural pueden ser absorbidos de acuerdo a las concentraciones parciales de los mismos con respecto a las concentraciones parciales en sangre. De esta forma, por ejemplo, es más fácil absorber oxígeno que nitrógeno (1).

Los DP se originan por un desequilibrio entre la filtración y absorción de líquido. Hay seis posibles mecanismos fisiopatológicos que pueden ocasionarlo:

1. Aumento de la presión hidrostática.
2. Disminución de la presión oncótica.
3. Aumento de la permeabilidad capilar.
4. Disminución del drenaje linfático.
5. Cambios en la presión pleural.
6. Pasaje de líquido de otro origen.

Los DP se clasifican según su origen en:

1. **Trasudados**. Caracterizados por:
   - Ultrafiltración del plasma por desequilibrio de presiones.
   - Puede ser bilateral, y cuando es unilateral es más frecuente del lado derecho.
   - Aspecto seroso.
   - Densidad menor a 1015.
   - Proteínas menos de 3 g/l.
   - Relación proteínas líquido/plasma menor de 0,5.
   - LDH menor de 2/3 del valor normal.

- Relación LDH líquido/LDH plasma menor de 0,6.
- pH entre 7,35 y 7,45.
- Glucosa mayor a 60 mg/l.
- GB menos de 10.000.
- Causas: insuficiencia cardíaca, síndrome nefrótico, cirrosis, sobrecarga hídrica.

- **Exudados**: Caracterizados por:
  - Aumento de la permeabilidad capilar, secundario a inflamación pleural.
  - Suele ser unilateral.
  - Aspecto fibrinoso.
  - Densidad mayor a 1015.
  - Proteínas más de 3 g/l.
  - Relación proteínas líquido/proteínas plasma mayor a 0,5.
  - LDH más de 2/3 del valor normal (mayor a 1000).
  - Relación LDH líquido/LDH plasma mayor a 0,6.
  - pH menor de 7,35.
  - Glucosa: menor a 60 mg/l.
  - GB más de 10.000.
  - Causas: neumonía, otras infecciones, neoplasias, colagenopatías.
- **Hemorrágicos**: Presencia de sangre en cavidad pleural con más de 100.000 GR, hematocrito mayor al 50% del hematocrito en sangre. Se lo observa en neoplasias, trauma y TEPA.
- **Quilosos**: Presencia de líquido quiloso en la cavidad pleural con triglicéridos mayor de 110 mg/dl. Por lo general son secundarios a ruptura del conducto torácico por traumatismos, neoplasias, o síndrome de vena cava superior (2).

También podemos clasificar los DP por la magnitud del contenido del líquido, en:

-**Leves** cuando hay menos de 350 cc de líquido y en la Rx de tórax solo vela el seno costo-frénico, en la eco-pleura solo se observa una lámina de líquido entre la pared del tórax y el parénquima pulmonar y en la TC ocupa la parte posterior del hemitórax afectado.

-**Moderados** cuando hay entre 350 y 1500 cc de líquido y en la Rx vela hasta la mitad del campo pulmonar, en la eco-pleura se distingue importante cantidad de líquido entre la pared y el parénquima y en la TC ocupa la parte posterior, lateral y causa atelectasia parcial del lóbulo inferior.

-**Severos**, con más de 1500 cc de líquido y que en la Rx vela más de la mitad del campo pulmonar, en la eco-pleura se ve gran cantidad de líquido y atelectasia pulmonar subyacente, y en la TC se ve colapsado el lóbulo inferior y también parte del superior (3).

Bases para el diagnóstico clínico

-**Dolor** en puntada de costado (pleurítico) o en los hipocondrios.

-**Disnea**, que al principio es de esfuerzo y posteriormente ocurre en reposo, caracterizándose por una marcada disminución de la tolerancia al ejercicio.

-**Tos:** seca e irritativa.

Al examen físico, hipoventilación o ausencia del murmullo vesicular, matidez a la percusión, soplo pleurítico a la auscultación.

Exámenes complementarios

-**Laboratorio**: hipoxemia e hipercapnia.

-Rx tórax. Debe ser realizada siempre de frente y perfil. Radiográficamente el derrame pleural libre adopta una forma característica que vela el seno costo-frénico, y genera una línea de concavidad superior en forma de menisco (línea de Damoiseau). Son necesarios entre 250 a 500 cc de líquido en el espacio pleural para que se vele el seno costo-frénico en una radiografía de tórax.
-ECO-Pleura. Es una buena técnica para valorar la cavidad pleural. Permite estimar la cantidad de líquido y saber si está tabicado. También es útil para guiar punciones pleurales dificultosas, o cuando hay poco volumen de líquido. En contrapartida es difícil valorar el tejido pulmonar subyacente.
-TC. Es un excelente método para valorar la patología torácica en general. Ayuda especialmente a diagnosticar algunas de las patologías primarias que ocasionan el derrame, y permite ver la ubicación de los tabiques en los espacios multiloculados. Así mismo, permite medir la densidad del derrame, y de esta forma estimar la composición del mismo. En contrapartida, la TC generalmente magnifica la cantidad de líquido.
-Punción pleural. Es un procedimiento invasivo que debe hacerse siempre en derrames nuevos o si hay duda diagnóstica. Aporta datos sobre las características físico-químicas, la bacteriología, y la anatomía patológica del líquido.
-Espirometría. Evidencia un defecto restrictivo que se caracteriza por la caída de la capacidad vital forzada.
-Biopsia pleural. Para este fin se puede usar la aguja de Cope que permite en manos especializadas, tomar biopsias percutáneas a ciegas del tejido pleural. Aumenta la sensibilidad y especificidad de la punción pleural y puede practicarse al mismo tiempo. También puede emplearse la aguja de Vin Silverman, que es útil para punciones de grandes masas tumorales pleurales.
-VATS o videotoracoscopía. Es un método de altísimo índice diagnóstico, que ronda el 100%. Permite tomar biopsias bajo visión directa y de gran calidad, lo que arroja una elevada sensibilidad y especificidad. A su vez, se pude realizar técnicas de pleurodesis y de toilette pleural, convirtiéndose en un excelente método tanto diagnóstico como terapéutico. Hoy, en algunos centros especializados, es el método de elección para el abordaje de la cavidad pleural. Recientemente la aparición de técnicas moleculares y de inmunohistoquímica, que requieren muestras de considerable tamaño y buena calidad, ha convertido a la VATS en un procedimiento indispensable para planear los tratamientos oncológicos.
-Biopsia a cielo abierto. Implica la realización de una toracotomía para la obtención de muestras por visión directa. Tiene los mismos réditos que la VATS, pero con mayor riesgo, morbilidad y agresividad (3).

Conducta terapéutica

El abordaje del DP depende de la patología que lo ocasione, del estado general del paciente, y de la complejidad y experiencia del centro donde se realice el tratamiento. De esta forma, pueden emplearse alguno de los siguientes métodos o una combinación de los mismos (4).
-Punción pleural. Habitualmente todos los DP son punzados originalmente y posteriormente, de acuerdo a las características del líquido y a la frecuencia de reiteración del derrame, puede seguirse con otro método. La punción, aparte de tener fines diagnósticos, permite evacuar grandes cantidades de líquido, y algunas veces es suficiente para tratar el DP. En otros casos los mismos se reiteran y la realización de repetidas punciones aumenta el riesgo de complicaciones y se requiere de otras soluciones. En los pacientes que tienen líquidos infectados las punciones no sirven como terapéutica. Está indicada para aliviar la disnea y el dolor, preparar al paciente

para tolerar una cirugía con anestesia general, mejorar la hipoxemia, y disminuye el trabajo respiratorio.

-**Drenaje pleural.** Es el procedimiento siguiente a la punción pleural en pacientes con derrames infectados o exudados complicados. También es útil en los hemotórax y quilotórax, y especialmente en los neumotórax de diferentes causas.

-**VATS.** Se ha convertido en el procedimiento de elección para el abordaje de la patología pleural. Está indicada en exudados complicados, empiemas complejos, hemotórax coagulados, quilotórax, neoplasias, neumotórax a repetición, ruptura de esófago reciente y otros tumores pleurales benignos. Además permite la intervención sobre lesiones pulmonares o mediastinales concomitantes (5).

-**Cirugía de tórax a cielo abierto**. Tiene las mismas utilidades que la VATS, aunque el procedimiento es más agresivo. Igualmente hay muchos pacientes que no pueden ser intervenidos con otros métodos y entonces requieren la cirugía abierta.

-**Pleurodesis.** Consiste en el sellamiento u obliteración del espacio pleural para evitar la acumulación de líquido. Este procedimiento no trata la causa que origina el derrame, sino su consecuencia. La pleurodesis pueden ser:

- **Pleurodesis química**: consiste en instilar en la cavidad pleural, a través de una aguja de punción o por VATS, una sustancia química que produzca irritación y obliteración del espacio pleural. Habitualmente las sustancias más usadas son las tetraciclinas, la iodopovidona y el talco. Hoy en día los mejores resultados se obtienen instilando una lluvia de talco mediante una cirugía por VATS.
- **Pleurodesis citostática**: consiste en instilar un fármaco quimioterápico citostático, habitualmente el 5 FU. Tiene peor resultado que el talco.
- **Pleurodesis mecánica**: consiste en abrasionar la pleura parietal con una torunda de gasa para lograr su irritación. Puede realizarse por VATS o cirugía a cielo abierto.
- **Pleurectomía parietal**: consiste en resecar la mayor cantidad de la pleura parietal posible (3).

En síntesis, los DP son patologías frecuentes, tanto en el ámbito de consultorio, como en la guardia de urgencias. Habitualmente los pacientes se presentan con disnea, dolor torácico tipo puntada de costado, y tos seca. Inicialmente los DP deben ser evaluados dentro del contexto clínico. Si el paciente está disneico, desatura y presenta compromiso del estado general, solamente con una Rx de tórax y algunas veces con una ecografía de la pleura es suficiente para tomar una conducta. En los casos en que el paciente esté compensado, la TC ayuda a tomar conductas e identificar posibles etiologías. En cuanto a la conducta, todo drenaje nuevo que sea severo o que comprometa al estado general del paciente, debe ser punzado con fines diagnósticos y terapéuticos, la mayoría de las veces incluyendo una biopsia pleural si es posible. En base a los hallazgos de la punción puede estar indicado evacuar la mayor cantidad de líquido durante la misma (por ejemplo trasudados por ICC), colocar un drenaje pleural (por ejemplo exudados simples paraneumónicos), realizar una cirugía video asistida o VATS (por ejemplo exudados complicados, empiemas o derrames neoplásicos) o realizar una cirugía a cielo abierto (por ejemplo derrames organizados con paquipleura).

En los pacientes que presentan DP a repetición, habitualmente de origen neoplásico, la pleurodesis con talco por VATS es una terapéutica de bajo riesgo, con excelentes resultados, que mejora el diagnóstico y soluciona el problema en la mayoría de los casos.

Referencias bibliográficas

1.Pasteris B. Patología Pleural. En: Sanchez L, editor. Patología clínica y quirúrgica del tórax. Madrid: Ed. Hispania; 2011. p.36-45.

2.Light RW. Pleural diseases. Vol 1. 4 ed. Baltimore: Williams and Wiikins; 1995.

3.Ibarra Perez C. Pleurodesis en derrame pleural maligno. Rev Inst Nal Enf Resp 2005; 12: 12-24.

4.American Thoracic Society. Management of malignant pleural effusions. Am J Respir Crit Care Med 2000; 162: 1987-2001.
5.Light RW. Avances en el manejo del derrame pleural paraneumónico. Arch De Bronconeumonología 1990; 32: 319-320.
6.Light RW. Clinical practice Pleural effusion. N Engl J Med 2002; 346: 1971-1975.
7.Light RW. Mechanics of Respiration. En: George R, Light R, Matthay M y cols, editores. Chest medicine: essentials of pulmonary and critical care medicine. Vol 1. 5° ed. Philadelphia: Lippincott Williams & Wilkins, 2005. p.24-38.
8.Straub N, Wiener-Kronish J, Albertine K. Transport through the pleura. Physiology of normal liquid and solute exchange in the pleural space. The pleura in health and disease 1985; 24: 169-193.
9.Froudarakis M. Diagnostic Work-Up of Pleural Effusions. Respiration 2008; 75: 4-13.
10. Sachdeva A, Shepherd R, Lee H. Thoracentesis and Thoracic Ultrasound: State of the Art in 2013. Clin Chest Med 2013; 34: 1-9.
11. Leung A, Muler N, Miler R. CT in Diferential Diagnosis of Difuse Pleural Disease. American J of Roentg 1990; 154: 487-492.
12. Saguil A, Wyrick K, Hallgren J. Diagnostic Approach to pleural Effusion. Am Fam Physician 2014; 90: 99-104.
13. Martín J. Técnicas de biopsia en patología pleural. Neumosur 2006; 18: 137-142.
14. Shaw P, Agarwal R. Pleurodesis for malignant pleural effusions. Cochrane Database Syst Rev; 2004.
15. Wang N. Anatomy of the pleura. Clin Chest Med 1998; 19: 229-240.
16. Maskell N, Butland R. BTS guidelines for the investigation of a unilateral pleural effusion in adults. Thorax 2003; 58: 8-17.

17-TRAQUEOTOMÍA (TQ)

Pasteris B

Se denomina TQ al conjunto de técnicas quirúrgicas que se utilizan para comunicar la tráquea con el exterior en forma electiva (1) (2).
En situaciones de emergencia y de acuerdo a las características anatómicas y la experiencia del operador, pueden realizarse otras técnicas como la punción cricoritoidea, la cricotirodeotomía y la traqueotomía percutánea (8).

Cricotomía

Procedimiento de emergencia, indicado cuando no hay tiempo para una técnica distinta o cuando el personal es inexperto. Casi siempre se utiliza para resolver obstrucciones agudas de la vía aérea, pero provee oxigenación sólo por 30 a 40 minutos, y debido al escaso diámetro de las cánulas, se prefiere la ventilación por jet (2).
Debe ser lo menos agresiva posible, ya que frecuentemente genera lesiones subglóticas de tratamiento muy dificultoso. Puede realizarse con diferentes dispositivos que vienen preparados para el caso (set de cricotomía percutánea), con un abbocath №14 o con algún elemento hueco que se disponga en urgencia (p. ej. lapicera)
Para realizarla se debe palpar cuidadosamente la membrana cricotiroidea. Realizar una pequeña incisión en la piel de 1 cm sobre dicha membrana y se procede a introducir la cánula elegida dentro de la luz de la tráquea. Si se utilizan los set que vienen preparados para este procedimiento, se realiza siguiendo la técnica de Seldinger (punción, pasaje de guía, dilatación e introducción de la cánula) (3) (4).

Traqueotomía convencional

La indicación más frecuente es la intubación orotraqueal prolongada que se considera precoz de 7 a 10 días, temprana de 14 a 21 días y tardía de más de 21 días (4). Otras indicaciones son la obstrucción de la vía aérea superior ya sea congénita o adquirida por traumatismos, cáusticos, tumores, cuerpo extraño, parálisis de ambos recurrentes. Por último, hay situaciones excepcionales como en pacientes con EPOC severo, apnea del sueño y enfermedades inflamatorias, etc (5).
Desde un punto de vista técnico, se realizan preferentemente con anestesia general aunque puede ser local en casos de imposibilidad de intubación. Paciente en decúbito supino con hiperextensión del cuello. Es fundamental aspirar las secreciones de la boca, para evitar la broncoaspiración. La incisión en piel puede ser horizontal o vertical, de acuerdo a la preferencia del cirujano. Se diseca el tejido celular subcutáneo, hasta llegar a los músculos pretiroideos y se separan por la línea media. Se observa istmo del tiroides que puede desplazarse hacia arriba, hacia abajo, o seccionarlo por la línea media previa ligadura y sutura con puntos de transfixión.
Se diseca el tejido celular pretraqueal hasta exponer la cara anterior de la misma. En caso de TOT, este es el momento de desinsuflar el balón y retirar el tubo hasta las cuerdas vocales. La tráquea se abre con una incisión vertical, en T, transversal o en boca de horno. Una vez colocado el traqueoflex, se hace control estricto de la hemostasia y se cierra la herida con puntos hemostáticos.

Traqueotomía percutánea

Se posiciona al paciente igual que en la técnica anterior. Se palpa el tiroides, el cricoides y el hueco supraesternal para localizar con precisión el segundo anillo traqueal.

Se realiza una incisión horizontal de 2 cm sobre el 2do anillo traqueal. Divulsión con pinza hasta llegar al plano pretraqueal. Punción con aguja con suero en la jeringa hasta que venga aire. Se retira el mandril y se pasa la guía por la camisa. Previa dilatación, se introduce en la guía, el introductor de la cánula y se inserta la misma.

La TQ percutánea es un procedimiento más rápido con menos riesgo de sangrado e infecciones y estéticamente favorable. Con respecto a los costos, si bien el set de traqueotomía es notablemente más caro que los materiales necesarios para realizar una traqueotomía convencional, la disminución de las complicaciones, especialmente las infecciosas, generan ahorros a largo plazo que compensan los costos iniciales (7).

Como todo procedimiento quirúrgico, la TQ no está exenta de complicaciones (8). Algunas que se observan en el post operatorio inmediato como la hemorragia, la obstrucción por secreciones, el enfisema subcutáneo y otras en la evolución tardía como la estenosis traqueal, la fístula traqueosofágica, la traqueocutánea, etc.

Es fundamental el estricto cuidado de la TQ, humidificando las secreciones y con la higiene diaria de la cánula. La antibióticoterapia está indicada solo si hay infecciones.

Antes de intentar una decanulación el paciente debe reunir una serie de criterios como no requerir asistencia respiratoria mecánica, poder eliminar secreciones sin ayuda, reflejos tusígeno y deglutorio presentes, entre otros.

Referencias bibliográficas

1.Holdgaard H, Pedersen J, Schurizeck M y cols. Complication and late sequelae following nasotracheal intubation. Acta Anaesthesiol Scand 1993; 37: 475-480.

2.Ciaglia P, Firsching R, Syniec C. Elective percutaneous dilatational tracheostomy. A new single bedside procedure; preliminary report. Chest 1985; 87: 715-719.

3.Busto E. Traqueotomía, Manual. Vol 1. 1°ed. Córdoba: Universidad Católica Argentina; 1992.

4.Pérez E, Yañez R, Aviles E y cols. Percutaneous tracheostomy in an intensive care unit. Rev Chilena de Cirugía 2011; 63: 356-360.

5.MacIntyre N, Epstein S, Carson S y cols. Management of Patients Requiring Prolonged Mechanical Ventilation. Chest 2005; 128: 3937-3954.

6.Jackson C. Tracheostomy. Laryngoscope 1909; 19: 285-290.

7.Dulguerov P, Gysin C, Perneger TV y cols. Percutaneous or surgical tracheostomy: a metaanalysis. Crit Care Med 1999; 27: 1617-1625.

8.De Leyn P. Tracheotomy: clinical review and guidelines. Eur J of Card-thor Surg 2007; 32: 412-421.

GINECOLOGIA

18-HEMORRAGIAS GENITALES (HG)

Gramatica L (h) - Guevel J

Se denomina HG a los sangrados patológicos provenientes del aparato genital femenino. Clásicamente se utilizaba el término metrorragia para definir este capítulo pero esta expresión se refiere solamente a la HG uterinas.

La HG es una causa muy frecuente de consulta en la guardia en la mujer en la etapa reproductiva, con una prevalencia de 10 a 30%.

Las HG pueden clasificarse desde un punto de vista fisiológico en funcionales y orgánicas. Así mismo, se las divide en externas cuando el sangrado se exterioriza por la vulva e internas cuando la HG se dirige a la cavidad peritoneal causando un hemoperitoneo. Las primeras, es decir las externas, se originan en los dos tercios distales del cuerpo uterino, cuello, vagina y vulva. Las HG internas tienen su origen en el fondo uterino, ovario y trompas.

La clasificación topográfica, quizás la de mayor valor docente, describe las distintas causas etiológicas, de forma ordenada, comenzando por vulva, vagina, útero y anexos. Las HG vulvares y vaginales se originan generalmente por traumatismos accidentales por parto o post coitales, tumores benignos e infecciones. La vulva, al ser una zona muy vascularizada puede presentar sangrado abundante. Sin embargo, en el cáncer de vulva la hemorragia es un síntoma tardío. Con respecto a la vagina, son frecuentes los tumores metastásicos, especialmente los de cuello uterino debido a la circulación sanguínea retrógada.

Las HG uterinas son la causa más frecuente de hemorragia, llamadas clásicamente metrorragias, actualmente denominadas sangrado uterino anormal (SUA). Se engloba en las SUA a cualquier variación del ciclo menstrual normal, ya sea en su frecuencia, duración o cantidad de sangre perdida (1). Finalmente, con el objetivo de la estandarización de los términos, en el 2011 la Federación internacional de ginecología y obstetricia, establece una nemotecnia confeccionada con la primera letra de las causas más frecuentes de SUA "PALM y COEIN" (palma y moneda) (Tabla 1) (2).

Tabla 1 *Causas etiológicas de SUA*

PALM	COEIN
Pólipo	**C**oagulopatía
Adenomiosis	**O**vulación disfuncional
Leiomioma	**E**ndometrial
Malignidad e hiperplasia	**I**atrogénica
	No clasificados

El sangrado puede ser:

- **Agudo**, episodio de SUA en una mujer en edad reproductiva, no embarazada.
- **Crónico**, sangrado anormal en duración, volumen o frecuencia, presente en los últimos 6 meses.
- **Intermenstrual**, episodios irregulares de sangrado que ocurre entre los períodos menstruales.

Las características normales del sangrado menstrual fueron determinadas mediante diversos estudios clínicos siendo su duración entre 3 a 8 días, con un intervalo de 21 a 35 y una cantidad promedio de entre 5 a 80 ml por ciclo (3). De acuerdo a esto, se denomina **menorragia** al

sangrado excesivo (mayor de 80 ml por ciclo), **metrorragia** al sangrado excesivo con ciclos irregulares, **oligomenorrea** a intervalos mayores de 35 días y **polimenorrea** a intervalos inferiores de 21 días (4).
En un 40 a 60% de las menorragias no se encuentra una causa clara de SUA, en cuyo caso se habla de trastorno disfuncional, el cual constituye un diagnóstico de exclusión (5). El SUA disfuncional anovulatorio es más común en adolescentes y pre-menopáusicas y se caracteriza por ciclos irregulares, prolongados y con sangrado excesivo (6).
En mujeres mayores de 40 años y menopáusicas, es obligatorio descartar patología maligna endometrial. La incidencia de cáncer endometrial es de 36 cada 100.000 casos (6).

Bases para el diagnóstico clínico

-En una HG, es necesario primero determinar si la causa del sangrado es uterina o extrauterina, la posibilidad de embarazo y la edad de la paciente, enfocando el abordaje clínico en tres grandes grupos: perimenarca, en edad reproductiva y premenopausia-menopausia, debido a la mayor prevalencia de ciertas patologías para cada uno de estos periodos.
-En segundo lugar, es necesario **caracterizar el sangrado** en cuanto a cantidad, duración y relación con la menstruación. Se debe indagar acerca de la presencia de anemia y del uso de **fármacos** que puedan intervenir en la ovulación tales como anticoagulantes, antidepresivos, antipsicóticos, anticonceptivos hormonales, tamoxifeno y corticosteroides (1).
El examen físico general deberá evaluar el estado nutricional, la distribución del vello, la presencia de petequias y de masas abdominales (6). La exploración ginecológica debe incluir la inspección de la vulva, uretra, vagina, ano y el examen bimanual de útero y anexos.

Exámenes complementarios

-**Laboratorio** con hematocrito y coagulograma. Se debe solicitar gonadotropina coriónica en toda paciente en edad reproductiva con vida sexual activa. Las pruebas de función tiroidea sólo se solicitarán en caso de hallazgos clínicos sugestivos de hipotiroidismo. Perfil hormonal (testosterona total y libre, androstenediona y dehidroepiandrosterona) ante la sospecha de tumor androgénico y FSH, LH y prolactina en caso de anovulación crónica.
-**Ecografía transvaginal** como abordaje de primera línea. Presenta una sensibilidad (S) de 80 a 96% y una especificidad (E) de 68 a 90% para detectar lesiones uterinas (7). Permite determinar el grosor endometrial. Se debe tener en cuenta que el grosor endometrial depende de la etapa del ciclo menstrual. Sin embargo, en mujeres pre-menopaúsicas, un grosor de 16 mm tiene una S del 67%, una E de 75% y un valor predictivo positivo de 14% para demostrar patología maligna. Para las mujeres pos-menopáusicas, un espesor de 5 mm tiene una S de 82% para detectar anormalidades endometriales y una S de 80 a 100% y una E del 60% para cáncer (8) (9).
-**Histeroscopía**, debe realizarse cuando los resultados de la ecografía no son concluyentes y cuando el grosor endometrial es igual o mayor de 12 mm. Puede identificar lesiones sugestivas de cáncer endometrial con una S de 86% y E de 99,2%.

-La **biopsia endometrial** debe ser considerada en toda mujer mayor de 40 años con SUA o en aquellas con alto riesgo de cáncer endometrial tales como nulíparas, historia de infertilidad, sangrado excesivo e irregular de reciente aparición, obesidad (>90 kg), ovarios poliquísticos, terapia con tamoxifeno y antecedentes hereditarios de cáncer de colon y endometrio. También puede estar indicada en los casos que no muestran ninguna mejoría en el patrón de sangrado después de 3 meses de terapia conservadora. La biopsia endometrial tiene una S de 60 a 90% y una E de 98% (7).

Conducta terapéutica

Una vez que se descartó patología orgánica y malignidad, cada una con su terapéutica específica, el tratamiento médico conservador es la opción de primera línea para SUA. Este posee básicamente dos objetivos: controlar el sangrado agudo y prevenir las recurrencias.
Se debe corregir la anemia con Sulfato ferroso 300 mg, 1 comprimido al día hasta corregir la causa de base.
El SUA agudo **sin compromiso hemodinámico** puede controlarse adecuadamente con el tratamiento farmacológico: AINES, antifibrinolíticos, anticonceptivos hormonales orales o intrauterinos o agonistas de hormonas liberadora de gonadotrofina tales como el Danazol.
Se sugiere el uso de **AINES** en caso de SUA regular y sangrado no muy abundante. Una revisión sistemática demostró superioridad de los AINES con respecto a la terapia hormonal para reducción del SUA (10). Esto se debe a que las mujeres con SUA tienen niveles de prostaglandinas elevados. La terapia, por ejemplo con ibuprofeno 400 mg VO cada 8 horas, debe ser iniciada el primer día de la menstruación y continuada por 5 días. Este tratamiento debe ser retirado si no se observa mejoría dentro de los primeros 3 ciclos de tratamiento (15).
El tratamiento con **antifibrinolíticos** con ácido tranexámico 1 comprimido cada 6 horas por los 4 primeros días de la menstruación reduce el sangrado en un 88% de los casos.
La **terapia hormonal** oral es efectiva para controlar el sangrado en SUA disfuncional entre en un 40 a 50% de las pacientes. Se puede indicar valerato de estradiol 1 comprimido cada 8 horas por 48 a 72 horas, seguido de 1 comprimido al día por 21 días o algún ACO que contenga 30 mcg de etinilestradiol, 1 comprimido cada 8 horas por 5 a 7 días, continuando con 1 comprimido al día por 21, seguido de un descanso de 7 días y repetición del tratamiento por 3 ciclos más. En las pacientes en quienes están contraindicados los estrógenos (por antecedente de tromboembolismo, cáncer estrógeno dependiente, etc) se pueden usar progestágenos, **cuando no exista atrofia endometrial.** Se indica por ejemplo, medroxiprogesterona oral 20 a 40 mg al día hasta detener el sangrado y luego 10 mg al día hasta completar los 21 de tratamiento.
Tratamiento a largo plazo para evitar recurrencias: Se utilizan ACOs, evaluando previamente el deseo de fertilidad de la paciente, como progestina cíclica 10 mg por día desde día 12 al 21 del ciclo y como alternativa en la peri-menopausia, el acetato de medroxiprogesterona 10 mg, 2 comprimidos cada día por 10 días, iniciando el día 21 al 30 del ciclo, hasta la menopausia.
Dispositivos intrauterinos con levonorgestrel (DIU-LNG), se utilizan con el fin de liberar localmente progestágeno sobre el endometrio en mujeres con hemorragia excesiva. El DIU-LNG reduce el SUA en el 86% de los casos a los 3 meses y un 97% al año.

El **tratamiento quirúrgico** debe reservarse para las situaciones en que ha fracasado el tratamiento médico o en caso de etiología orgánica. La ablación endometrial está indicada cuando no hay deseo de paridad a futuro, contraindicación de cirugía mayor o como alternativa a la histerectomía. Hay reportes en los que la ablación controla el SUA en un 87 a 97% de los casos, con un 20% de histerectomías a los 5 años (11).

Se indica la histerectomía cuando falla el tratamiento médico o existen contraindicaciones para tratamiento farmacológico, en la anemia con **alteraciones hemodinámicas** y cuando el impacto en la calidad de vida y salud sexual es severo. Un metaanálisis encontró que en un 58% de los casos con tratamiento médico, se requirió histerectomía a los 2 años (12).

Referencias bibliográficas

1.SOCG Clinical practice guideline. The Society of Obstetritians and Gynaecologist of Canada. Abnormal uterine bleeding in pre menopausal women. JOGC 2013; 35: 1-28.

2.Munro M, Crichley H, Brodere M y cols. FIGO. Classification system (Palm-coein) for causes of abnormal uterine bleeding in nongravid women of reproductive age. For the working group of menstrual disorders. Int J Gynaecol Obstret 2011; 113: 3-13.

3.Maness D, Ereddy A, Harraway-Smith M y cols. How best to manage disfuncional uterine bleeding. The Journ Farm practice 2010; 59: 449-458.

4.Cohen B, Gibor Y. Anaemia and menstrual blood loss. Obstet Gynecol Surv 1980; 35: 597-618.

5.Colegio mexicano de ginecología y obstetricia (COMEGO). Diagnóstico y tratamiento de la hemorragia uterina disfuncional. COMEGO 2013; 14: 215-233.

6.National Institute for health and Clinical Excellence (NICE). *Heavy menstrual bleeding*. Chichester: Wiley; 2007.

7.Perez A. Hemorragia uterina anormal: Enfoque basado en evidencias. Revisión sistemática. Rev Med 2007; 15: 68-79.

8.Manrique Fuentes M, Dador M. Obstetricia y ginecología. Hospital Universitario Virgen de las Nieves. Guia de práctica clínica. Hiperplasia endometrial tipos, diagnóstico y tratamiento. CENETEC 2008; 12: 1-48.

9.Bennet G, Andreotti R, Lee S y cols. Expert panel on women´s imaging. ACR appropriateness criteria. Abnormal vaginal bleeding. ACR 2010; 12: 10-15.

10. Lethaby a, Duckitt K, Farquhar C. Non-steroidal anti-inflamatory drugs for heavy menstrual bleeding. Cochrane databases of systematics review; 2013.

11. Wheeler L, Murphy M, Rogers G y cols. Clinical practice guideline for abnormal uterine bleeding: Histerctomy versus alternative therapy. J Minim Iinvasive gynecol 2011; 15: 16-24.

12. Marjoribanks J, Lethaby A, Farquhar C. Surgery versus medical therapy for heavy menstrual bleeding. Cochrane database of systematic reviews; 2010.

19-*ABDOMEN AGUDO GINECOLÓGICO (AAG)*

Irico S

El AAG es un síndrome caracterizado por dolor abdominal de comienzo brusco y llamativa reacción peritoneal. Con una incidencia en general, del 2 al 3%.
Según la etiología y de acuerdo a su frecuencia se clasifican en A) **hemorrágico**, B) **infeccioso**, C) **mecánico** y con mucha menor prevalencia en **hormonal, traumático** y **endometriósico** (1) (2).

A) AAG HEMORRÁGICO. EMBARAZO ECTÓPICO (EE)

En aproximadamente el 2% de los embarazos, el producto de la concepción erróneamente se implanta fuera de la cavidad uterina. Por lo general, este fenómeno en el 90 a 97% de los casos, tiene lugar en la trompa. Y según el sitio de implantación, en el 80% de los casos se lo define como ampular, ístmico en el 12% y fímbrico, en el 5%. En circunstancias excepcionales puede implantarse en la cavidad peritoneal, en el ovario o en el cérvix (3). Como factores de riesgo se aceptan el antecedente de EE previo, enfermedad pélvica inflamatoria (EPI), la presencia de un DIU, técnicas de reproducción asistida, etc (4).

Bases para el diagnóstico clínico

El diagnóstico se basa en 3 pilares fundamentales: cuadro clínico, hallazgos en la ecografía transvaginal y laboratorio.
-El 50% de los pacientes con EE presenta la **triada** caracterizada por dolor en el 98% de los casos, amenorrea en el 74% y sangrado vaginal o metrorragia en el 54%. Este último síntoma puede presentarse como una metrorragia en **borra de café**, intercíclica o spotting (5).
-**Dolor** en fosa ilíaca uni o bilateral, tipo punzante o difuso. Si el embarazo se complica, la presencia de sangre en cavidad puede generar reacción peritoneal.
-**Omalgia** debido a la presencia de sangre en cavidad abdominal, la cual irrita el diafragma y el nervio frénico.
En el examen del abdomen se puede observar:
-**Masa anexial**: en el examen bimanual, se podrá tactar masa en fondos de saco vaginales, de tamaño variable, siendo en muchas oportunidades muy pequeña.
-**Frenkel positivo:** Dolor manifiesto a la movilización del cuello uterino.
-Hipotensión ortostática y taquicardia como expresión de hemoperitoneo.

Exámenes complementarios

-**Laboratorio**. Tener presente que el hematocrito puede estar normal o disminuido con leucocitosis en el 50% de los casos. Si existe una sospecha de EE, debe indicarse determinaciones de la Subunidad ßhCG. También es útil, determinar la curva de subunidad ßhCG: en las primeras semanas de un embarazo normoevolutivo, duplica su valor cada 48 hs. Una curva en meseta o descenso lento, es sugestivo de un embarazo no viable (8).

-**Ecografía transvaginal**, aproximadamente en el 75% de los casos, permite hacer el diagnóstico. Con una subunidad ßhCG >2000 UI/L tendría que visualizarse un embarazo intrauterino (saco gestacional); en caso contrario, debe descartarse un EE (7). Las imágenes más frecuentes son pseudosaco en el útero, masa anexial y líquido libre en Douglas. El diagnóstico de certeza se obtiene cuando se demuestra la presencia de un embrión extrauterino con actividad cardíaca positiva (6).

Conducta terapéutica

Al tratarse frecuentemente de pacientes jóvenes y en edad fértil, lo ideal es tomar conductas mensuradas, siempre que las condiciones sean adecuadas. El tratamiento por lo general es quirúrgico, pero en algunas situaciones muy especiales puede ser médico conservador (9).
El tratamiento médico se puede intentar cuando:

- Embarazo < 6 semanas.
- Masa < de 3 mm.
- Sub-unidad beta < 4.000 unidades.
- Función hepática, renal y hematológica normal.
- Actividad cardíaca negativa.

Consiste en indicar metrotrexate hasta obtener un descenso de la subunidad ßhCG menor o igual al 15% del valor previo (10).
Cuando la opción es quirúrgica, y la trompa no se encuentra muy dañada, se prefiere una salpingostomía o salpingectomía parcial por laparoscopía (11) (12). Si la trompa está muy dañada se debe realizar salpingectomía por el alto riesgo de recurrencia (13).

B) AAG INFECCIOSO: ENFERMEDAD PÉLVICA INFLAMATORIA (EPI)

La EPI es una inflamación aguda, subaguda, recurrente o crónica que compromete individualmente o en conjunto al útero, trompas, ovarios, parametrios y estructuras vecinas (2). Tiene una prevalencia del 1 a 3% en mujeres entre 15 a 45 años, siendo el 70% de las pacientes menores de 25 años.
Generalmente se tratan de infecciones polimicrobianas, en las cuales el 50% están ocasionadas por el gonococo y la clamidia. Los gérmenes más comunes son descriptos en la tabla 1.
Los factores de riesgo descriptos para la EPI son pacientes jóvenes en edad reproductiva, con múltiples parejas sexuales, inicio precoz de la actividad sexual, uso de DIU, tabaquismo, coito intramenstrual, antecedente de EPI previa, de ETS o cervicitis, etc.
La EPI se clasifica según su estadio clínico en 1) Salpingitis o endometritis sin reacción peritoneal, 2) Salpingitis con reacción sin masa anexial, 3) Absceso tuboovárico o central del ovario y 4) Peritonitis difusa.

TABLA 1 *Causas etiológicas de EPI*

ENFERMEDAD de TRANSMISION SEXUAL (ETS)	ENDOGENOS AEROBIOS	ANAEROBIOS
Neisseria gonorrhoeae	*Escherichia coli*	*Bacteroides*
Chlamydia trachomatis	*Streptococcus*	*Actinomyces*
Mycoplasma hominis	*Staphylococcus*	*Peptostreptococcus*
Ureaplasma urealyticum	*Haemophilus*	*Clostridium*

Bases para el diagnóstico clínico

Los criterios diagnósticos de EPI pueden agruparse en:

Criterios mayores	Criterios menores
• Dolor en hemiabdomen inferior. 1. Frenkel positivo.	• Fiebre mayor a 38º C. • Leucocitosis. • Leucorrea. • VSG y PCR aumentadas • Pus en cavidad obtenido por culdocentesis o laparoscopia.

Para el diagnóstico se requiere un criterio mayor y uno menor poseen el 78% de especificidad, un criterio mayor y dos menores, el 90% y un criterio mayor y tres menores, el 96% respectivamente.

Criterios específicos
• Biopsia endometrial con evidencia histopatológica de endometritis. • Engrosamiento de la trompa de Falopio con o sin líquido libre en cavidad abdominal, evidenciados en los métodos por imágenes. • Hallazgos laparoscópicos de EPI.

Exámenes complementarios

-**Laboratorio.** Leucocitosis con desviación a la izquierda y conservación del hematocrito. Se debe solicitar además VSG, PCR y serología para HIV, hepatitis B y VDRL. (15).
-**Ecografía transvaginal**. Pueden observarse masas continentes de líquido denso que sugieran absceso o líquido libre en cavidad abdominal (6).
-**Especuloscopía**. Antes de comenzar el tratamiento antibiótico, se debe tomar muestra bacteriológica del flujo cervical (15). En caso de realizarse un procedimiento quirúrgico, el material debe ser igualmente cultivado. Solicitar cultivos y antibiograma de gérmenes comunes, *Chlamydia trachomatis, Mycoplasma hominis* y *Ureaplasma urealyticum.*
-La **laparoscopia** de gran valor diagnóstico y posibilidades terapéuticas.

Conducta terapéutica

Los criterios de internación son duda diagnóstica, presencia de absceso pelviano, gestación, HIV positivo, paciente inmunodeprimido o en tratamiento con corticoides de larga data, signos de peritonitis complicada, intolerancia oral, falta de respuesta terapéutica a las 48 horas de iniciado el tratamiento y pacientes adolescentes (14).

El tratamiento en primera instancia consiste en antibióticoterapia oral o endovenosa. Los estadios I y II pueden tratarse en forma ambulatoria. El seguimiento terapéutico ambulatorio será cada 48 a 72 hs, donde se debe notar mejoría clínica, con reducción de un 20% en los valores de VSG y PCR (15).

El tratamiento quirúrgico se reserva para pocos casos, incluso teniendo imágenes de sospecha de absceso tubario, se realizará primero antibióticoterapia EV por 48 hs y en caso de respuesta no satisfactoria o signos de peritonitis, se indicará cirugía (16).

Si el paciente está bajo tratamiento endovenoso, con notable mejoría en 24 a 48 hs, y demuestra buena tolerancia gástrica, deberá pasarse a vía oral. Siempre se debe tratar a la pareja y los esquemas terapéuticos son descritos en la Tabla 2 (17).

El tratamiento quirúrgico debe ser indicado en caso de fracaso del tratamiento antibiótico endovenoso, fiebre y bacteriemia persistentes, tumoración anexial que supera los 8 cm de diámetro, absceso estacionario o creciente luego de 2 a 3 semanas de tratamiento, sospecha de ruptura de absceso, peritonitis o shock séptico (15).

Tabla 2. *Esquemas terapéuticos en EPI*

	AMBULATORIO **14 días.**	**INTERNACION** **14-21 días.**
ESQUEMA A	Ofloxacina 400 mg c/12 hs o levofloxacina 500 mg día. + Metronidazol 500 mg c/12 hs.	Cefoxitina 2 g EV c/6 hs + Doxiciclina 100 mg EV c/12 hs.
ESQUEMA B	Ceftriaxona 250 mg IM monodosis o cefalosporina de 3ª generación. + Doxiciclina 10 mg c/12 hs con o sin metronidazol.	Clindamicina 900 mg c/8 hs + gentamicina carga de 2 mg/kg peso, luego 1,5 mg/kg peso c/8 hs. + doxiciclina 100 mg c/12 hs EV o VO.
ESQUEMA C	Amoxicilina + clavulánico 500 mg c/8 hs o 1 g c/12 hs. + doxiciclina 100 mg c/12 hs.	Ampicilina sulbactam 3 g EV c/6 hs. + doxiciclina 100 mg c/12 hs VO o EV.

C) AAG MECÁNICO: TORSIÓN ANEXIAL (TA)

Se denomina TA a la rotación del anexo sobre su propio eje. Representa el 2,7% de las emergencias ginecológicas. En la mitad de los casos se asocia con tumores de ovario benignos (16).

Bases para el diagnóstico clínico

-**Dolor** espontáneo y abrupto por oclusión de los vasos del órgano que gira sobre su eje. Muchas veces refieren el antecedente de crisis de dolor intermitente, lo que sugiere torsión y destorsión previa.
-Náuseas y vómitos (2).
-**Anexo aumentado** de tamaño y muy doloroso al tacto vaginal.

Exámenes complementarios

-**Laboratorio**, puede haber leucocitosis.
-**Ecografía transvaginal**. Puede detectarse un tumor anexial y líquido libre con doppler del pedículo ovárico (6).

Conducta terapéutica

El tratamiento es quirúrgico. Es posible destorcer el órgano comprometido y si se produce reperfusión, se deja el órgano in situ y se procede a la quistectomía de ser necesario. En caso contrario, se indica la resección de la estructura comprometida (16).

En síntesis, el AAG es un motivo frecuente de consulta en la guardia pero por lo general su manejo es simple si se suma al examen clínico la posibilidad de realizar una ecografía transvaginal que permita aclarar los casos dudosos. La introducción de la videolaparoscopía ha permitido un acceso miniinvasivo de gran utilidad en patología ginecológica.

Referencias bibliográficas

1.Testa R. Ginecologia: Fundamentos para la práctica clínica. Vol 1. 5 Ed. Buenos Aires: Ed. Médica Panamericana; 2011.

2.Sego CR, Sociedad española de ginecología y obstetricia. Tratado de ginecología y obstetricia, ginecología y medicina de la reproducción. Vol 1. 2° Ed. Madrid: Ed. Medica Panamericana; 2012.

3.Carson SA, Buster JE. Current concepts. Ectopic Pregnancy. New England J M 1993; 329: 1174-1181.

4.Marchbanks PA, Annegers JF, Coulam CB y cols. Risk factors for ectopic pregnancy. A population based study. JAMA 1988; 259: 1823-1827.

5.Pisarska MD, Carson SA, Buster JE. Ectopic pregnancy. Lancet 1998; 351: 1115-1120.

6.McGrath FP, Keeling F. The role of early sonography in the management of the acute abdomen. Clin Radiol 1991; 44: 172-174.

7.Kadar N, Bohrer M, Kemman E y cols. A prospective, randomised study of chorionic gonadotropin-time relationship in early gestation: Clinical implications. Fertil Steril 1993; 60: 409-412.

8.Mol B, Harjenius P, Engelsbel S y cols. Serum human chorionic gonadotropin measurement in the diagnosis of ectopic pregnacy when the trans vaginal sonography is inconclusive. Fertil Steril 1998; 70: 409-412.

9.Mol B, Matthijsse H, Tinga D y cols. Fertility after conservative and radical surgery for tubal pregnancy. Hum Reprod 1998; 13: 1804-1809.

10. Berek JS. Ginecologia de Novak. 13ª Edicion. Atlampa: McGraww-Hill Interamericana; 2002.

11. Harjenius P, Mol B, Bossuyt P y cols. Interventions for tubal ectopic pregnancy. Cochrane Database Syst Rev. 2000.

12. Harjenius P, Engelsbel S, Mol B y cols. Randomized trial of systemic methotrexate versus laparoscopic salpingostomy in tubal pregnancy. Lancet 1997; 350: 774-779.

13. Fernandez H, Marchal L, Vincent Y. Fertility after radical surgery for tubal pregnancy. Fertil Steril 1998; 70: 680-686.

14. Berek J. Ginecologia de Novak. 13ª Edicion. Atlampa: McGraww-Hill Interamericana; 2002.

15. Montiel Serrano D, Ruiz Ferron F, Rucabado Aguilar L y cols. Principios de urgencias, emergencias y cuidados críticos. Valoración del abdomen agudo en urgencias. Ed. Madrid; 2003.

16. Camus A, Arriagada P, Fernandez E. Abdomen agudo de origen ginecológico, Cirugia endoscópica en el Abdomen Agudo Ginecologico. Rev Med Clin Condes 2003; 14: 1-10.

17. Bonilla Musoles F, Pellicer A. Obstetricia, reproducción y ginecología básicas. Buenos Aires; Madrid: Medica Panamericana; 2007.

20- MASA ANEXIAL COMPLICADA (MAC)

Irico S

Las masas anexiales, mayormente de origen ovárico, pueden sufrir rupturas y hemorragia. Se observa en general, especialmente en pacientes en edad fértil, a mitad del ciclo o en la fase lútea, no medicada con anticonceptivos orales.
La presencia de sangre en la cavidad peritoneal es lo que define la urgencia (1).

Bases para el diagnóstico clínico

-**Dolor** de inicio súbito, con intensidad variable, predominante en hemiabdomen inferior e hipogastrio.
-Nauseas o vómitos.
-**Reacción peritoneal** que sugiere hemoperitoneo.
-Taquicardia o hipotensión arterial.
-**Abombamiento** y dolor al tacto vaginal en fondo de saco posterior (2).

Exámenes complementarios
-**Laboratorio**, con caída del hematocrito, leucocitosis sin desviación a la izquierda, con VSG y PCR aumentadas (18). Subunidad β HCG cuantitativa negativa (3).
-**Ecografía** transvaginal y abdominal. Se puede encontrar imagen quística compleja, con Doppler positivo, de paredes irregulares o liquido libre en cavidad peritoneal (altamente sensible para quiste hemorrágico complicado) (1).

Conducta terapéutica

La manifestación del cuadro puede ser **mínima**, ocasionado por una ruptura capilar, indicándose reposo y tomando una conducta expectante; **moderado** cuando el acumulo de sangre en cavidad pelviana excede los 200 ml, obligando a una conducta quirúrgica; **severo** cuando la paciente evoluciona a un estado de shock hipovolémico, siendo necesario tomar medidas de recuperación de volemia e intervención quirúrgica inmediata (19).

Referencias bibliográficas

1. Pesaresi M, Jaraquemada JP. Emergencias gineco-obstétricas de resolución multidisciplinaria. Patología de Urgencia. Relato Oficial. 2001; 3:24-38.
2. Berek J. Ginecologia de Novak. 13ª Ed. Atlampa: McGraww-Hill Interamericana; 2002.
3. Fernandez E. Abdomen agudo de origen ginecológico, Cirugia endoscópica en el Abdomen Agudo Ginecologico. Rev Med Clin Condes 2003; 14: 1-10.

21-MEDICAMENTOS y EMBARAZO

Irico S

La FDA categoriza a los fármacos para su uso según el riesgo durante el embarazo y lactancia (1).

- Clase A: Los estudios controlados no evidencian riesgo para el feto durante el primer trimestre y la posibilidad de daño fetal aparece remota.
- Clase B: Los estudios en animales no indican riesgo para el feto y no existen estudios controlados en humanos. Y por el contrario si en estudios animales indican un efecto adverso para el feto pero en trabajos bien controlados con mujeres gestantes no se ha demostrado riesgo fetal.
- Clase C: Los estudios en animales han demostrado que el medicamento ejerce efectos teratogénicos o embriocidas, pero no se dispone de estudios controlados en mujeres.
- Clase D: Existe evidencia positiva de riesgo fetal en humanos, pero, en ciertos casos (por ejemplo, en situaciones amenazantes o enfermedades graves en las cuales no se pueden utilizar medicamentos más seguros o los que se pueden indicar resultan ineficaces), los beneficios pueden hacer el medicamento aceptable a pesar de sus riesgos.
- Clase X: Los estudios en animales o en humanos han demostrado anormalidades fetales o existe evidencia de riesgo fetal basada en la experiencia con seres humanos, o son aplicables las dos situaciones, y el riesgo supera claramente cualquier posible beneficio.

En la **tabla 1**, a continuación se clasifican a los medicamentos más utilizados junto a su categorización según la FDA – OMS.

Tabla 1 *Medicamentos autorizados por la FDA*

Nivel	A	B	C	D	X
Gastrointestinal	(-)	Ranitidina Ondasetron Sucralfato Metoclopramida Domperidona	Omeprazol Simeticona Loperamida	(-)	(-)
Infecciosa	(-)	Penicilinas Cefalosporinas Metronidazol (CI en el 1º trimestre) Aciclovir.	Macrolidos Clindamicina Sulfamidas (CI en 3º trimestre) Quinolonas	Tetraciclina Fluconazol	(-)
Nivel	A	B	C	D	X

Referencias bibliográficas

1. Gallego Úbeda M, Delgado Tellez L, Campos M y cols. Actualización del uso de fármacos durante el embarazo: Categorías de riesgo. Farm Hosp 2014; 38: 364-378.

Analgésicos	(-)	Paracetamol	Diclofenac Ibuprofeno (3er Trimestre) Indometacina (D si se usa más de 48 hs o después de la semana 34). Diazepan	Diclofenac Ibuprofeno (1º y 2º trimestre) AAS (1º-2º trimestre y CI en el 3er trimestre). Alprazol, Loracep, Inhibidores de cox 2 (CI en 3er trimestre).	(-)
Respiratoria	(-)	(-)	β2 agonistas selectivos (Salbutamol) Bromuro Ipratropio Corticoides inhalados (de elección Budesonide)	(-)	(-)
Antihipertensivo	(-)	Alfametildopa (de elección) Labetalol	Nifedipina Hidralazina Enalapril y losartan (1º trimestre) Hidroclortiazida	Enalapril (2º-3º trimestre). Losartan (2º-3º trimestre).	(-)
Antihistamínico	(-)	Difenhidramina Loratadina	Desloratadina Dexametasona Betametasona. Pseudoefedrina	(-)	(-)

UROLOGIA

22-RETENCION AGUDA DE ORINA (RAO)

Quintana B

Se define como RAO a la imposibilidad vesical de evacuarse, a pesar de mantener el deseo miccional y la vejiga ocupada, y cuyos factores desencadenantes pueden ser vesicales, prostáticos, uretrales o extraurológico. Es frecuente dividirlas en secundarias a obstrucción de causa orgánica o a trastornos funcionales. El 90% de los casos son hombres y la incidencia de RAO en pacientes ambulatorios alcanza aproximadamente 1 de cada 1000 casos. La principal situación etiológica de RAO es la obstrucción infravesical, de las cuales el 70% se deben a la hiperplasia prostática benigna (HPB) (1). Otras causas en orden de frecuencia incluyen el cáncer de próstata, la estenosis uretral y los coágulos vesicales en cuadros de hematuria franca, tumor de vejiga, cálculos vesicales o uretrales, y menos frecuentes las disfunciones neurológicas del tracto urinario inferior. En mujeres, la incidencia de RAO alcanza aproximadamente 1 de cada 10.000 pacientes. La causa subyacente es usualmente una alteración de la función del detrusor (vejiga neurogénica, disinergia detrusor-esfinteriana, etc). Además, puede presentarse como complicación transitoria en postoperatorios inmediatos de cirugías abdominopelvianas, sobre todo proctológicas o en procesos agudos de esta región (abscesos, fisuras, etc.) por espasmo reflejo del esfínter uretral o bien por efecto de fármacos anestésicos y analgésicos opioides. Asimismo, puede provocar retención la ingestión de ciertos medicamentos con acción anticolinérgica y alfa-estimulante.

Bases para el diagnóstico clínico

-En casi la totalidad de los pacientes están presentes síntomas del tracto urinario inferior, tales como **disuria**, **polaquiuria**, **nicturia**, disminución de la fuerza y calibre del chorro miccional, sensación de vaciado vesical incompleto, **tenesmo vesical** y **goteo terminal** que preceden en meses, incluso años a la aparición de la RAO. Al momento de la consulta, generalmente los pacientes refieren que desde hace varias horas (generalmente 8 o más) no pueden orinar y en un 30 a 40% de los casos hay antecedentes inmediatos de ingesta excesiva de alcohol, viajes prolongados, administración de sedantes, exposición al frío o constipación, como factores desencadenantes. Debe recordarse que en la evolución de la HPB el paciente puede sufrir una RAO en cualquiera de sus etapas evolutivas, no teniendo relación directa con el tamaño prostático. Pero la dimensión, si tiene relación con un nuevo episodio de RAO, aumentando la probabilidad de una nueva crisis con glándulas prostáticas mayores a 60 g de peso.
-**Dolor hipogástrico**, permanente, asociado a una necesidad urgente e imperiosa de emitir la orina y por lo cual el paciente se encuentra ansioso e inquieto, con ausencia de posición antiálgica y progresiva a medida que transcurren las horas. Cuando se trata de pacientes con vejiga neurogénica, el dolor generalmente está ausente.
-**Incontinencia** por rebosamiento, en la cual el enfermo orina mínimas cantidades, logrando con ello mejorías transitorias de su sintomatología, lo que determina un retraso en la consulta.
-Síntomas vasomotores como taquicardia, sudoración e hipertensión arterial.
-El examen físico debe hacerse en decúbito dorsal y con el abdomen totalmente descubierto. En pacientes delgados, a la simple inspección se puede apreciar una protrusión o elevación a nivel del hipogastrio, que se palpa como una masa de forma redondeada, renitente y que a la percusión da una zona de matidez de convexidad superior que contrasta con la sonoridad del resto del abdomen (globo vesical). Estas maniobras exacerban los síntomas. Por palpación de la

uretra masculina pueden identificarse zonas de fibrosis que corresponderían a estenosis o cuerpos extraños (litos enclavados).
-El tacto rectal puede evidenciar una alteración tónica del esfínter, la presencia de una masa pelviana o el aumento de tamaño de la glándula prostática, todo lo cual orientará el diagnóstico.

Exámenes complementarios

-**Laboratorio**. Debe realizarse después de la cateterización urinaria. Podremos encontrar uremia elevada en prostáticos de larga data o en diabéticos descompensados con vejiga neurogénica. El sedimento urinario suele ser normal, salvo en aquellos pacientes con patologías previas asociadas o con infección urinaria baja.
-La **ecografía abdominal** es útil en un examen físico dificultoso y sobre todo cuando con el examen clínico no se arriba al diagnóstico preciso. Además de aportar información de manera rápida de otras causas de oligoanuria.
-**Sondaje uretral** servirá para cubrir aspectos diagnósticos y terapéuticos.
A pesar de que el diagnóstico de la RAO no ofrece dificultades, en general deben tenerse en cuenta las siguientes alternativas:
-Oligoanuria de otro origen.
-Tumores pelvianos.
-Peritonitis o plastrón apendicular (suelen dar dolor, matidez suprapúbica y anuria, esta última debido a que se cumple la ley de Stockes: todo músculo subyacente a una serosa inflamada se paraliza).

Conducta terapéutica

El manejo inicial de la RAO es la descompresión de la vejiga mediante la cateterización uretral (CU) o suprapúbica (CS) también llamada talla vesical. La CS ha demostrado beneficios con respecto a la CU en algunos estudios considerándola como la vía de elección (**2**). Sin embargo, la CS es una técnica compleja para la que no todos los profesionales de urgencias están adecuadamente formados, y que puede tener serias complicaciones como perforación intestinal, peritonitis, etc. La CU es el tratamiento de primera línea (preferida por el 80% de los urólogos), dejando la CS para cuando no se consiga la CU (estenosis uretral infranqueable, gran lóbulo medio prostático, mala técnica de cateterización uretral y falsa vía). La CU se recomienda realizarla inicialmente con una sonda vesical flexible tipo «Foley» de calibre 14 a 18 French Gauge (FG). Si existieran antecedentes de cirugía transuretral de próstata con probabilidad de estenosis parcial de la uretra prostática se recomienda un menor calibre (10 a 12 FG). Si no hay antecedentes de cirugía previa y no se consigue la colocación de la sonda, se puede intentar con catéteres de mayor calibre, de 20 a 22 FG, con «punta Coudé» (rígida y acodada) llamada sonda de «Tienann», ya que lo más probable es que la obstrucción sea secundaria a una HBP severa o a un lóbulo medio prostático hipertrofiado (3). Además permite un mejor manejo en caso de hematurias con necesidad de realizar lavados vesicales. Cuando no se consigue la colocación de la sonda vesical, estaría indicada la CS, la cual debe ser realizada por un especialista.
En las estrecheces uretrales severas, a veces se requiere de catéteres filiformes (tipo k-30 o k-33) o bujías dilatadoras, pero sigue siendo de preferencia en estos casos, la realización de una CS (4).

Si la etiología de la RAO es debida a un lito enclavado en la uretra (el 90% lo hace a nivel de la fosita navicular) se debe extraer el cálculo previa anestesia local, con maniobras instrumentales o bien realizando meatotomía amplia hacia la cara ventral del pene. Luego proceder con la CU.
Es aconsejable la evacuación urinaria en forma lenta o intermitente (de 100 a 200 ml) a fin de evitar la hematuria ex-vacuo por descompresión brusca de la vejiga.
La internación depende de la patología que produjo la RAO y está indicada cuando existe deterioro del estado general y en insuficiencia renal aguda postrenal u obstructiva y hematuria franca (5).

Técnica de cateterismo vesical

La sonda a utilizar dependerá en todos los casos de la patología que se sospecha y del sexo del paciente. En las mujeres y en los hombres con trastornos de la evacuación de tipo funcional y transitorio, se puede usar una sonda de Nelaton Nº 8 a 12. Si se sospecha patología obstructiva se debe intentar primero con una sonda de Foley siliconada Nº 16 o 18 a permanencia.
1) Paciente debe colocarse en decúbito dorsal, descubierto y el médico a la derecha del enfermo.
2) Estricta antisepsia.
3) Se toma el pene con gasa estéril y con la otra mano se realiza la limpieza del glande y prepucio hasta abarcar todo el campo genital, con iodopovidona.
4) Se envuelve el pene con gasa estéril (para poder traccionarlo mejor) y se toma a nivel del surco balanoprepucial entre los dedos anular e índice de la mano izquierda haciendo apoyo con el pulgar.
5) Se inyectan dentro de la uretra, 10 a 20 ml de xilocaína jalea, como lubricante.
6) Con la mano derecha se toma la sonda, tratando de envolverla y contenerla dentro de la palma de la mano, dejando libre el extremo a introducir.
7) Se tracciona con la mano izquierda el pene hacia arriba, tratando de rectificar la uretra. Se comienza a introducir lentamente pero con seguridad. Una vez que se llega a la uretra bulbar (a los 13-15 cm) se nota un pequeño stop, determinado por el esfínter urinario externo. En este momento, se desciende el pene y se coloca paralelo al resto del cuerpo, sin dejar de traccionar en ningún momento y se hace progresar la sonda hasta la vejiga.
8) Se insufla el balón de fijación, con 10 a 15 ml de solución fisiológica.

Referencias bibliográficas

1. Fitzpatrick J, Kirby R. Management of acute urinary retention. BJU Int 2006; 97: 16-20.
2. Fitzpatrick J, Desgrandchamps F, Adjali K y cols. Management of acute urinary retention: a worldwide survey of 6074 men with benign prostatic hyperplasia. BJU Int 2012; 109: 88-95.
3. Zeif HJ, Subramonian K. Alpha blockers prior to removal of a catheter for acute urinary retention in adult men. Cochrane Database Syst Rev. 2009.
4. Maldonado Ávila M, Sierra Ramírez J, Manzanilla García H y cols. A prospective randomized study comparing the efficacy of tamsulosin, alfuzosin and placebo in the management of acute urinary retention secondary to benign prostatic hyperplasia. Urol J 2012; 187: 509-510.
5. Barrisford G, Steele G. Acute urinary retention. Uptodate 2013.

23-CÓLICO RENAL (CR)

Quintana B

El CR o nefrítico, es una entidad de frecuente consulta en los servicios de emergencias, caracterizado por la presencia de litiasis en las vías urinaria, lo cual determina una obstrucción de la misma (6).
Aunque en la mayoría de los casos se trata de un cálculo, el término CR, en realidad engloba al conjunto de síntomas secundarios al pasaje por el sistema urinario de elementos intraluminales tales como coágulos por el uréter o desprendimiento de la papila renal (enfermedad de células falciformes, diabetes y nefropatía por AINES).
El dolor es causado por el espasmo del uréter alrededor del cálculo, lo que produce obstrucción y distensión ureteral, del sistema pielocalicial y de la cápsula renal (7).
La litiasis urinaria puede ser **primaria** o metabólica y **secundaria**. En el primer caso, se origina cuando hay hiperfiltración de algún soluto unida a la concentración de la orina por deshidratación constituyendo el mayor factor de riesgo, seguido por episodios previos de cólico renal, antecedente de urolitiasis y obesidad. Se considera **secundaria** cuando es consecuencia de cuerpos extraños, infección urinaria a repetición o reflujo, entre otras. El 80% de los cálculos contiene calcio (radiopacos), mayormente en forma de oxalato de calcio (60%), fosfato de calcio en el 20% y ácido úrico en el 7% (radiolúcidos), aunque esta proporción de ácido úrico puede aumentar en los pacientes obesos. Otro 7% representa a los cálculos infectados que contienen fosfato amónico magnésico. La relación hombre-mujer es estrecha con una incidencia más elevada durante los meses de verano y en regiones con clima más cálido (5).

Bases para el diagnóstico clínico

-**Dolor**. De comienzo súbito, de localización lumbar, cólico, dependiente del sitio de la obstrucción, irradiado al flanco, ingle y los testículos en el caso del varón y los labios mayores en las mujeres. Carece de posición antiálgica. Los litos ubicados en la unión ureterovesical, producen síntomas urinarios bajos (disuria, tenesmo vesical, polaquiuria y disminución del chorro miccional) y dolor hipogástrico.
-**Nauseas** y **vómitos** están presentes hasta en un 50% de los pacientes, por la irritación del plexo celiaco, a menudo agravado por la utilización de opioides como analgesia.
-**Hematuria** de intensidad variable, pudiendo ser microscópica o macroscópica. Provocada por el pasaje del cálculo a través de la vía urinaria (4).

Exámenes complementarios

-**Laboratorio**. Hemograma, función renal, ionograma, ácido úrico y examen de orina, que debe incluir sedimento urinario, hematíes, leucocitos y pH.
-La **pielografía endovenosa** o **urograma excretor** ha sido clásicamente el estudio de referencia para la litiasis aguda, sin embargo, en los últimos años ha sido desplazada por la TC helicoidal o **Pielo TC** como un método rápido y sin contraste, que además permite diferentes modos de reconstrucción de la vía urinaria, con una sensibilidad y especificidad del 96% y 100% respectivamente, mientras que el urograma excretor tiene una sensibilidad del 87% y especificidad del 94%. La TC está recomendada en todos los casos en que se planifique una intervención (1).

La radiografía del árbol urinario junto con una ecografía ha demostrado en algunas series, una sensibilidad y especificidad similar a la TC (3).

Tabla 1. *Composición de los litos urinarios.*

RADIOPACOS	ESCASA RADIOOPACIDAD	RADIOLÚCIDOS
Oxalato cálcico dihidrato y monohidrato Fosfato cálcico	Fosfato amónico magnésico Apatita Cistina	Ácido úrico Urato de amonio Xantina 2,8 dihidroxi-adenina Litos medicamentoso (indinavir)

Guías EUA 2014

Conducta terapéutica

La mayoría de los CR, están relacionados con litiasis de hasta 5 mm, siendo de resolución espontánea en más del 85% de los casos.

El tratamiento de esta patología va dirigido a calmar el dolor. La analgesia recomendada siempre se inicia con AINE como diclofenac o ketorolac administrado en goteo lento EV, 2 ampollas diluidas en 500 ml de solución fisiológica a un goteo de 14 gotas por minuto. Además, se debe hidratar al paciente para aumentar el ritmo diurético. Evitar la utilización de opioides y derivados, pues se ha demostrado que durante la fase aguda de la litiasis urinaria, desencadena y empeora los síntomas gastrointestinales (2).

Una vez controlado el dolor, se otorga el alta con AINE vía oral e hidratación, de por lo menos 3 litros de líquido por día y aplicación de paños calientes sobre la fosa renal. Si la litiasis es de hasta 5 mm y se encuentra en el trayecto del uréter, se utiliza el tratamiento médico expulsivo, que consiste en corticoides, AINES como ibuprofeno 600 mg cada 8 hs y tamsulosina 0,4 mg por día.

La terapéutica de especialidad depende del tamaño y la localización de la litiasis, abarcando desde la litotricia extracorpórea, hasta procedimientos como la ureterorrenoscopia con litotricia endoluminal neumática o LASER, colocación de catéteres endoureterales doble J (pig tail) o la pielolitotomía percutánea, quedando relegada en la actualidad, la cirugía convencional de la litiasis urinaria (8).

En síntesis, el CR es posiblemente uno de los cuadros dolorosos de mayor intensidad contribuyendo a que sea un motivo de consulta frecuente en Guardia. En nuestro medio, la causa más habitual es la litiásica, siendo en el 85% de las casos, ocasionada por cálculos menores de 5 mm, por lo que el tratamiento se focaliza en la terapéutica médica expulsora.

Referencias bibliográficas

1. Ray A, Ghiculete D, Pace K y cols. Limitations to ultrasound in the detection and measurement of urinary tract calculi. Urology 2010; 76: 295-300.
2. Heidenreich A, Desgrandschamps F, Terrier F. Modern approach of diagnosis and management of acute flank pain: review of all imaging modalities. Eur Urol 2002; 41: 351-362.
3. Kennish S, Bhatnagar P, Wah T y cols. Is the KUB radiograph redundant for investigating acute ureteric colic in the non-contrast enhanced computed tomography era? Clin Radiol 2008; 63: 1131-1135.
4. Hesse A, Tiselius H, Siener R y cols. Urinary stones, diagnosis, treatment and prevention of recurrence. 3° Ed. Switzerland: Basel, S. Karger; 2009.
5. Guyatt G, Oxman A, Vist G y cols. GRADE: an emerging consensus on rating quality of evidence and strength of recommendations. BMJ 2008; 336: 924-926.
6. Guyatt G, Oxman A, Kunz R y cols. GRADE Working Group. Going from evidence to recommendations. BMJ 2008; 336: 1049-1051.
7. Tiselius H, Ackermann D, Alken P y cols. Working Party on Lithiasis, European Association of Urology. Guidelines on Urolithiasis. Eur Urol 2001; 40: 362-371.
8. Preminger G, Tiselius H, Assimos D y cols, American Urological Association Education and Research, Inc; European Association of Urology. 2007 Guideline for the management of ureteral calculi. Eur Urol 2007; 52: 1610-1631.

24-INFECCIONES URINARIAS (ITU)

Quintana B

Las ITU tienen su origen en un reducido grupo de especies bacterianas y son más frecuentes en mujeres con una relación 9 a 1 en pacientes ambulatorios y en edad sexual activa. Esto es debido a que en el sexo femenino, su uretra más corta y próxima al ano tiene mayor probabilidad de contraer una infección después de la actividad sexual. La menopausia también aumenta el riesgo de ITU.
En las infecciones agudas, suele encontrarse un solo patógeno infectante. En cambio, en las crónicas, se observan con frecuencia dos o más, en particular en aquellos pacientes con algún factor predisponente, como vejiga neuropática, litiasis de las vías urinarias, fístulas vesico-entéricas, sonda urinaria permanente y síndrome prostático. La mayor parte de las infecciones inespecíficas no complicadas que se adquieren fuera del hospital, son causadas por bacterias coliformes como *Escherichia coli* (70 a 80%) y el resto por *Estafilococo, Estreptococo*, especies de *Klebsiella, Enterobacterias proteus* y *Trichomonas (1).*

Bases para el diagnóstico clínico

Con fines diagnósticos y terapéuticos, es útil clasificar a las ITU en altas que comprometen el parénquima renal y en bajas, fundamentalmente de vejiga. A su vez, se las dividen en no complicadas y complicadas (2).
La ***ITU alta*** se caracteriza clásicamente por:
-**Dolor lumbar**, uni o bilateral, espontáneo o provocado por la percusión.
-**Fiebre** generalmente mayor de 38º C y escalofríos.
-Náuseas y vómitos.
-Compromiso del estado general.
-**Síndrome disúrico**: polaquiuria y ardor miccional
-Al examen físico, la puño-percusión renal es positiva.
En la ***ITU baja***, la sintomatología también es típica y se caracteriza por:
-**Disuria**, sobre todo al finalizar la misma.
-**Urgencia miccional**.
-**Hematuria** de tipo macroscópica (10 a 20%).
-**Tenesmo** vesical o dolor suprapúbico.
La ***ITU complicada*** ocurre en pacientes con alguna anomalía funcional o estructural del tracto genitourinario como reflujo vesicoureteral, obstrucción ureteral, síndrome prostático, cálculos o disfunción vesical neurológica. También se incluyen en este grupo las infecciones del varón, niños y gestantes, trasplantados e inmunodeprimidos.

Exámenes complementarios

ITU alta: El **laboratorio** de rutina generalmente muestra una leucocitosis con desviación hacia la izquierda y VSG elevada. El sedimento urinario presenta piuria, leucocitos (más de 10 por campo), hematíes, bacteriuria intensa y frecuentemente la presencia de cilindros. Realizar urocultivo.
ITU baja: es suficiente con el sedimento urinario, el que indefectiblemente deberá mostrar la presencia de leucocitos (más de 10 por campo), hematuria micro o macroscópica, piuria y bacteriuria, siempre y cuando la muestra analizada sea adecuada.

Es recomendable recoger siempre muestra de orina para cultivo en donde se sospecha ***ITU complicada***.
La falta de respuesta clínica en 48 a 72 horas de tratamiento determina la necesidad de realizar algún método de diagnóstico por imágenes como **ecografía renal** o **TC** para confirmar o descartar factores de complicación (3).

Conducta terapéutica

ITU alta: Si hay gran compromiso del estado general se indica:
1. Internación. La mayoría de las pacientes no requieren hospitalización y pueden ser tratados en forma ambulatoria. En los casos de inestabilidad hemodinámica, embarazo, diagnóstico dificultoso o vómitos, se aconseja internación.
2. Hidratación.
3. Antitérmicos.
4. Antibióticoterapia: Los pacientes previamente sanos que presentan fiebre moderada y buen estado general pueden ser tratados ambulatoriamente con una quinolona como ciprofloxacina 500 mg o una cefalosporina de 3ª generación como cefixima, a razón de 400 mg/día o con amoxicilina más clavulánico 875 mg cada 12 horas VO, durante 7 a 14 días. En cambio, los pacientes que tienen alguna enfermedad de base, que están graves o que no toleran la medicación por vía oral tienen que ser internados, para tratamiento EV empíricamente con una cefalosporina de 3ª generación como ceftriaxona, 1 a 2 g/día asociado o no a un aminoglucósido EV, hasta obtener antibiograma. Después de 24 a 48 horas sin fiebre, el tratamiento puede continuarse por vía oral hasta completar dos semanas (3).
ITU baja: No es imprescindible realizar urocultivo pre-tratamiento. El mismo puede iniciarse en forma empírica, utilizando:
a) Amoxicilina 500-1000 mg c/8 hs durante 3 a 5 días VO.
b) Nitrofuranos (sensibilidad aproximada del 80%) 100 mg cada 6 hs durante 3 a 5 días.
c) TMP-SMZ (sensibilidad 65 a 70%) 160 a 800 mg cada 12 hs durante 3 a 5 días.
d) Quinolonas como ciprofloxacina (sensibilidad 95 a 100%) 500 mg cada 12 hs durante 3 a 5 días (3).
Bacteriuria asintomática: Se define como ≥10,5 UFC/ml en dos urocultivos consecutivos, en un paciente sano. En ausencia de síntomas y reacción inflamatoria en el sedimento urinario el tratamiento es innecesario, excepto durante el embarazo, niños y previo a la instrumentación de las vías urinarias (1).

Referencias bibliográficas

1. Gupta K, Hooton T, Naber K y cols. International clinical practice guidelines for the treatment of acute uncomplicated cystitis and pyelonephritis in women: A 2010 update by the Infectious Diseases Society of America and the European Society for Microbiology and Infectious Diseases. *Clin Infect Dis* 2011; 52: 103-120.
2. Hooton T, Bradley S, Cardenas D y cols. Diagnosis, prevention, and treatment of catheter-associated urinary tract infection in adults: 2009 International Clinical Practice Guidelines from the Infectious Diseases Society of America. *Clin Infect Dis* 2010; 50: 625-663.
3. Sobel J, Kaye D. Urinary tract infections. En: Bennett J, Dolin R, Blaser M, eds. Mandell, Douglas, and Bennett's Principles and Practice of Infectious Diseases. 8th ed. Philadelphia, PA: Elsevier Saunders; 2015. p312-325.

25-ESCROTO AGUDO (EA)

Quintana B

El término EA se utiliza para describir una serie de cuadros clínicos que reúnen diversas patologías y que se caracterizan por cursar con dolor escrotal uni o bilateral en forma brusca y espontánea. De acuerdo a la frecuencia tenemos las siguientes patologías: A) orquiepididimitis, B) torsión testicular y de las hidátides, traumatismos, abscesos, C) infarto testicular y otras causas como D) hidrocele, E) varicocele, F) quistes epididimarios, espermatoceles, G) tumores testiculares, H) gangrena de Fournier y I) tromboflebitis de la vena espermática (1).
Esta patología es motivo de consulta de urgencia y el médico debe establecer el diagnóstico en forma precoz y segura, ya que su error o tardanza puede suponer la pérdida de la gónada afectada (4).

A) ORQUIEPIDIDIMITIS (OE)

La inflamación del epidídimo y secundariamente del testículo, constituye la patología aguda más común en varones mayores de 15 años, con una incidencia superior al 90% en jóvenes por encima de los 18 años de edad. Se trata de un proceso inflamatorio que puede tener distintas vías de entrada, siendo la canalicular la más común con un foco infeccioso a lo largo del sistema genitourinario (uretritis, prostatitis, maniobras endo-urológicas, etc.). Otras vías son la hematógena como la orquitis en el curso de una parotiditis, brucelosis, viruela, etc. y por traumatismos abiertos o secundarios a punciones. El agente etiológico se correlaciona de forma específica con la edad de la población afectada. En varones menores de 35 años, sexualmente activos predominan las enfermedades de transmisión sexual (ETS) producidas por *Neisseria gonorrhoeae* y *Chlamydias trachomatis*. En varones mayores de 35 años y en niños, es la *Escherichia coli* el germen habitual.

Bases para el diagnóstico clínico

El comienzo de los síntomas suele ser insidioso y progresivo y en 24 a 48 horas se instala el cuadro típico.
-**Dolor escrotal** y **tumefacción**. En el 80 a 90% de los casos, estos son los síntomas más evidentes, con aumento progresivo del tamaño del testículo y epidídimo e induración. Sin embargo, a medida que pasan las horas, por la inflamación, se borran las referencias anatómicas que separan al epidídimo del testículo habiendo también eritema, aumento de la temperatura local, edema de la piel escrotal y borramiento de los pliegues cutáneos del escroto.
-**Fiebre**. Presente en casi el 50% de los pacientes, lo cual contribuye al mal estado general.
Alrededor del 50% de los casos expresan **disuria**. La presencia o ausencia de exudado uretral depende de la etiología del proceso.
-**Dolor lumbar** ipsilateral. Síntoma relativamente poco frecuente.
-La exploración física muestra las características testiculares descriptas más arriba y engrosamiento del cordón. El signo de Prehn es positivo (dolor que calma momentáneamente al elevar el contenido escrotal), pero no es patognomónico.

Exámenes complementarios

-**Laboratorio** de rutina mostrará leucocitosis con desviación a la izquierda, VSG y PCR elevada en el 40 a 50% de los casos (si está muy aumentada pensar en absceso testicular). Es importante realizar examen del sedimento urinario del 1º y 2º chorro miccional, donde en más del 50% de los casos se encontrará leucocituria (más de 10 leucocitos por campo) y el correspondiente urocultivo.
-**Examen directo y cultivo** si existe secreción uretral. Caso contrario cultivar el 1º y 2º chorro miccional.
-**Eco-Doppler testicular**. Realizado por manos expertas, mostrará un aumento de la fase vascular por inflamación. Útil sobre todo para el diagnóstico diferencial del tumor testicular complicado y del absceso testicular.

Diagnóstico diferencial

El diagnóstico diferencial más importante se plantea con la torsión testicular. Las epididimitis rara vez se presentan por debajo de los 18 años y por lo general van acompañadas de alteración en el sedimento urinario. Por el contrario, la torsión es más frecuente en la infancia y pubertad, y el sedimento urinario es normal.

Conducta terapéutica

El tratamiento debe iniciarse de inmediato, tratando de cubrir el mayor espectro antimicrobiano y epidemiológicamente de acuerdo con la edad del paciente. Salvo aquellos que presentan síntomas sistémicos, sepsis o riesgo elevado (diabéticos, inmunodeprimidos, etc.) que requieren hospitalización, el tratamiento puede manejarse ambulatoriamente.

- Antibióticoterapia: En pacientes menores de 35 años, se aconseja quinolonas de 3º generación como ciprofloxacina 500 mg VO por 10 a 14 días o cefalosporinas de 3º generación IM única dosis y en ambos casos añadir doxiciclina 100 mg cada 12 horas durante 10 días o eritromicina 500 mg cada 6 horas durante 10 días VO ante la sospecha de ETS. En varones mayores de 35 años, ciprofloxacina 500 mg VO por 10 a 14 días.
- Medidas generales: Reposo absoluto en cama, hielo local sobre el testículo y elevación de las gónadas.
- Analgésicos-antiinflamatorios VO como diclofenac 50 mg cada 8 horas VO o ibuprofeno 500 mg cada 8 hs VO.

B) TORSIÓN TESTICULAR (TT)

Proceso por el cual la gónada sufre una torsión sobre su eje natural, que es el cordón espermático, comprometiendo su circulación. Puede ocurrir a cualquier edad, pues es expresión de la alteración congénita de los medios de fijación testicular. Tiene dos picos de mayor incidencia: en neonatos (torsión extravaginal) y en adolescentes (torsión intravaginal 96%). Se ha estimado que 1 de cada 4000 varones jóvenes con edades entre 12 y 18 años presenta esta patología. La torsión de hidátide es más frecuente en menores de 5 años (2).

Bases para el diagnóstico clínico

Las manifestaciones clínicas de la TT son variables y se pueden confundir con otras afecciones intraescrotales.

-**Dolor y tumefacción escrotal**. En el 80% de los casos, de iniciación brusca y localizado a nivel del escroto (50 a 60%), pero también puede ser referido en región inguinal (19%) o abdominal (39%). La TT suele aparecer durante la actividad física, pero puede presentarse durante el reposo, por lo tanto, las circunstancias en que ocurren no son decisivas para el diagnóstico. En el 35 a 55% de los casos, los pacientes refieren antecedentes de haber padecido episodios de dolor testicular agudo.

-Náuseas y vómitos.

-**Testículo ascendido y horizontalizado** (signo de Gourverneur).

-La exploración física depende del tiempo transcurrido desde el inicio del cuadro, pero cabe destacar que un 50% de los pacientes consultan pasadas las 24 horas. Si la consulta es precoz, se pueden reconocer las estructuras intraescrotales. El epidídimo y el testículo son exquisitamente dolorosos, están elevados y en una posición transversal con respecto al otro y el cordón por lo general edematoso. En estos casos el diagnóstico no es difícil, pero cuando la consulta es tardía (entre 6 y 12 horas) el examen es confuso y el diagnóstico diferencial es más complejo. Se observan importantes signos de flogosis o edema del saco escrotal. El contenido escrotal está tumefacto, indurado e impreciso, no pudiendo diferenciar el testículo del epidídimo. La transiluminación es negativa, aunque a veces se asocia a hidrocele (8%) de tipo reactivo. La elevación de la gónada (signo de Prehn) que en la epididimitis alivia el dolor, aquí lo exacerba (3).

Exámenes complementarios

-**Laboratorio**. Por lo general no presenta alteraciones y sólo en algunos casos hay leucocitosis. El sedimento urinario es normal.

-**Eco-Doppler**. Aporta datos sobre el flujo sanguíneo testicular. En muchos casos permite hacer el diagnóstico diferencial entre los procesos inflamatorios e isquémicos. En caso de TT, el flujo sanguíneo estará disminuido o ausente, en cambio cuando se trata de un proceso inflamatorio, existe un mayor aporte sanguíneo. Además, brinda información muy valiosa para diferenciarlo de un tumor testicular.

-**Gammagrafía testicular** con Tc 99. Es un método seguro para evaluar el flujo testicular. Sensibilidad del 80% y especificidad del 90%. En caso de TT, mostrará zonas frías por falta de captación del radioisótopo. En general pierde su valor diagnóstico cuando se realiza en pacientes evolucionados.

Diagnóstico diferencial

- Orquiepididimitis
- Tumor testicular complicado.
- Hernia inguino-escrotal atascada.
- Rotura testicular por traumatismo.
- Torsión de anexos testiculares

Conducta terapéutica

Con el fin de evitar la pérdida de una gónada debido a un error diagnóstico, se ha propuesto la exploración quirúrgica de rutina y precoz sobre todo antes de las 6 horas. Como resultado de ésta pauta terapéutica se ha observado que la torsión del cordón espermático es responsable de más del 40% de los escrotos agudos explorados quirúrgicamente.
Se puede intentar la detorsión manual incruenta, como maniobra temporal, previa a una cirugía definitiva. La detorsión se realiza siempre girando el testículo hacia afuera (el 90% de las torsiones se producen hacia la línea media) aunque no siempre es efectiva. De serlo, inmediatamente se observa que el testículo desciende y es más móvil, pero es mandatorio la exploración para realizar la fijación o pexia testículo-escrotal.
El tratamiento quirúrgico consiste en la detorsión bajo visión directa y la fijación de la glándula a la vaginal del escroto. También debe fijarse el testículo contralateral, ya que esta anomalía es bilateral en un 70 a 90%. Un testículo claramente necrótico debe extirparse, ya que existen evidencias que pueden producir lesiones testiculares contralaterales por mecanismos autoinmunológicos secundarios, al destruirse la barrera hemato-testicular (1).

- Internación y reposo absoluto.
- Hielo local.
- Analgésicos-antiinflamatorios: diclofenac 50 mg cada 12 horas, ibuprofeno 600 mg cada 8 horas.

C) INFARTO TESTICULAR

Se trata de una entidad infrecuente, de difícil diagnóstico y de etiología no aclarada, que afecta fundamentalmente a adultos. Clínicamente se manifiesta como un cuadro álgico en el hemiescroto afectado, de aparición más o menos brusca y de duración variable, que no suele acompañarse de fiebre ni de síntomas generales. La exploración física es inespecífica. La ecografía-doppler color y la angiografía isotópica con Tc99m son útiles para establecer el diagnóstico diferencial. El tratamiento consiste en la orquiectomía (5).

D) HIDROCELE

Es la acumulación de líquido progresiva e indolora entre las capas visceral y parietal de la túnica vaginal. Constituye una causa frecuente de masa escrotal, tanto en niños como en varones adultos. En algunas situaciones y de forma excepcional puede desarrollar de forma acelerada, como en casos de traumatismo local, radioterapia, neoplasia testicular u orquiepididimitis. Ante la sospecha diagnóstica de hidrocele debe realizarse estudio ecográfico escrotal, para confirmar el mismo y excluir la presencia de una neoplasia testicular subyacente. En la ecografía se objetiva una colección líquida que rodea al testículo. Clínicamente se puede palpar el hemiescroto afectado a tensión y la transiluminación será positiva. El tratamiento es quirúrgico y tiene la finalidad, por un lado evacuar el líquido intraescrotal y por otro prevenir la recidiva del proceso (6).

E) VARICOCELE

Es la dilatación del plexo venoso anterior (pampiniforme) localizada cranealmente al testículo que afecta al 10% de los varones jóvenes y al 30% de los varones infértiles. La clínica consiste en una sensación de peso en el testículo afectado, sobre todo tras largos periodos de bipedestación. La exploración física suele ser diagnóstica en los casos de varicocele clínico, palpándose una masa de venas dilatadas posteriores y por encima del testículo, que aumentan con la maniobra de Valsalva. El lado izquierdo es el más afectado por varicoceles, debido a la peculiar desembocadura de la vena espermática izquierda en la vena renal. En casos de varicocele derecho, en pacientes adultos es importante la realización de ecografía abdominal para descartar la presencia de una masa sólida renal derecha con compromiso de vena cava inferior. Como exploración complementaria, la ecografía-doppler testicular es de elección, siendo también diagnóstica en los casos de varicocele subclínico. El tratamiento consiste en la oclusión de la vena espermática, ya sea mediante ligadura quirúrgica a cielo abierto o por video, embolización percutánea con espirales metálicas o sustancias esclerosantes (4).

F) QUISTES EPIDIDIMARIOS Y ESPERMATOCELE

El epidídimo con frecuencia presenta quistes simples de naturaleza benigna y de diferentes dimensiones. Su origen deriva de restos embrionarios o ectasias de los conductos de transporte de los espermatozoides. En el primer caso se habla de quiste simple y en el segundo caso de espermatocele. Tanto el quiste simple como el espermatocele se localizan frecuentemente en la cabeza del epidídimo. Su diagnóstico es clínico, basado en la exploración física y en el estudio ecográfico. El tratamiento es la exéresis quirúrgica en los casos muy voluminosos y en los clínicamente sintomáticos

G) TUMORES TESTICULARES

Son los tumores sólidos más frecuentes en los varones entre los 15 y los 35 años de edad, y actualmente constituyen una de las neoplasias más curables. Aunque habitualmente debutan como una masa escrotal indolora, en un 10 a 15% de los casos el síntoma de presentación es dolor escrotal de aparición aguda, resultado de un infarto o hemorragia intratumoral, o bien de una torsión testicular. La palpación es variable dependiendo el tamaño tumoral, habitualmente se percibe un nódulo duro fijo, que se diferencia del resto del parénquima testicular. La ecografía es la técnica diagnóstica de elección, alcanzando una sensibilidad cercana al 100%. Se deben pedir marcadores tumorales a todo paciente con sospecha de tumor testicular (LDH, alfafetoproteína y bHCG).

H) GANGRENA DE FOURNIER

Se trata de una gangrena genito-perineal necrosante y rápidamente progresiva, que afecta al pene y al escroto y determina una elevada mortalidad. Afecta fundamentalmente a varones adultos entre la sexta y séptima década de la vida y constituye una urgencia urológica. Se da con mayor frecuencia a individuos diabéticos, alcohólicos e inmunodeprimidos. El mecanismo desencadenante y la puerta de entrada suelen ser patologías genitourinarias y anorrectales La infección suele ser multibacteriana incluyendo gérmenes aerobios y anaerobios. Los síntomas son de rápida instauración, evolucionando en horas, con fiebre, escalofríos, dolor intenso penoescrotal y perineal y grave alteración del estado general. En la exploración física se aprecia inicialmente que la región cutánea afectada está eritematosa y edematosa, transformándose en su evolución en áreas necróticas, con enfisema subcutáneo, crepitación y dolor a la palpación. La rápida progresión hacia el abdomen, tórax y miembros inferiores de la infección necrotizante suprafascial determina un cuadro séptico de gravedad. El tratamiento comienza con el reconocimiento precoz, drenaje y desbridamiento radical de toda el área necrótica (6).

I) TROMBOFLEBITIS DE LA VENA ESPERMATICA

Es una causa excepcional de EA. Aunque puede ocurrir a cualquier edad es más frecuente en adultos, existiendo una fuerte asociación con la tromboangeítis obliterante o enfermedad de Büerguer. La clínica consiste en dolor e inflamación inguinoescrotal, palpándose el cordón espermático indurado. El tratamiento se basa en heparinización y antibioterapia sistémica.

Referencias bibliográficas

1. Cerdá J, García Casillas M. Hernia incarcerada y torsión testicular. En: Casado J, Serrano A. Urgencias y tratamiento del niño grave. Madrid: Ergon; 2000. p701-706.
2. Ribó J. Escroto agudo. En: Pou I Fernandez J. Urgencias en Pediatría. 2ª ed. Madrid: Ergon; 1999. p459- 461.
3. Harrison R. Torsión testicular. En: Glenn JF, Joyce VH (eds). Cirugía urológica. Madrid: Salvat; 1986. p1081- 1090.
4. Rodríguez E, Diez JM, Moncada I y cols. Escroto agudo. En: Urgencias urológicas. Tema monográfico LXI Congreso de la A.E.U. ENE ediciones. Madrid 1996. p43-52.
5. Gil H, Caldamore A, Elder JS y cols. The acute scrotum. Update in Pediatric Urology. En: Postgraduate Course Handouts. 95th Annual Meeting A.U.A. Atlanta, Georgia 2000. p141-167.
6. McAninch W. Padecimientos del testículo, escroto y cordón espermático. En: Urología General de Smith 9ªEd. Ed. Manual Moderno. México D.F. 1989. p 532-539.

VASCULAR PERIFERICO

26-TRAUMATISMOS VASCULARES (TV)

Fuentes D

Es la lesión del tejido vascular, arterial o venoso, que incluye desde injurias leves que pueden no requerir tratamiento alguno, hasta aquellas que necesitan especial cuidado debido al alto riesgo de daño de un órgano, pérdida de un miembro o inclusive de la vida (1). El trauma es la principal causa de muerte en la población menor de 40 años y comienza a ocupar el segundo lugar como causa de muerte general en nuestro país.

Dentro de los traumatismos, un número significativo presenta un TV asociados, predominando las lesiones vasculares de los miembros seguidas de los vasos abdominales, cervicales y torácicos. Los TV pueden ser abiertos o cerrados. Los primeros, de más alta incidencia en la población civil, son producidos por armas de fuego, corto-punzantes y corto-contundentes. Los TV cerrados son más frecuentes en países industrializados y generalmente comprometen los vasos del tórax y del abdomen.

La aparición de nuevas tecnologías en el diagnóstico y tratamiento de las enfermedades cardiovasculares ha introducido un tipo de traumatismo iatrogénico producido por el empleo de catéteres, balones de angioplastias, stent, filtros, etc., los cuales constituyen un grupo importante como factor etiológico (1) (2).

En una experiencia realizada durante un período de un año (2003-2004) en el Hospital Municipal de Urgencias de la Provincia de Córdoba sobre un total de 19.731 pacientes traumatizados, 117 presentaron TV, de los cuales 47 fueron tratados con ligaduras o rafias en la sala de guardia, siendo catalogadas como lesiones de poca trascendencia clínica. Los 70 restantes fueron sometidos a algún procedimiento quirúrgico mayor o tratamiento médico no operatorio o endovascular.

Bases para el diagnóstico clínico

Los TV de las extremidades superior e inferior son las formas de presentación más frecuente de todas los TV en la población civil, superando ampliamente a las lesiones centrales. La evaluación de los signos de lesión vascular varía de un paciente a otro pero existen esquemáticamente tres categorías: Una incluye pacientes con lesiones obvias ("signos duros": hemorragia activa, etc) de TV que ponen en peligro la vida. Una segunda categoría que comprende aquellos con evidentes TV (pseudoaneurismas, trombosis, etc) que ponen en peligro la extremidad, más no la vida del paciente. Y por último una tercera categoría con trauma en trayectos vasculares mayores y en quienes la lesión vascular no es aparente. Los primeros justifican la intervención quirúrgica inmediata, mientras que los pacientes de las dos categorías restantes deben ser evaluados con arteriografía y posteriormente ser sometidos a una reparación quirúrgica (Tabla 1).

El desenlace fatal puede ocurrir en alguno de los siguientes momentos: El primero, ocurre dentro de los segundos o minutos después del trauma por lesiones cardíacas, de aorta o de grandes vasos. Siendo casos de una gravedad extrema. Un segundo pico ocurre minutos o algunas horas después del accidente traumático y son debidas a TV periféricas torácicas o pélvicas no tratadas, asociadas a veces a heridas con grandes pérdidas sanguíneas. Estos son los pacientes potencialmente salvables donde la conducta inicial es fundamental desde su llegada al centro de salud ("hora de oro"). El tercer pico ocurre días después del trauma y generalmente secundario a sepsis y fallo multiorgánico. Por lo tanto, para que el abordaje terapéutico sea más efectivo, el paciente con TV debe seguir una ruta guiada por protocolos mundialmente reconocidos como por ejemplo el *ATLS.* La ejecución de estas pautas bien establecidas, son accesibles a cualquier médico desde el que trabaja en zonas rurales hasta el que lo hace en centros especializados (3) (4).

Tabla 1. *Signos de acuerdo a la importancia del TV.*

Signos Duros	Signos Blandos
Hemorragia activa	Historia de hemorragia no evidenciada al momento del examen
Ausencia de pulsos	Déficit neurológico
Hematoma expansivo o pulsátil	Hipotensión
Soplo o frémito (dolor, parestesias, paresias, parálisis, poikilotermia, palidez)	Hematoma pequeño estable, no expansivo

Exámenes complementarios

-**Laboratorio** con coagulograma y CPK.
-**Arteriografía** en pacientes hemodinámicamente estables.
-Opcionalmente de acuerdo a la institución y a la urgencia del paciente, se indica doppler o ecodoppler, ecografía o TC con contraste EV.

Conducta terapéutica

El tratamiento actual de los TV es en gran medida producto de la evolución de principios derivados de las experiencias militares en los grandes conflictos bélicos de la historia moderna.
La atención inicial comienza en el lugar del accidente, continua con el médico de guardia, dando prioridad a la patología que pone en peligro potencialmente la vida del paciente y para ello aconsejamos también la utilización de protocolos institucionales como el ATLS, debiendo dar aviso de inmediato al cirujano especialista. El orden de prioridades se iniciará simultáneamente a la resucitación con soluciones de cristaloides tibias y sangre, si el paciente lo requiere, siguiendo la secuencia del ABCDE:
A-Mantener vía **A**érea permeable con inmovilización y control de columna cervical.
B-Mantener ventilado y oxigenado al paciente (**B**reathing = Respiración).
C-Control de la **C**irculación y hemorragia mediante compresión directa.
D-Evaluar **D**éficit neurológico.
E-**E**xponer completamente evitando la hipotermia.
Si se logra estabilizar al paciente en sus funciones vitales, se realizará un examen físico minuciosos para diagnosticar lesiones que pudieron pasar desapercibidas en el abordaje inicial. El examen hará hincapié en la observación, **palpación de los pulsos** y auscultación de los ejes vasculares para obtener signos de certeza o sospecha de TV. Recién entonces se someterá al

paciente a una evaluación arteriográfica diagnóstica. Si por el contrario persiste con hemorragia activa y no recupera un estado hemodinámico estable, deberá ser sometido a una exploración quirúrgica inmediata para el control de la hemorragia. En casos especiales y atendiendo al tratamiento más urgente de otra lesión asociada, la evaluación angiográfica podrá ser efectuada en forma intraoperatoria.

Desde un punto de vista táctico y técnico, la mayoría de los TV, pueden ser solucionados mediante la sutura simple o con resección y anastomosis del vaso lesionado o con la interposición de un injerto venoso (preferentemente safena interna) o protésico como el PTFE o el Dacron asegurando siempre una reparación con adecuado flujo sanguíneo proximal y distal.

Si el TV está asociado a una fractura expuesta, ésta deberá ser realineada y estabilizada mientras se aplica compresión directa a la herida sangrante para luego proceder a la reparación de la herida vascular. El advenimiento de los modernos métodos de tratamiento endovascular permite solucionar con éxito algunos TV ubicados en sitios de difícil abordaje quirúrgico a través de ingeniosos dispositivos (coils, stents cubiertos, etc) que han significado un verdadero avance para el tratamiento multidisciplinario de estas afecciones.

La amputación traumática en una forma severa de fractura expuesta con sección vascular resulta en pérdida de la extremidad y requiere la evaluación e intervención inmediata de un cirujano. Ciertas fracturas con TV e isquemia prolongada, lesión nerviosa y daño muscular pueden requerir amputación. Ésta puede constituir una medida capaz de salvar la vida a un paciente hemodinámicamente inestable y con poca o nula respuesta a la resucitación (5).

Creemos que en el tema TV, es fundamental tener siempre presente los consejos que exponemos a continuación:

La interrupción aguda del flujo sanguíneo en una extremidad debe ser tratada **urgentemente** por el especialista (antes de las 6 a 8 horas) evitando de esta forma la necrosis músculo-nerviosa y por ende las secuelas serias de una revascularización tardía.

El síndrome compartimental puede ocurrir en cualquier sitio donde exista una masa muscular dentro de un espacio cubierto por fascia o aponeurosis produciéndose un aumento de la presión en el compartimiento osteofascial pudiendo causar mio-necrosis subsecuente. La contractura muscular isquémica de Volkmann en flexión es una etapa final de esta lesión neuromuscular. Por lo tanto, el médico de guardia deberá prestar atención a las siguientes situaciones: al dolor mayor a lo esperado y que aumenta típicamente cuando se elongan pasivamente los músculos comprometidos, cuando hay parestesias en el territorio nervioso involucrado, sensibilidad disminuida o pérdida funcional de los nervios. Recordar que los pulsos distales en los comienzos de la instauración del síndrome pueden estar presentes. Ante la sospecha o el diagnóstico de este síndrome, se debe obtener una evaluación quirúrgica inmediata para una eventual fasciotomía.

Está proscripta la utilización de torniquetes en la raíz del miembro comprometido por hemorragia y deberá efectuarse compresión directa de la herida. Este gesto logra la mayoría de las veces un control satisfactorio de la hemorragia.

La realineación y ferulización o enyesado de una extremidad fracturada debe ser controlada periódicamente por lo menos en las primeras 12 a 24 hs ya que existe el riesgo potencial de un compromiso vascular. Deberá sospecharse la injuria vascular si hubiere intenso dolor, alteraciones de la perfusión distal, trastornos sensitivo-motores y abolición de los pulsos. En estos casos, la inmovilización externa debería ser retirada de inmediato para revalorar el aporte vascular.

La arteriografía no debe retardar el restablecimiento del flujo arterial y estará indicada sólo después de la evaluación quirúrgica por el especialista. Debe ser realizada en pacientes hemodinámicamente estables y compensados.

La decisión de efectuar una amputación mayor de un miembro irrecuperable deberá ser tomada preferentemente en forma interdisciplinaria, haciendo constar en la historia clínica la opinión de otros especialistas (traumatólogos, neurocirujanos, etc.).

Referencias bibliográficas

1. Annales Ori Iberamer: Comité of Trauma American College of Surgeons: Advanced Trauma Life Support for Doctors-Instructor Course Manual-American College of Surgeons. 6 ed. 1997.
2. Rodriguez A, Ferrada R, Asensio J y cols. Trauma. Sociedad Panamericana de Trauma 1997; 52: 445-456.
3. Cerezo M, Cuacci O, Cucchetti O y cols. Utilización de procedimientos endovasculares para tratamiento del trauma vascular. 1999; 10: 99-110.
4. McCroskey B, Moore E, Rutherford R. Vascular Trauma. The Surgical Clinics of North America 1988; 68 : 683-890.
5. Da Silva Pereira R, Pereira da Silva O. Complicações vasculares nos traumas de extremidades. Angiología cirugía vascular 2003, 23: 1-11.

27-ANEURISMA DE AORTA ABDOMINAL ROTO (AAA)

Fuentes D

La Sociedad Internacional de Cirugía Vascular define al aneurisma como una dilatación permanente y localizada de una arteria con un aumento al menos del 50% del diámetro normal. En el caso del AAA se acepta tal denominación cuando el diámetro transversal de la misma es igual o mayor a 3 cm.
La ruptura es la última etapa en la evolución natural del aneurisma y cuando acontece determina una situación de emergencia quirúrgica. El pronóstico es malo, con una tasa de mortalidad global cercana al 90%. Aunque es difícil precisarlo se estima en los ambientes quirúrgicos que producida la ruptura, la mitad de los pacientes fallecen antes de llegar al hospital, un porcentaje mueren antes de la intervención quirúrgica y muchos en el postoperatorio.
La prevalencia para los AAA en la población mayor de 65 años en datos de autopsia se calcula entre el 2 al 6%, mientras que en estudios de catastro (screening) se encuentra entre el 5 al 9% (1).
Los AAA se desarrollan a partir de cambios degenerativos de la pared arterial atribuidos a la arterioesclerosis en un 95% de los casos. Sin embargo, actualmente se considera que en realidad es consecuencia de múltiples causas: degenerativa, mecánica, hemodinámica, inmunológica, inflamatoria, hereditaria y traumática. La pared aórtica pierde su elasticidad, presenta fragmentación de las capas elásticas con disminución del contenido de elastina y fibrosis de la media. El embate de la presión sanguínea logra deformar su estructura inicial adquiriendo un aspecto sacular que acaba por romperse porque la tensión en su interior produce la disgregación en las tres capas de la pared arterial determinando el escape de sangre del saco aneurismático. Si bien todos los aneurismas, pueden romperse, incluso los más pequeños, las posibilidades de ruptura guardan una directa relación con el tamaño y se incrementa cuando un aneurisma aumenta por encima de los 5 cm de diámetro transverso. Un crecimiento del aneurisma mayor a 0,5 cm en 6 meses es un factor de riesgo que aumenta la posibilidad de ruptura, siendo la enfermedad pulmonar obstructiva crónica y la HTA, las patologías asociadas más importantes en la expansión de un aneurisma (2) (3).
El 95% de los AAA son infrarrenales y se asocian con frecuencia con aneurismas de otras localizaciones: torácicos y/o toracoabdominales (12%), femorales y poplíteos (15%). Y en alrededor de la mitad de los casos comprometen también en el proceso aneurismático a las arterias ilíacas (2).

Bases para el diagnóstico clínico

-**Dolor** abdominal o lumbar, **hipotensión arterial** y **masa pulsátil** abdominal que puede no palparse por obesidad o contractura muscular, constituye la tríada característica para el diagnóstico de esta patología. Lamentablemente sólo está presente en el 50% de los casos. A veces, estos síntomas no son típicos. Sin embargo, con la presencia de alguno de ellos es suficiente si el paciente tiene diagnóstico previo de AAA (3) (4).

El cuadro clínico y el pronóstico varían de acuerdo a la localización de la ruptura que puede producirse en diferentes sitios de la pared aneurismática. Cuando la ruptura asienta en la **cara anterior**, la situación es catastrófica, provoca una hemorragia intraperitoneal con una situación hemodinámica de mayor gravedad que cuando es retroperitoneal.

La ruptura en la **cara posterior** es la más frecuente y se debe a la erosión que sufren los aneurismas sobre los cuerpos vertebrales, la contención del retroperitoneo facilita con frecuencia la estabilización hemodinámica, dando margen para el diagnóstico imagenológico. El hematoma retroperitoneal por compresión e infiltración del plexo lumbosacro puede provocar dolor abdominal con irradiación lumbar, inguinal o genital simulando un cólico renal, concepto a tener en cuenta en el diagnóstico diferencial (4).

En raras ocasiones una fisura permite la salida de escasa cantidad de sangre al retroperitoneo con sintomatología leve y atípica, constituyendo el aneurisma roto contenido, pudiendo permanecer semanas o meses en estas condiciones hasta que sus síntomas se intensifican por la ruptura definitiva. Ésta puede invadir estructuras adyacentes como el tubo digestivo (fístula aortoentérica) o vena cava (fístula aortocava). En la primera una hemorragia centinela, insidiosa y repetitiva será precursora del sangrado masivo fatal. La presencia de edema distal, hematuria e insuficiencia cardíaca, soplo abdominal en maquinaria, acompañada de una tumoración que late y expande, advertirá de la existencia de una fístula aortocava.

Exámenes complementarios

-**Laboratorio**: coagulograma y determinación urgente de grupo sanguíneo poniendo en conocimiento del Servicio de Hemoterapia la necesidad de disponibilidad de sangre y derivados.

-**Electrocardiograma** y valoración cardiovascular pre-quirúrgica.

-**TC** (preferente) o **ecografía**: La TC ofrece imágenes más exactas, no sólo de la aorta sino de sus relaciones de vecindad, permitiendo precisar con mayor exactitud su extensión y brinda datos útiles para la intervención como el compromiso de las arterias renales, extensión del cuello, dimensiones de la bifurcación aórtica, extensión a las arterias ilíacas, etc. Si el paciente no está estable hemodinámicamente se debe llevar inmediatamente al quirófano, sin demorar la cirugía.

Conducta terapéutica

Antes debe valorarse rápidamente si está en situación irreversible o inclusive en una situación terminal. No son pasibles de cirugía los pacientes con neoplasias avanzadas, con metástasis sistémicas, los postrados en cama con demencia senil y los casos con ACV masivos. Se presentan dudas en el paciente con hipotensión severa, discreta afectación del estado de conciencia y anuria prolongada.

Una vez realizado el diagnóstico, se colocarán al menos dos canalizaciones venosas de gran calibre para la infusión de fluidos y medir presión venosa central. Mientras se prepara el quirófano se debe dar aviso a Anestesiología y Hemoterapia. Se debe recordar que la hipotensión arterial controlada es una técnica que tiene por objetivo disminuir en lo posible la pérdida sanguínea en AAA. Cateterización de la arteria radial para monitoreo de la TA media y dependiendo del estado del paciente y de patologías cardíacas asociadas, se colocará un catéter de Swan-Ganz para control de la reposición volumétrica y manejo cardiológico.

La vía de abordaje utilizada es transperitoneal con un rápido control de la aorta proximal al sitio de sangrado y clampeo aórtico, resecando el aneurisma e interponiendo una prótesis arterial aorto-aórtica. Si se asocian aneurismas ilíacos o patología oclusiva ilíaca, se realizará una derivación protésica aortobi-ilíaca o aorto-bifemoral según las circunstancias. En casos seleccionados y en centros especializados con disponibilidad inmediata de dispositivos adecuados, es factible ofrecer con buenos resultados el tratamiento por vía endovascular con la colocación de una endoprótesis introducida a través de las arterias femorales.

En síntesis, el AAA es una patología muy grave, con elevada mortalidad, constituyendo una verdadera emergencia médica, que exige celeridad en la toma de decisiones. El diagnóstico debe ser sospechado en un paciente con antecedente de aneurisma aórtico y no se debe retrasar el tratamiento quirúrgico urgente para realizar estudios complementarios, excepto en pacientes estables y con duda diagnóstica (5).

Referencias bibliográficas

1.Wakefield T. Surgical treatment of ruptured infrarenal abdominal aortic aneurysm. Current Therapy in Vascular Surgery. 2th edition. Philadelphia: Ernst-Stanley. De Bc Decker; 1995; 22: 264-267.

2.Johansen K, Kholer T, Nicholl S y cols. Ruptured abdominal aortic aneurysm: the harbor-view experience. J Vasc Surgery 1991; 13: 515-525.

3.Estevan J, Vallea A, Méndez A. Epidemiología de los aneurismas de aorta abdominal. Med Clin 1993; 100: 464-468.

4.Chervu A, Clagett P, Valentine R. Role of physical examination in detection of abdominal aortic aneurysms. Surgery 1995; 117: 454-457.

5.Maeso J, Bofill R, Matas M. Aneurismas de aorta abdominal rotos. In Estevan-Solano JM, Ed. Tratado de aneurismas. Barcelona: J. Uriach; 1997: 199-218.

28-ENFERMEDAD VASCULAR PERIFERICA (EVP)

Vacca S - Guevel J

La EVP configura un verdadero *síndrome*, producto de la detención o disminución de la circulación de la sangre a través de ciertas arterias. Esta situación genera un estado de sufrimiento celular por falta de oxígeno y nutrientes en la zona afectada, con las siguientes repercusiones:

- A nivel loco-regional: el compromiso dependerá del calibre de la arteria obstruida, del territorio que irriga y de la presencia o no de circulación colateral previa. Puede acompañarse también de trombosis venosa secundaria, situación que agrava el cuadro clínico.
- A nivel sistémico: ocasionadas por la distribución masiva de catabolitos y radicales libres que se producen por el descenso de oxigeno y nutrientes a los tejidos. Esta diseminación puede generar graves daños en órganos a distancia como riñón, pulmón, corazón, cerebro, etc.

Se describen como causas productoras de EVP a las embolias y trombosis arteriales, traumatismos, aneurismas complicados y más raramente las vasculitis.
Los factores asociados al aumento del riesgo de las EVP son el tabaquismo, dislipemia, diabetes, hipertensión arterial, obesidad, estado postmenopáusico, sexo masculino y edad mayor de 50 años. Además, como factores coadyuvantes se describen trastornos del fibrinógeno, niveles de hierro elevado, hiperuricemia, homocisteinemia, enfermedad de Von Willebrand e hipotiroidismo (1).

Bases para el diagnóstico clínico

La mayoría de los pacientes con EVP son asintomáticos, sin embargo existen 2 situaciones clínicas que pueden presentarse en una guardia de urgencias. La primera se denomina claudicación intermitente (CI), siendo este cuadro, consecuencia de una isquemia crítica que se pone de manifiesto con la marcha. La segunda es la isquemia arterial aguda (IAA), que se produce ante una disminución súbita de la irrigación, situación que amenaza la vitalidad del miembro. Esta última entidad se asocia con una tasa de amputación de hasta 25% y una mortalidad entre 10 a 20% (2).
Los pacientes con CI pueden clasificarse según Rutherford (1), en distintos estadios evolutivos, dependientes de diferentes factores entre los que se encuentran el calibre del vaso afectado, tiempo de evolución, estado de circulación colateral previa, compensación cardiovascular, estado pro-trombótico, etc (tabla 2).

Tabla 1. *Categorías clínicas de la CI.*

CATEGORIA	ESTADIO
0	Asintomático
1	Claudicación leve
2	Claudicación moderada
3	Claudicación grave
4	Dolor en reposo
5	Pérdida ligera de tejido: úlcera no cicatrizante, gangrena focal con úlcera difusa del pie.
6	Pérdida importante de tejido que se extiende por encima del nivel transmetatarsiano, pie funcional ya irrecuperable.

Así mismo, se pueden distinguir tres formas clínicas principales, dependientes de la localización topográfica:

• Enfermedad aorto-iliaca, que representa el 24% de los casos. Se caracteriza por la claudicación alta o glútea y por la ausencia de todos los pulsos del miembro afectado.

• Enfermedad femoro-poplitea, responsable del 50% de las IVP. Se caracteriza por la claudicación a nivel gemelar, unilateral inicialmente, con pulsos femorales presentes pero poplíteos y distales ausentes.

• Enfermedad tibio-peronea, responsable del 17% de los casos.

En segundo lugar haremos el análisis de la presentación clínica de las IAA de causa trombótica y embolica, dado que son éstas, las dos etiologías más frecuentes (tabla 2).

Tabla 2. *Diferencias entre trombótica y embolica.*

HALLAZGO	EMBOLIA	TROMBOSIS
Severidad estenosis	Completa	Incompleta
Comienzo	Minutos	Horas
CI previa	Ausente	Presente
Palpación arterial	Suave	Dura
Pulsos contralaterales	Presentes	Disminuidos

El paciente en general, consulta por entumecimiento y dolor en el miembro afectado que puede progresar a parálisis motora y rigidez muscular. Con el fin de profundizar la exploración, se puede utilizar un recurso para memorizar los aspectos más importantes a tener en cuenta, las llamadas "**seis P**" (1):

• **Parestesia** (paresthesia): pérdida de la sensibilidad distal al sitio de la obstrucción y posterior progreso a anestesia por afectación de los nervios sensitivos.

• **Dolor** (pain): Súbito, intenso, progresivo y que no responde a analgésicos comunes.

• **Palidez** (pallor): De aparición precoz por ausencia de perfusión dermoepidérmica y que puede asociarse a manchas cianóticas.
• **Pulsos** (puselessnes): Ausencia distal a la oclusión. Útil para determinar la topografía.
• **Parálisis** (paralysis): Comienza con leve impotencia y puede llegar a ser total con rigidez.
• **Poiquilotermia**: Alteración de la temperatura segmentaria del miembro debido a la falta de aporte sanguíneo.

Métodos complementarios

Se los puede clasificar en dos grandes grupos:
Estudios vasculares no invasivos:
• **Doppler continuo** y pulsado, que confirma la ausencia o disminución del flujo y las características hemodinámicas del mismo: laminar, turbulento, velocidad de flujo, etc.
• **Eco-Doppler**, que aporta información morfológica. Tiene una sensibilidad (S) del 85 a 90% y una especificidad (E) mayor del 95%.
• **Indice tobillo-brazo**. La medición se realiza en decúbito supino luego de un reposo de 10 minutos, utilizando un manguito de esfigmomanómetro que se coloca por encima del tobillo y un monitor Doppler portátil para registrar la presión arterial sistólica de las arterias tibial anterior y posterior de cada miembro, así como también se mide la presión arterial de ambas arterias braquiales. La presión sistólica más elevada del tobillo se divide por la presión sistólica más elevada del brazo, de lo que resulta un ITB para cada miembro. El valor del ITB normal es $> 1,0$. Al compararlo con la angiografía, un ITB $< 0,9$ tiene una S de 79% y una E del 96% de correlación con enfermedad arterial significativa. Existe una estrecha correlación entre el valor de corte del ITB y la gravedad de la arteriopatía. Un ITB $> 0,50$ sugiere que la progresión a isquemia crítica es improbable durante los próximos 6,5 años de seguimiento (3). Ante la presencia de ITB $> 1,4$ en personas diabéticas o de edad avanzada, debe utilizarse otro método diagnóstico.
• **Angio-TC:** su utilización tiene un crecimiento exponencial presentando una S del 95% y E del 96%.
• **Angio-RM:** identifica correctamente la enfermedad significativa de la arteria poplítea con S del 94% y E del 92% y de las arterias tibiales con S del 100% y E de 84%, demostrando mejor certeza diagnóstica en los segmentos infrapatelares en relación con la angio-TC.
Estudios vasculares invasivos:
1. **Arteriografía**: Es la prueba con mayor S, permitiendo conocer la extensión, topografía de las lesiones, así como la presencia de colaterales. Actualmente, su indicación queda reservada para aquellos pacientes en los que se planifica un procedimiento de revascularización.

Conducta terapéutica

El abordaje del **CI**, incluye en los casos leves a moderados el tratamiento médico y en aquellos sintomáticos con gran afectación de la calidad de vida y flujo arterial crítico, los procedimientos quirúrgicos. No se recomienda realizar estas últimas de manera profiláctica en pacientes asintomáticos, independientemente del flujo arterial que presenten.
El **tratamiento médico** consiste en controlar los factores de riesgo asociado a la realización de **ejercicio físico**, a partir del cual se logra un mayor desarrollo de la vascularización colateral, favoreciendo además la disminución de la viscosidad sanguínea. La prescripción del ejercicio se basa en un programa de 3 sesiones por semana y con una duración mínima de 3 meses. Cada

sesión tiene una duración inicial de 30 minutos y se incrementa hasta la hora. Un metanálisis (4) mostró que el tiempo de caminata sin síntomas claudicantes mejoró en promedio un 180% en pacientes sometidos a este programa de rehabilitación. La medicación antiagregante como el **ácido acetilsalicílico** en dosis de 75 a 325 mg/d, debe ser indicada en todos los pacientes con EAP (Recomendación grado 1 de la SAC) (1), recomendándose el clopidogrel solamente cuando existe contraindicación para el uso de AAS.

También se deben utilizar **hemorreológicos** con efectos vasodilatadores, antiagregante plaquetario y metabólicos como el cilostazol, inhibidor de la fosfodiesterasa III en dosis de 100 mg/12 hs. Existen estudios (5) que demuestran que aumenta la distancia máxima en un 25% (entre 42 y 70 metros). Deben evitarse en pacientes con insuficiencia cardíaca congestiva.

Por otro lado, un metanálisis (6) evidenció un aumento de la distancia caminada de 163 metros en pacientes que recibían estatinas, por lo que se recomienda su indicación independientemente del nivel del colesterol basal (Atorvastatina 10 mg/día).

Los anticoagulantes como las heparinas en sus diversas formas (sódica, cálcica, bajo peso molecular) están limitadas a las formas agudas o AAI.

El **tratamiento quirúrgico** incluye las **técnicas endoluminales**, mediante la utilización de catéteres percutáneos con balones expansibles o stents metálicos, capaces de dilatar y repermeabilizar los vasos. Se recomienda el uso de doble antiagregación (AAS + clopidogrel) un mes después de la revascularización. También se encuentran las **técnicas de revascularización directa** como la tromboendarterectomía o el bypass mediante injertos autólogos (vena safena) o prótesis sintéticas (Dacron, PTFE, etc) y finalmente las técnicas de último recurso, como las amputaciones, ante el fracaso del tratamiento médico o quirúrgico.

En el caso de las **IAA**, el paciente debe ser hospitalizado con el siguiente manejo inicial de instauración inmediata: 1) Hidratación amplia con soluciones salinas EV a fin de prevenir la evolución al fallo renal. 2) Dosis de carga de aspirina. 3) Anticoagulación con heparina sódica EV: bolo de 100 a 150 U/kg seguido por infusión continua de heparina a fin de mantener un KPTT entre 2 y 2,5 veces el basal. 4) Alcalinizar la orina en caso de detectarse la presencia de mioglobinuria. El tratamiento analgésico es también necesario (1).

El nivel de la emergencia dependerá sobre todo de la presencia de deficiencias neurológicas y la causa (trombótica o embolica). Una extremidad con daño irreversible puede requerir amputación primaria antes del deterioro del estado clínico del paciente.

En el caso de oclusiones embolicas, la embolectomía es el tratamiento de elección. Si la etiología no puede ser establecida, se procederá a realizar una arteriografía a fin de confirmar el nivel y la extensión de la oclusión y así seleccionar la mejor terapia disponible.

Referencias bibliográficas

1.Sociedad Argentina de Cardiología. Consenso de enfermedad vascular periférica. Rev Argen Cardiol 2015; 83: 38-60.

2.Lijmer J, Hunink M, van der Dungen J y cols. ROC analysis of noninvasive tests for peripheral arterial disease. Ultrasound Med Biol 1996; 22:391-398.

3.Jelnes R, Gaardsting O, Hougaard Jensen K y cols. Fate in intermittent claudication: outcome and risk factors. Br Med 1986; 293: 1137-1140

4.Gardner A, Poehlman E. Exercise rehabilitation programs for the treatment of claudication pain. A meta-analysis. JAMA 1995; 274: 975-980.

5.Pande R, Hiatt W, Zhang P y cols. A pooled analysis of the durability and predictors of treatment response of cilostazol in patients with intermittent claudication. Vasc Med 2019; 15: 181-188.

6.Baigent C, Keech A, Kearney P y cols. Efficacy and safety of cholesterol-lowering treatment: prospective meta-analysis of data from 90.056 participants in 14 randomised trials of statins. Lancet 2005; 366: 1267-1278.

29-PIE DIABETICO (PD)

Vacca S

El PD es una entidad clínica que se presenta como complicación de la diabetes mellitus (DM), siendo la principal causa de internación o ingreso hospitalario en estos pacientes (1).
La Sociedad Española de Angiología y Cirugía Vascular define al pie diabético como una "alteración clínica de base etiopatogénica neuropática, inducida por un estado de hiperglucemia mantenida con o sin la coexistencia de isquemia. Previo desencadenante traumático, produce una lesión o ulceración del pie. En esta definición no se menciona a la infección la cual es considerada un agravante de la enfermedad. En caso de incluir a esta última, el pie diabético se define como la "infección, ulceración o destrucción de los tejidos profundos del pie, asociados a neuropatía o enfermedad vascular periférica de diferente magnitud en las extremidades inferiores de los pacientes con diabetes mellitus" (2).
Según la OMS, la prevalencia de DM es del 2,1% de la población mundial y se estima que el 45% de las personas diabéticas se encuentra sin diagnosticar. El 20% de los pacientes diabéticos van a ingresar alguna vez en su vida por úlceras o por otra lesión en sus pies, pero la consecuencia más grave, después de la mortalidad asociada, es el riesgo de amputación. El 85% de las amputaciones van precedidas de una úlcera en el PD, el 50% de los amputados tiene riesgo de sufrir una amputación contralateral dentro de los 5 años y 50% de mortalidad en el mismo periodo.
Con respecto a la etiopatogenia de la enfermedad, se debe principalmente a la hirperglucemia sostenida y por lo general mal controlada, que es el desencadenante del deterioro neuropático, en sus esferas sensitivas, motoras y autónomas. No se debe olvidar, el deterioro vascular periférico, que en el paciente diabético presenta características singulares tales como su afectación difusa y localizándose en los tres ejes vasculares infrapoplíteos, en forma bilateral.
La enfermedad vascular es considerada como factor pronóstico en el PD porque de la irrigación del pie va a depender la cicatrización de las úlceras como así también la capacidad de respuesta frente a la infección.

Bases para el diagnóstico clínico

En el presente capítulo solo haremos referencia al PD que se presenta en la urgencia, pero sin dejar de mencionar que la mejor forma de tratar a estos pacientes se basa en el buen manejo metabólico, el control de los factores de riesgos y el trabajo multidisciplinario para la prevención y curación de las lesiones.
La lesión más frecuente en el PD, es la úlcera que puede ser de origen neuropático o isquémico, la cual puede complicarse con una infección que comprometa tejidos superficiales o profundos, siendo estos últimos los tipos de lesiones que habitualmente afrontamos en un servicio de urgencias. Una ulcera infectada en el pie puede conducir a la pérdida del miembro en cuestión de días.
Las **úlceras neuropáticas** se encuentran localizadas en un sitio de trauma repetitivo, como el dorso de los dedos con el calzado o sometidas a sitios de alta presión constante como por debajo de las cabezas de los metatarsianos. Generalmente son indoloras e incluso pueden estar ocultas por una callosidad o con hiperqueratosis en sus bordes. El pie es cálido y bien perfundido con pulsos saltones.
Las **úlceras isquémicas** y **neuroisquémicas** se localizan en los dedos, talones y a nivel de la superficie medial de la cabeza del primer metatarsiano. Se caracterizan por presentar bordes

mal vascularizados, sin hiperqueratosis y con centro necrótico. Son dolorosas dependiendo del grado de neuropatía.
Todas las ulceras se encuentran contaminadas y colonizadas, por lo tanto el cultivo de superficie en estos casos no es válido. El diagnóstico de infección es netamente clínico y nos basamos en los signos locales de inflamación (rubor, calor, edema y dolor) en conjunto con la presencia de secreción purulenta, manifestaciones sistémicas como fiebre, malestar general y pruebas de laboratorios ausentes. Las infecciones, dependiendo los planos y los tejidos que comprometan pueden manifestarse como celulitis, abscesos, fascitis o miositis. Estas mismas según los gérmenes que intervengan y al grado de isquemia, pueden evolucionar a infecciones necrotizantes. También llegando a tejido óseo se pueden presentar como **osteítis, osteomielitis y osteoartritis**.
Otra presentación es la **neuroartropatía de Charcot**, que se manifiesta por un proceso inflamatorio de las articulaciones a nivel del tarso que lleva a las subluxaciones de los componentes óseos del medio pie, principalmente de la articulación calcaneo-astragalina, finalizando con el desmoronamiento de la bóveda y la pérdida de la concavidad plantar.
Existen distintas clasificaciones para determinar la gravedad y la extensión de estas lesiones. La clasificación de Wagner es la más simple y quizás la mas utilizada, sin embargo no toma en cuenta el grado de isquemia, factor importante para el pronóstico evolutivo y el tipo de terapéutica ha implementar (Tabla 1).

Tabla 1. *Clasificación de Wagner.*

GRADO	CARACTERISTICAS
0	Ausencia de ulceras en un pie de alto riesgo.
1	Ulcera superficial.
2	Ulcera penetrante al tendón o capsula articular
3	Lesión de tejidos profundos y absceso (osteomielitis).
4	Gangrena parcial del pie.
5	Gangrena mayor a 2/3 del pie.

Otra clasificación es la de la Universidad de Texas, más completa que la anterior, tomando en cuenta la profundidad, la infección y el grado de isquemia, demostrado por sus autores conforme aumenta el grado y estadio de la lesión, empeora el pronóstico de la misma, siendo más elevado el riesgo de amputación.
La importancia de estas clasificaciones radica en identificar que pacientes pueden ser tratados en forma ambulatoria, cuáles precisan ser ingresados al internado y cuáles requieren un tratamiento médico y quirúrgico con urgencia.

Métodos complementarios

Como dijimos anteriormente la base del diagnóstico es un correcto examen clínico de las lesiones y la evaluación de los pulsos periféricos. El resto de los exámenes complementaran para informar sobre la extensión de la lesión, el pronóstico y el tratamiento a seguir.
-**Laboratorio** con hemograma, VSG, PCR, gases venosos, glucemia, uremia, creatinina, ionograma, hemostasia y hepatograma. Todos estos resultados nos brindarán información del estado metabólico, diabetes descompensada o diagnóstico de la misma, función renal, etc y datos de referencia para el control evolutivo de la infección.

-**Rx directa** del pie en proyecciones de frente, perfil y oblicuo. Permite detectar osteomielitis, pero no la descarta, calcificaciones arteriales, cuerpos extraños y gas en tejidos blandos.
-El **índice tobillo- brazo** es una prueba no invasiva que nos permite hacer el diagnostico de isquemia y la gravedad de la misma. Esta prueba consiste en obtener el cociente entre el valor de presión sistólica máxima de los miembros superiores y el valor de presión sistólica a nivel de los tobillos. Valores por debajo de 0,9 denotan un estado isquémico, y valores por debajo de 0,6 refieren a un grado de isquemia grave. La principal dificultad de este método son los falsos negativos, ya que debido a la calcificación de las arterias en los miembros inferiores los valores de presión sistólica darán elevados, obteniendo un cociente mayor a uno.
-El **doppler arterial** será necesario en aquellos casos de dificultad para el examen de los pulsos y junto a la **Angio TC** y la **Angio RM** también pueden brindar información sobre la topografía de las lesiones estenóticas vasculares y así idear las estrategias de revascularización.
-La **angiografía digital** sigue siendo el Gold estándar para determinar la localización de las lesiones arteriales y planificar la terapéutica de revascularización tanto de forma endovascular como de forma abierta (by pass). Estos últimos estudios solo brindan información topográfica.

Conducta terapéutica

Desde el inicio el tratamiento debe de ser multidisciplinario, cirujanos vasculares, terapistas, diabetólogos, ortopedistas, fisiatras, etc. El manejo de un PD complicado debe seguir los siguientes objetivos en general:

1. Estabilizar valores de glucemia.
2. Antibióticoterapia empírica y de amplio espectro hasta obtener resultados de cultivos.
3. Drenaje de abscesos y desbridamiento de tejidos necrosados.
4. Revascularización en casos de isquemia.
5. Manejo y curación avanzada de las heridas.
6. Rehabilitación y educación del paciente.

Referencias bibliográficas

1- Gómez Hoyos E, Levy E, Perez A y cols. Pie diabético. Semin fundación Esp de reumatol 2012; 13: 119-129.

2- Blanes J, Clará A, Lozano F y cols. Documento de consenso sobre el tratamiento de las infecciones en el pie del diabético. Angiología 2012; 64: 31-59.

30-ACCESOS VENOSOS (AV)

Figueroa A

Se denomina AV a la inserción de un catéter biocompatible en el espacio intravascular, ya sea central o periférico, con el fin de administrar fluidos, fármacos, nutrición parenteral, determinar constantes fisiológicas o realización de pruebas diagnósticas (1). Los accesos venosos en base a las opciones y variedades disponibles deberán ser adaptados a la necesidad de cada paciente en relación a su tipo, duración y frecuencia de uso.

Es un procedimiento invasivo y como tal no exento de complicaciones que pueden ocurrir en el 2 a 15% de los casos. En Estados Unidos se instalan más de 5.000.000 de catéteres venosos centrales (CVC) por año, y alrededor del 15% de los pacientes presentan alguna complicación, entre las cuales están las mecánicas, trombóticas e infecciosas (2).

Tipos de catéteres

Existen numerosos modelos de CVC, entre los cuales encontramos los tunelizados, los no tunelizados, los impregnados (clorhexidina, minociclina, etc), los de inserción periférica, etc. Con respecto a los mismos haremos hincapié en los CVC no tunelizados y los catéteres centrales de inserción periférica (PICC) (2). En relación a los primeros, es decir los CVC no tunelizados, las principales vías de abordaje son la vena yugular interna y externa. En situaciones especiales la vía subclavia puede ser factible pero, por lo general, no se recomienda debido a la alta incidencia de trombosis venosa y aumento de riesgo de complicaciones relacionadas al abordaje o al catéter. La vía femoral es la última opción debido a su alto riesgo de infecciones. Estos catéteres están indicados principalmente para el acceso a corto plazo y destinados para una rápida reanimación o control de la presión. La vida útil del catéter es de 5 a 7 días, proporcionando hasta 5 lúmenes. No son apropiados para pacientes que requieren acceso venoso central durante más de 2 semanas.

Los PICC se colocan más frecuentemente a través de la vena basílica, braquial o cefálica, esta última es de más fácil acceso y más segura. Están indicados en pacientes con terapias endovenosas que implicaran semanas hasta 6 meses de tratamiento. Las indicaciones más frecuentes para los PICC incluyen la administración de nutrición parenteral, antibióticos y analgésicos, así como la quimioterapia y las transfusiones de sangre (1).

Elección del sitio de inserción de CVC y PICC

En la elección del sitio de inserción se debe considerar el tiempo teórico de utilidad, el riesgo de complicaciones y fundamentalmente el dominio de una técnica determinada. En relación a esto, las vías de mayor utilización en la práctica diaria tienen sus ventajas y desventajas, las cuales se resumen en la Tabla 1.

Tabla 1. *Elección del sitio de inserción en CVC.*

Sitio de inserción	***Ventaja***	***Desventaja***
Vena yugular interna	Fácil acceso. Riesgo bajo en operador con poca experiencia.	No útil en periodos prolongados. Riesgo de punción arterial.
Vena subclavia	Fácil mantenimiento. Confortabilidad del paciente. Baja tasa de infección.	Alto riesgo de neumotórax. Sangrado de difícil compresión.
Vena femoral	Fácil, rápida y alta tasa de éxito.	Alta tasa de infección. Última opción o de uso transitorio.

Con respecto a la elección del sitio de inserción en los PICC, se deben tener en cuenta elementos relacionados no solo al capital venoso sino a las condiciones generales del paciente, las mismas se resumen en la tabla 2.

Tabla 2. Elección del sitio de inserción de los PICC.

Sitio de inserción	Características venosas
<u>Mano</u>: *-Arco venoso dorsal* *-Digital dorsal*	*Recta y elástica.*
<u>Antebrazo</u>: *-Ante braquial* *-Cefálica* *-Basílica*	*Piel intacta y distensible.* *Calibre adecuado en función del catéter a utilizar.*
<u>Miembros inferiores</u>: *-Vena safena* *-Arco venoso dorsal*	*Fácil de palpar y estabilizar.*

Técnica de colocación

Sven-Ivar Seldinger desarrolló una innovadora técnica para la inserción percutánea de catéteres vasculares. Esta técnica consiste en la introducción percutánea de una aguja en un vaso sanguíneo, seguido de la colocación de una guía a través de la misma y la posterior inserción del catéter enhebrado a través de la guía (5).

El empleo de la ecografía (US) para guiar la punción de estructuras vasculares, ofrece muchas ventajas lo que la convierte en una técnica más precisa y sobre todo más segura, con una reducción significativa de complicaciones (6). Existen dos formas de abordaje por US, **estático** para visualizar la anatomía previamente y luego se procede a la inserción, y **dinámico** observando durante todo el procedimiento la inserción, siendo éste el más seguro y ampliamente utilizado por especialistas.

Durante la US la vena es compresible y su calibre varía con los movimientos respiratorios. El diámetro puede aumentar hasta un 37% en la posición de Trendelemburg (2).

Técnica de inserción de CVC según sitio anatómico

Para la inserción de un catéter en la vena yugular interna (VYI) o la subclavia (VS), el paciente debe estar en Trendelemburg a 15° y con la cabeza girada al lado contrario de donde se realiza la inserción hasta 45°. En caso de canalizar la VYI, es recomendable definir previamente el **triangulo de Sedillo** formado por la rama esternal y clavicular del esternocleidomastoideo y la clavícula. Existen tres tipos de abordaje de la VYI, anterior, central y posterior, siendo los más utilizados el anterior y posterior. En el caso de insertar el CVC en la VS, una vez posicionado el paciente, el abordaje infraclavicular es el más utilizado por la baja tasa de complicaciones. Para tal fin se delimita la clavícula en toda su extensión y se punciona la unión del tercio superior y del tercio medio, un centímetro por debajo del reborde clavicular. Posteriormente se avanza la aguja bajo la clavícula paralelo al plano horizontal en dirección a la escotadura esternal.

Técnica de colocación de PICC

En este caso, el paciente debe colocarse en decúbito supino con el brazo dominante a 90°. A continuación, se recomienda valorar ecográficamente el capital venoso (diámetro, profundidad, permeabilidad, etc). Una vez elegido el catéter en función al vaso a puncionar, se lo introduce con medidas estrictamente antisépticas previa colocación de ligadura 15 cm por encima del sitio de punción. Punción según técnica de Seldinger. Para finalizar, con la heparinización del catéter y la fijación a piel.

Complicaciones

Se pueden dividir en tres grupos:

• **Mecánicas**: destacando el hematoma por punción arterial accidental como la más frecuente. Su manejo consiste en la compresión del sitio de punción por 3 a 5 min y control ecográfico posterior de ser necesario. El hemo o neumotórax tiene una incidencia de 1,5 a 3,1%, cuando el neumotórax es pequeño se puede resolver espontáneamente y basta con la observación clínica y el control de las imágenes diarias. Si el paciente experimenta dificultad respiratoria debe iniciar aporte de O_2, monitoreo con SpO_2 y hemodinámico y evaluar la instalación de un drenaje pleural. Cuando ocurre en el paciente ventilado con presión positiva, en general requiere la instalación de un drenaje pleural para evitar la ocurrencia de un neumotórax hipertensivo. El posicionamiento incorrecto del catéter, tiene una incidencia del 5 al 9%, en estos casos se recomienda su recolocación bajo control radioscópico. Las arritmias son producidas por la irritación mecánica del catéter en el endocardio, su manejo consiste en retirar la guía o catéter unos cm, la mayoría de estos eventos son auto limitados (2) (4).

• **Trombótica:** Están determinadas principalmente por el sitio de punción, siendo los femorales los más frecuentes (21%) en relación a los subclavios (1.9%) (7). En las trombosis relacionadas a catéteres transitorios se anticoagula y después de 5 días el catéter es retirado. En los catéteres de largo plazo simplemente se anticoagula y de no haber disfunción no se retira el catéter (4).

• **Infecciosas:** involucran tanto la infección del sitio de inserción, la colonización del catéter demostrada por cultivos y la bacteriemia asociada.

Podemos resumir que las complicaciones de los CVC son frecuentes y pueden ser de gran importancia con graves consecuencias para el paciente. Las más severas son de rara ocurrencia y por eso siempre que se indica o instala un CVC, debe haber certeza de los beneficios que se obtienen con su uso y de los riesgos que implica instalarlo.

En síntesis, el conocimiento de la técnica es indispensable para su realización como así también de nuevas tecnologías que ayudan a simplificarla. Debe ser de manejo estándar para todo medico en la atención del paciente ya sea en unidades críticas como en su práctica diaria del paciente crónico.

Referencias bibliográficas

1- Cheung, Edward. Venous Access: A Practical Review for 2009." Canadian Family Physician 2009; 55: 494-496.

2- Felipe Imigo. Accesos venosos centrales. Cuad Cir 2011; 25: 52-58

3- Domino K, Bowdle T, Posner K y cols. Injuries and liability related to central vascular catheters: a closed claims analysis, Anesthesiology 2004; 100: 1411-1418.

4- Rodrigo Rivas. Complicaciones mecánicas de los accesos venosos centrales. Rev méd clín Las Condes 2011; 22: 12-18.

6- Castorena-Arellano G. El uso del ultrasonido por los anestesiólogos, ¿Moda pasajera o llegó para quedarse? Rev Mex de Anestesiología 2007; 30: 133-135.

7- Polderman K, Girbes A. Central venous catheter use. Part 1: mechanical complications. Intensive Care Med 2002; 28: 1-17.

POLITRAUMA

31-ATENCION INICIAL DEL POLITRAUMATIZADO (AIP)

Corrado V

El trauma es la principal causa de muerte en menores de 44 años y la cuarta para todos los grupos etarios. Argentina ostenta uno de los índices más altos de mortalidad producida por accidentes de tránsito: 22 personas mueren por día, esto significa aproximadamente 8.000 decesos al año con más de 120.000 heridos en el mismo periodo de tiempo. Esta cifra es significativamente elevada si se la compara con los índices de otros países, en relación a su población y número de automóviles circulantes (1).

Es importante tener en cuenta como concepto, que toda persona con **politraumatismo o trauma severo** padece de una o varias lesiones que ponen **en peligro su vida**, con deterioro hemodinámico, respiratorio o neurológico a diferencia de aquel que sufre traumas varios en donde el paciente puede presentar varias lesiones sin compromiso de vida.

Múltiples lesionados se define cuando el número de pacientes y la gravedad de sus lesiones no sobrepasan la capacidad del hospital para la atención. Se atiende primero a los casos con situaciones clínicas que ponen en peligro su vida y los con lesiones múltiples.

Accidentes masivos o desastres es cuando el número de traumatizados y la gravedad de sus lesiones sobrepasan la capacidad y los recursos hospitalarios. Se atiende primero a aquellos con posibilidad de sobrevivir, con menor consumo de tiempo, equipo, material y personal.

La revisión primaria y secundaria deben realizarse en forma **repetida** y **frecuente**. En la situación clínica real, muchos de estos procedimientos se realizan en forma paralela, este ordenamiento sirve al médico para organizarse y trabajar sin dejar de detectar situaciones críticas de acuerdo a lo que pone en primer lugar el riesgo de vida.

La muerte por trauma tiene una distribución trimodal, es decir, puede ser **inmediata** como por ejemplo en lesiones aorticas o del tronco cerebral, **temprana** cuando sucede entre las primeras horas posteriores al incidente, como consecuencia de por ejemplo hemoneumotórax, laceración hepática o estallido esplénico o **tardía** es decir, varias semanas posteriores al accidente; siendo la principal causa la sepsis o falla multiorgánica.

"La enfermedad trauma" como hoy se la define, se puede disminuir con políticas basadas en programas de prevención (2).

Bases para el diagnóstico clínico

Los síntomas y signos estarán determinados por los sistemas comprometidos y por la severidad del trauma.

Evaluación y tratamientos iniciales: debido a que el tiempo es el principal protagonista en un paciente politraumatizado, se estableció un ordenamiento de procedimiento de abordaje sistémico fácil de aplicar que incluye (2):

1. Preparación.

2. Triage.
3. Revisión Primaria (ABCDE).
4. Reanimación.
5. Auxiliares.
6. Revisión secundaria.
7. Auxiliares.
8. Revaluación y monitoreo.
9. Cuidados definitivos.

Exámenes complementarios

-**Laboratorio**: Citológico completo, coagulograma, glucemia, urea, creatinina, gases arteriales, grupo sanguíneo y factor , determinación de tóxicos y en el caso de mujeres en edad fértil test de embarazo.
-**Rx** cervical, tórax y pelvis.
-**Ecografía fast**, estudio fácil y rápido que otorga información a veces muy valiosa.
-**ECG**.
-Otros de los métodos complementarios de diagnóstico como Rx de regiones determinadas, TC, angiografía, ecocardiograma, ecodoppler, endoscopia digestiva o endoscopia broncopulmonar son estudios que requieren que los pacientes alcancen las condiciones hemodinámicas y respiratorias para ser trasladados, de lo contrario las guías no recomiendan la realización de los mismos hasta la estabilización clínica (3).

Conducta terapéutica

Manejo del paciente politraumatizado mediante el protocolo secuencial mencionado anteriormente.
1-PREPARACIÓN: Se realiza en dos escenarios diferentes:

- Fase prehospitalaria: Los servicios de emergencias deben notificar del traslado del paciente al hospital más cercano y apropiado y se debe hacer énfasis en el manejo de la vía aérea, control de hemorragias externas, tratamiento del estado de shock e inmovilización adecuada. También se debe obtener toda la información correspondiente con la cinemática del trauma como la hora del hecho y la historia del paciente para brindar información que pueda servir para descartar lesiones sospechadas por el mecanismo o circunstancias.
- Fase hospitalaria: La preparación apunta a tener los elementos en el área correspondiente para recibir al paciente, control de los materiales para abordaje de la vía aérea o de canalización.

2-TRIAGE: Método de selección y clasificación de pacientes basado en sus necesidades terapéuticas y los recursos disponibles para su atención.
3-REVISIÓN PRIMARIA y 4-REANIMACIÓN: Este proceso constituye el llamado **ABCDE** de la atención del trauma y permite identificar las situaciones que ponen en peligro inmediato la

vida. Durante la revisión primaria se identifican lesiones graves y se comienza con su tratamiento.

A) Vía aérea con control de columna cervical: El manejo de la vía aérea es uno de los procedimientos en los que se debe adquirir entrenamiento. La perfusión inadecuada al cerebro y órganos vitales pone en peligro la vida del paciente. La prevención de la hipoxemia requiere de una vía aérea permeable y protegida y de una ventilación adecuada. La adecuada fonación del paciente indica la permeabilidad de la vía aérea y que la ventilación está conservada. En cambio, son signos objetivos de obstrucción, la disnea, cianosis o utilización de los músculos accesorios que sugieren hipoxia o el estupor que puede indicar hipercapnia. También podemos evidenciar ronquidos, estridor, sibilancias, tos, enfisema subcutáneo en región cervical o desplazamiento de la tráquea, que orientan a una obstrucción de la vía aérea. En el paciente inconsciente o con Glasgow menor de 8, en decúbito dorsal la musculatura de la base de la lengua se relaja y tiende a obstruir la laringe, por eso hay que realizar las maniobras de permeabilización. Las dos maniobras utilizadas son **elevación del mentón o subluxación mandibular,** pueden ser de utilidad, dispositivos auxiliares como la cánula orofaríngea de Mayo, útil en pacientes en estado de coma y la cánula nasofaríngea, contraindicada en pacientes con sospecha o con fractura de base de cráneo. Los cuerpos extraños en la vía aérea deben retirarse en forma manual, por aspiración o con una pinza. También hay que evaluar las lesiones faciales y fracturas maxilares, laríngeas o traqueales, las cuales requieren de una vía aérea definitiva. Todo paciente crítico necesita oxigeno con FiO2 elevada (10 litros/min). Manejo avanzado de la vía aérea, implica la presencia en tráquea de un tubo con un balón inflado conectado a O2 y fijado. Todo paciente crítico requiere oxigeno con FiO2 elevada (10 l/min). En departamento de emergencia los dispositivos más utilizados para ese fin son la bolsa válvula máscara BMV (ambú), máscara con reservorio, máscara Venturi y cánula nasal.

Las indicaciones para la vía aérea definitiva son:

- **Protección de vía aérea**:
- Inconsciencia (GSC < o = de 8).
- Fractura maxilofacial severa.
- Riesgo de broncoaspiración (sangre, vómito).
- Riesgo de obstrucción de la vía aérea (hematoma en cuello, lesión traqueal o laríngea).

- **Ventilación**:
  - Apnea:
  - Parálisis neuromuscular.
  - Inconsciente.
  - Esfuerzo respiratorio inadecuado:

- Taquipnea.
- Hipoxia.
- Hipercapnia.
- Cianosis.
- Traumatismo de cráneo que requiera hiperventilación.

- **Control de columna cervical:** al manejar la vía aérea la columna cervical debe estar en posición neutra mediante un collar cervical que limita los movimientos de extensión y flexión. Su eficacia es casi nula, para movimientos de rotación por eso se recomienda colocar almohadillas laterales o fijar la cabeza mediante cintas a la tabla de transporte.

B) Buena ventilación: La vía aérea permeable no garantiza una ventilación adecuada, por eso es importante la semiología torácica que puede reconocer situaciones que comprometen la respiración como neumotórax a tensión, neumotórax abierto, tórax inestable con contusión pulmonar, hemotórax y taponamiento cardiaco (Tabla 1).

Tabla 1. *Hallazgos semiológicos en tórax traumático.*

	INSPECCION	PALPACION	PERCUSION	ASCULTACION	OTROS
Neumotórax no hipertensivo	Simétrico	Crepitación Fracturas costales	Timpanismo unilateral	MV disminuido o ausente	Taquipnea
Neumotórax hipertensivo	Ingurgitación yugular bilateral Tráquea desviada Asimetría	Fracturas costales Crepitación	timpanismo unilateral	MV ausente	Taquicardia Shock
Hemotórax masivo	Palidez	Fracturas costales Contusión	Matidez unilateral	MV abolido	Shock
Tórax inestable	Asimetría en inspiración	Enfisema subcutáneo Crepitación Signo de la tecla Dolor	Submatidez	MV conservado Hipoventilación por dolor	Hipoxemia
Taponamiento cardíaco	Ingurgitación yugular bilateral Tráquea **no** desviada Herida penetrante	Pulso filiforme	Campos pulmonares sonoros	MV conservado Ruidos cardiacos hipofonéticos	Hipotensión Shock Pulso paradojal

- Desde un punto de vista terapéutico, el **neumotórax a tensión** obliga a descomprimir de inmediato, mediante la colocación de una aguja o catéter 14 G en el segundo espacio intercostal sobre la línea medio axilar. Posteriormente se coloca un tubo de toracotomía a succión o drenaje cerrado.
- El **hemotórax masivo,** se produce por lesión de uno o varios paquetes intercostales o de las venas del tórax, de la aorta o algunas de sus ramas o del parénquima pulmonar que interesa la pleura visceral. El espacio pleural es ocupado por sangre que genera un colapso pulmonar, espacio que puede acumular hasta 2,5 litros. El manejo incluye control del estado hemodinámico, la colocación de un tubo pleural o conducta quirúrgica según la magnitud del débito por el drenaje pleural. Si drena 2 litros al colocar el tubo o 200 cc por hora es indicación de cirugía de emergencia.
- **Tórax inestable,** es secundario a la fractura de los arcos costales en dos o más partes quedando la pared torácica sin sostén. Se deprime con la inspiración y se eleva con la espiración. Debe tratarse con analgesia efectiva, administración de oxígeno, reposición cuidadosa de líquidos y apoyo ventilatorio mecánico.
- **Neumotórax abierto,** es una solución de continuidad en la pared torácica que genera un colapso produciendo una reducción de la ventilación y la perfusión sin desplazamiento del mediastino. Además, si la lesión de continuidad en la pared torácica es mayor de dos tercios del diámetro de la tráquea, la presión negativa de

inspiración genera el ingreso de aire por los dos orificios, con disminución del volumen corriente y el intercambio alveolar. En estos casos, se requiere la intubación del paciente, la oclusión de la solución de continuidad, con una malla o venda impermeable y sellado en tres de los bordes del orificio. Este gesto impide el riesgo de neumotórax hipertensivo siendo el tratamiento definitivo la intervención quirúrgica.

C) Circulación con control de hemorragia: La hemorragia constituye la causa de muerte prevenible más importante secundaria al trauma y la hipotensión posterior al mismo debe considerarse como hipovolémica hasta que se demuestre lo contrario. Los pulsos centrales ausentes indican la necesidad de realizar medidas inmediatas de reanimación cardiopulmonar. La taquicardia y la oliguria son signos tempranos de shock y el nivel de conciencia puede estar conservado a pesar de una hemorragia importante. Para tener en cuenta, los ancianos, niños y atletas muestran pocos signos clínicos de hipovolemia y algunos medicamentos como los betabloqueantes pueden enmascarar signos tempranos de shock. Se colocan dos vías periféricas de gran calibre, preferentemente en las cubitales con extracción de sangre para realizar pruebas de laboratorio y se suministran 2 a 3 litros de solución Ringer o fisiológica, calentada a 37 a 40°C y en caso de no responder, se indica sangre del tipo específico o universal. Los pacientes con hemorragia grado III-IV deben ser referidos a cirugía lo antes posible. Las hemorragias externas pueden ser limitadas por compresión directa, vendajes compresivos o férulas neumáticas.

D) Disfunción neurológica: Se debe evaluar inicialmente la conciencia con Score de Glasgow, el tamaño y la reacción de las pupilas.

E) Exposición: Es necesario quitarle la ropa al paciente para que quede expuesta toda la superficie corporal, revisar la espalda, evitar la hipotermia cubriendo el cuerpo con mantas calientes en un ambiente templado.

5-AUXILIARES DE LA REVISIÓN PRIMARIA Y DE LA REANIMACIÓN:

- **Monitoreo cardíaco.**
- **Sonda vesical**, útil para el registro de la diuresis horaria, ya que la disminución del ritmo de diuresis es un signo temprano de shock y refleja la perfusión renal. La colocación de sonda vesical transuretral está contraindicada en pacientes con sospecha de lesión uretral.
- **Sonda nasogástrica**: su colocación evita o reduce la distensión gástrica y disminuye el riesgo de bronco aspiración. Cuando existe o se sospecha fractura de lámina cribosa del etmoides, signos clínicos de fractura de base del cráneo (ojo de mapache, otorraquia, signo de Batlle) su colocación debe ser orogástrica.
- **Monitoreo de frecuencia respiratoria y oximetría de pulso.**

6-REVISIÓN SECUNDARIA: No se debe iniciar la revisión secundaria hasta que el examen primario este concluido y hayan establecido medidas de reanimación y el paciente demuestre estabilización de sus funciones vitales. Es un examen físico de cabeza a pies.

7- AUXILIARES DE LA REVISION SECUNDARIA: Incluye laboratorios específicos, Rx de extremidades y columna, ecografía abdominal, broncoscopia, ecocardiograma, TC y eco doppler vascular.

8- REEVALUACION: El paciente deberá ser reevaluado constantemente para que no se pasen por alto nuevos signos. Hay que realizar un monitoreo continuo de signos vitales y de la diuresis horaria que debe ser de 0,5 ml/h. Se realiza extracción de sangre para gasometría y monitoreo cardiaco permanente al igual que la saturación de oxigeno.

9-CUIDADOS DEFINITIVOS: Una vez recibida la atención inicial en la sala de emergencias, el paciente debe ser trasladado al quirófano, sala de hemodinamia o a UTI (1).

Conducta terapéutica

Hay que calmar el dolor y la ansiedad sin producir depresión respiratoria, ni enmascarar signos de deterioro neurológico. Se utilizan opiáceos como fármacos de primera línea y en bajas dosis como así también ansiolíticos.

En síntesis, el politrauma es una urgencia por lo general con paciente crítico que requiere conocimiento y destreza. La Institución debe preparase para recibir al paciente en la fase hospitalaria y seguir un protocolo como el del ATLS que puntualiza los distintos tramos de la atención primaria, denominado el ABCDE. Lo importante en esta patología cada día más frecuente, es actuar con premura pero sin apuro, teniendo como objetivo principal estabilizar hemodinámica y respiratoriamente al paciente.

Referencias bibliográficas

1- American college of surgeons. Committee on trauma. ATLS (Advance trauma life support).9 ed. Chicago: Ed American College of surgeons; 2015.

2-Bustamante M, Rois O, Machado A. Atención inicial del paciente traumatizado En: Machado A, Aguilera S. Emergencias. Buenos Aires: Edimed; 2008. p611-618

3- Bustamante M, Rois O, Machado A. Atención inicial hospitalaria del traumatismo en el adulto. En: Fosco Matías José. Emergencias. 2°Ed. Buenos Aires: Edimed; 2014. p 471-476.

32-SHOCK EN PACIENTE POLITRAUMATIZADO

Corrado V

Shock es la inadecuada perfusión de los tejidos y órganos, lo que produce un déficit en el transporte de oxígeno para cubrir las necesidades metabólicas del organismo, generando disfunción celular con respuesta inflamatoria local y sistémica.

En trauma, se pueden observar los siguientes tipos de shock (1):

- Shock hipovolémico: deficiente función de bomba.
- Shock cardiogénico: obstrucción al flujo de sangre.
- Shock obstructivo: insuficiente volumen circulante.
- Shock distributivo: inadecuada distribución volumen.

La causa más frecuente de shock en pacientes traumatizados es la **hipovolemia**. En trauma, el shock hipovolémico se origina por pérdida aguda de sangre por hemorragia interna o externa. La primera, es decir la hemorragia interna, se vuelve clínicamente evidente cuando se pierde 1500 cc. Puede acumularse sangre en cavidades cerradas, así por ejemplo aproximadamente el abdomen puede contener toda la volemia, la pelvis hasta 3000 cc, el tórax 1500 cc y las lesiones de huesos largos como una fractura de fémur 1500 cc de acuerdo al volumen de sangre perdida, al shock se lo puede clasificar en cuatro clases (Tabla 1).

Tabla 1. *Clasificación de shock hipovolémico en trauma (1).*

Variable	CLASE 1	CLASE 2	CLASE 3	CLASE 4
Sangrado	<750 ml	750 a 1500 ml	1500 a 2000 ml	>2000 ml
% Volemia	>15%	15 a 30%	30 a 40%	>40%
FC	<100	100 a 120	120 a 140	>140
TA	Normal	Normal	Disminuida	Disminuida
Propiedades del pulso	Normal	Disminuida	Disminuida	Disminuida
Frecuencia Respiratoria	14 a 20	20 a 30	30 a 40	30 a 40
Ritmo urinario (ml/h)	>30	20 a 30	5 a 15	Anuria
Estado mental	Ansioso	Ansioso	Confuso	Estupor/Coma
Terapia	Cristaloide	Cristaloide	Sangre	Sangre

En el shock cardiogénico generalmente está comprometida la perfusión debido a la rotura cardíaca o trauma directo, contuso o penetrante.

El shock obstructivo, se observa en trauma por neumotórax hipertensivo o taponamiento cardíaco, debido a la obstrucción en el llenado del ventrículo derecho.
Por último, el shock distributivo, se debe a la sección medular por encima de la sexta cervical. Afecta la cadena simpática torácica y el paciente presenta vasoplejía y reducción de las resistencias vasculares sistémicas, evolucionando con hipotensión y bradicardia. Los estados sépticos, están incluidos en este tipo de shock.

Bases para el diagnóstico clínico

-**Hipotensión arterial**, definida como el descenso de la presión sistólica por debajo de 90 mmHg o una disminución de más de 40 mmHg a partir de los valores basales.
-**Oliguria** definido como volumen urinario menor a 0,5 ml/kg/h en el adulto y 1 ml/kg/h en el niño, son signos tardíos de hipoperfusión y expresan inicialmente, una pérdida superior al 30%. Por ésta y muchas razones más, es necesario la búsqueda inicial de los signos tempranos de shock. Así por ejemplo, recordar que la **taquisfigmia**, puede estar ausente en pacientes que reciben betabloqueantes o jóvenes deportistas.
-**Palidez** y **frialdad** cutánea con llenado capilar enlentecido, **taquipnea** y diaforesis, son considerados **signos tempranos de shock**.

Exámenes complementarios

-**Laboratorio**. El hematocrito no siempre expresa una hemorragia aguda, porque no hay hemodilución hasta después de doce horas de comenzado el sangrado. El descenso de 3 o 4 puntos de hematocrito corresponde a una pérdida del 10% del volumen circulatorio.
-**Gasometría** y niveles de **lactato**: estos pacientes generalmente presentan acidosis metabólica, con aumento del ácido láctico. Su valor se relaciona con la supervivencia.
-**Tiempos de coagulación**: útil para el preoperatorio y para valorar si hay consumo de los factores de coagulación y elaborar un pronóstico.
-**Test de embarazo**, para mujeres en edad fértil.
-**Enzimas** cardíacas, hepáticas y función renal. Se solicitan ante la sospecha de lesión.
-**Ecografía fast**: fácil de realizar al ser portátil, tiene por objetivo la detección de líquido libre en los espacios peri hepático, hepatorrenal, periesplénico, pélvico y pericárdico.
-**Rx** y **TC** de tórax y abdomen, deben realizarse siempre que el paciente se encuentra hemodinámicamente estable.
-Lo mismo que la angiografía con indicación para el diagnóstico y tratamiento. Finalmente podemos tener presente en algunos pacientes, la práctica de una endoscopia digestiva (4).

Conducta terapéutica

Tiene por objetivo principal, el restaurar el estado volémico y dinámico, controlando las hemorragias externas ya sea con compresión manual o pantalones anti-choque. Tener presente la importancia del diagnóstico temprano de hemorragias internas. Se debe aportar volumen para restituir la perfusión celular.
Se colocará en lo posible, dos accesos vasculares, preferentemente cortos y gruesos. En niños se puede usar la vía intraósea. Se inicia la resucitación con solución cristaloide tibia, con bolo inicial de 1 a 2 litros en adultos y en niños en dosis de 20 ml/kg. Se recomienda administrar sangre cuando se sospechan pérdidas superiores a dos litros. Se encuentra avalado el uso de Ringer Lactato o de solución fisiológica al 7,5% con iguales beneficios. No hay evidencia que el

uso de coloides reduzca el riesgo de muerte, además el uso de los mismos puede producir trastornos de coagulación y reacciones anafilácticas.
Se sugiere iniciar el tratamiento con soluciones cristaloides en una relación 3:1 de acuerdo a la sangre perdida (regla 3: 1) (1).
Colocación de sonda nasogástrica y sonda vesical, sino presentan contraindicaciones.
Un concepto de mucha actualidad en trauma es el de hipotensión permisiva. Los estudios experimentales de hemorragia no controlada traumática demuestran que la reposición de volumen en forma agresiva produciría aún más sangrado y por más tiempo. Atendiendo a este concepto, se ha propuesto mantener la presión arterial sistólica entre 80 a 90 mmHg con el propósito de sostener la perfusión tisular sin exacerbar la hemorragia (2).
En síntesis, en aproximadamente la mitad de los pacientes traumatizados que presentan shock, la causa principal es la hipovolemia. La coagulopatía es el factor independiente de mayor peso para predecir mortalidad. Así mismo, el dosaje de acido láctico sirve para tal fin. Para el diagnóstico temprano lo más importante es reconocer los signos precoces de shock como taquicardia, taquipnea y trastorno del estado de conciencia. Recordando que la hipotensión arterial no es sinónimo de shock y una presión arterial normal no excluye la hipoperfusión celular (3).

Referencias bibliográficas

1- American college of surgeons. Committee on trauma. ATLS (Advance trauma life support).9 ed. Chicago: Ed American College of surgeons; 2015.
2-Carrillo Esper R, Cedillo Torres. Nuevas opciones terapéuticas en la hemorragia postraumática. Rev Asoc Mex Med Crit y Ter Int 2005; 19: 60-70.
3-Hartog C, Winning J. Volume replacement after trauma: an update. Medical Intelligence 2012; 35: 28-35.
4-Fosco M. Shock en el trauma. Emergencias. 2° Ed. Madrid: Sociedad Argentina de Emergencias; 2014. p482-487.

33-TRAUMATISMO ABDOMINAL (TA)

Teyssedou C - Teyssedou J

La incidencia del trauma abdominal ha aumentado considerablemente en las últimas décadas, sin lugar a dudas en relación al incremento de los accidentes en la ruta, en la agresión social y más recientemente por los atentados terroristas. Según datos de la OMS del 2016, cada año se producen en todo el mundo aproximadamente 1,25 millones de muertes por accidentes de tránsito, principalmente en el grupo de 15 a 29 años de edad, siendo significativamente más frecuente en el sexo masculino. La mitad de las personas que mueren por esta causa en todo el mundo son "usuarios vulnerables de la vía pública", es decir, peatones, ciclistas y motociclistas. Por otro lado, entre 20 y 50 millones de personas sufren traumatismos no mortales y a su vez, una proporción de estos padecen alguna forma de discapacidad definitiva (2). Sin embargo, esta cifra debe examinarse en el contexto de un aumento mundial del 15% en el número de vehículos registrados, lo cual indica que los efectos combinados de control de velocidad, el uso de cinturón de seguridad, sistemas de airbag, como el mejoramiento en el sistema ABS de frenado, han contribuido a modificar el tipo de traumatismo; es así como se puede constatar una disminución significativa de los traumatismos craneanos asociados en detrimento de un incremento en los traumatismos torácicos y abdominales.

En general, todo paciente con TA puede presentar lesiones multiorgánicas, razón por la cual debe considerarse esta situación como potencialmente grave (1). Actualmente es aceptado que los traumatismos son la primera causa de muerte en las primeras décadas de la vida (3).

La mortalidad por trauma es de distribución trimodal, como ya se explicó en el capítulo de TV: a) Muertes inmediatas, 50% de los traumatismos debido a lesiones graves multiorgánicas como la asociación con la ruptura cardiaca o de grandes vasos, b) Muertes tempranas, 30% de pacientes en las primeras 6 horas, por hemorragia severa o TCE grave y c) Muertes tardías, a partir de días o semanas, en general por sepsis y fallo multiorgánico (4).

El manejo del TA ha evolucionado en los últimos años, principalmente debido a la incorporación de métodos de diagnóstico como la ecografía y la TC de cuerpo entero con manejo tridimensional de las imágenes, a lo que se suma la generalización del concepto de "damage control surgery" o cirugía de control de daños, introducido por Schwab en 1993 (4). Esta concepción hace referencia al control inicial rápido del sangrado responsable de la hipotensión y de la contaminación peritoneal por perforación digestiva, cuadro clínico que condiciona la **triada de la muerte**: hipotermia, acidosis y coagulopatía (4) (5) (6). La hipotermia se define como una temperatura inferior a 35°C, siendo responsable en gran parte de la hipotensión arterial, de las alteraciones hematológicas, respiratorias y renales, entre otras (4). Participa en la instalación de la coagulopatía, dado que disminuye la actividad enzimática, produce trombocitopenia por aumento del secuestro espleno-hepático de las plaquetas y las modificaciones en la adhesión plaquetaria debido a cambios endoteliales con aumento del criofibrinógeno (4). Si bien, el control de daño por la cirugía, puede detener la hemorragia, la coagulopatía contribuye a la persistencia del sangrado. Esta alteración está presente en la mayoría de los decesos en las primeras 24 hs, lo cual estaría relacionado con la transfusión masiva, superior a 10 unidades de sangre y por la dilución y consumo de factores de coagulación (4).

La acidosis metabólica es el resultado de la hipoxia tisular agravada por la isquemia y necrosis, dado que en estas circunstancias se activa el metabolismo anaerobio y la síntesis de acido

láctico y otras toxinas asociadas (4). Por otro lado, los tejidos mortificados con isquemia, al ser reperfundidos, activan una serie de fenómenos inflamatorios.
En la evaluación inicial del paciente con TA, debe fijarse como objetivos, primero certificar que efectivamente hay un TA y segundo si la lesión existente requiere de un tratamiento quirúrgico agresivo en urgencia (5).
El examen clínico inicial de estos pacientes debe explorar exhaustivamente cada una de las regiones de la anatomía externa del abdomen, incluyendo cualquier lesión comprendida entre la línea intermamilar y el pubis (1) (6).
Desde un punto de vista clínico es importante tener presente la localización de lesiones cutáneas traumáticas visibles que son orientativas de posibles lesiones internas, motivo por el cual consideramos una anatomía externa y otra interna (1) (6).

Anatomía externa:

1 - Abdomen anterior: parcialmente cubierto por la parrilla costal, comprende la región limitada por la línea imaginaria superior inter mamilar, lateralmente las líneas axilares anteriores y los ligamentos inguinales y el pubis a nivel inferior.
2 - Flanco: corresponde al área limitada por las líneas axilares anterior y posterior, desde el cuarto espacio intercostal a la cresta iliaca.
3 - Región posterior: área comprendida entre las líneas axilares posteriores, desde la punta del omoplato a las crestas iliacas

Anatomía interna:

1 - Cavidad peritoneal: Dividida en región supra mesocólica que incluye las cúpulas diafragmáticas, hígado, bazo, estómago y colon transverso y teniendo en cuenta que una parte está cubierta por la parrilla costal, muchas de las lesiones traumáticas inferiores al 4° espacio intercostal, pueden comprometer los órganos abdominales. El abdomen inferior o infra meso cólico, contiene el intestino delgado y colon.
2 - Pelvis: Limitada por la cintura ósea pelviana, representa el espacio distal retroperitoneal con recto, vejiga, vasos iliacos y órganos genitales en la mujer. De difícil exploración dado las estructuras óseas que la encierran.
3 - Retroperitoneo: Posterior a la cavidad peritoneal en íntimo contacto con la columna vertebral, contiene la aorta abdominal, vena cava inferior, duodeno-páncreas, los riñones y su aparato excretor.

Teniendo en cuenta el tipo de lesión cutánea, los TA pueden clasificarse en **cerrados** cuando no hay solución de continuidad y **abiertos**, en aquellos que existe una efracción cutánea con solución de continuidad, los cuales se subdividen en **penetrantes** cuando hay efracción de la aponeurosis y del peritoneo y **no penetrantes** en aquellos casos en que el peritoneo está intacto (1) (6).
Las causas más frecuentes de TA cerrado son los accidentes de tránsito y más raramente los accidentes domésticos, deportivos o de trabajo. Los mecanismos involucrados en estos casos son: 1- Impacto directo o compresión con transmisión de la energía cinética externa a los órganos abdominales en función de la masa propia de los órganos afectados (6) y 2- Desaceleración brusca, donde la energía cinética proviene del mismo órgano abdominal que tiene tendencia a continuar su dirección, con ruptura del parénquima hepático, esplénico o vascular en los puntos anatómicos de anclaje (1) (3) (6).
Los TA abiertos en general, son causados en un 20 a 30% de los casos por arma blanca y en un 80 a 90% por arma de fuego o esquirlas de objetos explosivos (1) (3) (6). Las lesiones por armas blancas y de fuego de baja velocidad (<600 m/seg) causan laceración o corte del tejido, con poco intercambio de energía, motivo por el cual las heridas son mas localizadas. Caso contrario ocurre con las armas de fuego de alta velocidad (>600 mm/seg), como son las armas de guerra,

con intercambio de mucha energía cinética y deformación o fragmentación del proyectil, lo que ocasiona lesiones complejas (1) (4) (6).

Bases para el diagnóstico clínico

El enfoque del paciente traumatizado, debe priorizar el tratamiento inmediato de las situaciones que pueden poner en riesgo la vida del paciente (3) (6) (8). Siguiendo el protocolo ATLS, del cual ya se hizo referencia en el capítulo de "Atención inicial del paciente politraumatizado", y que responde a las siglas A, B, C, D y E, es el mejor camino a seguir (7).
En casos de extrema urgencia ciertos gestos simples para personal entrenado, pueden salvar la vida de estos pacientes, tales como la intubación en urgencia de un distress respiratorio, drenaje de un neumotórax hipertensivo, hemostasia de un sangrado no controlado de miembros, toracotomía en casos de paro cardiaco (8).
Dentro de las posibilidades que permita el caso, debe recogerse una historia clínica completa mediante el interrogatorio directo o indirecto a los acompañantes. Tratando de incluir los mecanismos causantes del traumatismo, la respuesta a las medidas de atención primaria, con la cronología de los signos y síntomas (1) (6).
Examen físico general, con el paciente completamente desnudo, teniendo en cuenta la anatomía externa para localizar las heridas, siendo la palpación abdominal la más informativa, con frecuencia debe ser repetida de manera periódica y por el mismo profesional, buscando en primer lugar lesiones parietales para luego profundizar en la cavidad peritoneal. Sin embargo, en casos de TA cerrados, los resultados suelen ser difíciles de interpretación dado la frecuente interferencia con la asociación con alcohol, drogas e incluso el tratamiento médico inicial (1) (3) (6).
El tacto rectal podrá mostrar sangrado como expresión de una perforación digestiva y evaluar el tono esfinteriano en casos de traumatismo medular asociado. La palpación prostática puede confirmar la ruptura de la uretra posterior. Por otro lado el tacto vaginal es importante en el caso de embarazo (6).

Exámenes complementarios

-**Laboratorio**, de predilección por punción femoral, con especial énfasis en los valores de hematocrito, hemoglobina, gases en sangre, coagulograma, ionograma, hepatograma, amilasa, troponina, CPK, y sustancias toxicas como barbitúricos, alcohol, etc (6) (8).
-**Ecografía tipo Extended Focused Assessment with Sonography for Trauma (e-FAST)**, especialmente en aquellos casos de TA graves inestables que necesitan de decisiones rápidas (8) (9). El objetivo de la FAST es buscar la presencia de líquido libre en las cavidades abdominal, pleural y pericárdica. La exploración se realiza en el box de reanimación, tratando de evaluar cuatro zonas fundamentales: 1- Epigastrio: hígado izquierdo, porción toracoabdominal de los grandes vasos y pericardio. 2- Cuadrante superior derecho: Hígado, riñón derecho, espacio hepatorrenal, y seno costo-diafragmático derecho (derrame pleural), 3- Cuadrante superior izquierdo: bazo, riñón izquierdo, espacio parietocólico y seno costo-diafragmático izquierdo y 4- Pelvis: Evaluación de vejiga, espacio de Douglas y colección líquida (9).
-**Lavado peritoneal**, es un método importante en los TA cerrados, con índices de sensibilidad cercano al 98% en caso de hemoperitoneo. Método de interés en el diagnóstico de casos difíciles con examen físico poco claro y donde no se cuenta con la FAST. Se considera positivo cuando a la aspiración en el momento de colocar el catéter se obtiene 10 ml o más de sangre, cuando el conteo de hematíes es superior a 100.000/mm^3 o de leucocitos más de 500/mm^3 o si

existe la presencia de bilis o bacterias, aunque su especificidad es baja y su realización es invasiva (3) (6).
Rx cervical, tórax y pelvis, realizadas en general a todo traumatismo, si la estabilidad lo permite (6) (8).
-En los casos de traumatizados estables o con repuesta eficaz luego de una perfusión moderada, se puede completar la exploración con un "**bodyscanner**" que es el examen por excelencia en los politraumatizados, determinando el máximo de lesiones a condición de realizarse una serie sin contraste y otra con inyección de contraste EV y adquisición cráneo-cervico-toraco-abdomino-pelviana en tiempo arterial y la adquisición abdomino-pelviana igualmente en tiempo portal (8).
-En estos últimos años, mucho se ha insistido en la incorporación de la **videolaparoscopía diagnóstica,** aunque por el momento no hay criterio unificado de su utilización. Sin embargo, es un procedimiento interesante en el manejo de casos seleccionados, como los traumatismos penetrantes toracoabdominales o de heridas tangenciales de la pared abdominal. Visualizando de manera directa los órganos abdominales y en particular las cúpulas diafragmáticas, pudiendo realizarse gestos terapéuticos simples y reducir las indicaciones de laparoscopias inútiles (3) (5) (6).

Conducta terapéutica

-El personal paramédico debe instalar dos vías venosas periféricas con catéter de buen calibre, como así mismo monitoreo cardiaco, saturación de oxigeno periférico y capnometría si el paciente esta intubado (8).
Teniendo en cuenta el estado funcional y desde un punto de vista pragmático, pueden encontrarse dos tipos de situaciones: 1- Paciente estable con TA sistólica > a 90 mmHg y 2- Paciente inestable con TA sistólica < a 90 mmHg que responde transitoriamente o no al tratamiento inicial de reanimación, siendo los más graves aquellos con TA sistólica < a 65 mmHg. Es importante tener presente que la estabilización del traumatizado se logra realizando un gesto de hemostasia, motivo por el cual la reanimación solo debe mantener la TA entre 80 y 90 mmHg, o a 120 mmHg si existe un traumatismo craneano asociado (8).
-En forma simultánea, debe instalarse una sonda nasogástrica en aspiración, gesto que puede dar información al diagnóstico y fundamentalmente disminuir el riesgo de bronco aspiración.
Una vez terminado el examen físico, con tacto rectal y vaginal, que elimina la posibilidad de un traumatismo de la uretra posterior, se coloca una sonda vesical, que permite controlar la repuesta al tratamiento de reanimación midiendo la diuresis horaria, igualmente se puede comprobar una hematuria (6).

1. Manejo no operatorio:

En pacientes estables con reposición de líquidos mínima, con estudio por TC con traumatismos de bazo o hígado sin sangrado activo mayor y sin necesidad de transfusiones a repetición, se puede indicar tratamiento conservador o incluso la embolización (7) (8).

2. Manejo quirúrgico:

En aquellos pacientes inestables, con shock hemorrágico o la presencia de lesiones del tubo digestivo, la laparotomía está indicada para realizar un gesto quirúrgico rápido de hemostasia o el control de las perforaciones digestivas que condicionan una peritonitis que puede evolucionar a una sepsis grave. Teniendo en cuenta que en la mayoría de los casos la laparotomía se realiza en circunstancias difíciles y siguiendo el concepto de control de daño, este gesto en una primera etapa debe ser corto y eficaz para restablecer la fisiología y la anatomía (4) (5) (8). Luego de esta etapa de reanimación donde se pone el paciente en condiciones para efectuar una segunda cirugía reparadora definitiva (1) (4) (6) (7).

Un caso particular es el TA abierto, que debe ser explorado de manera sistemática para confirmar el carácter no penetrante del traumatismo, situación que permite un manejo conservador. En aquellos casos de TA abierto penetrante, la laparotomía exploradora se impone en urgencia. Igualmente las heridas de arma de fuego deben ser manejadas dentro de una conducta quirúrgica de inmediato (1) (5) (8).

En síntesis, el manejo de los TA genera mucho interés y a su vez controversia. Por un lado en la etapa pre-hospitalaria, y por el otro en su atención en la sala de urgencia y reanimación. Siendo una patología que requiere de la participación pluridisciplinaria y el concurso de métodos modernos de diagnósticos. Pero sin lugar a dudas, con la protocolización y el manejo rápido de medidas simples, han impuesto la necesidad de laparotomías iniciales abreviadas de control de daño, seguidas de una cirugía ulterior reparadora y definitiva, medidas que permiten actualmente mejores resultados.

Referencias bibliográficas

1- Sanchez Vicioso P, Villa Bastías E, Osorio D. Traumatismos abdominales Hospital Clínico Universitario "Virgen de la Victoria" de Malaga: 2016. 6: 1-27.

2 - Informe sobre la situación mundial de la seguridad vial 2015 OMS. 2016.

3 - Pacheco A. Trauma de abdomen. Rev Med Clin Condes 2011; 22: 623-630.

4 - Camacho Aguilera J, Mascareño Jiménez S. Cirugía de control de daños: una revisión. Gaceta Médica de México 2013; 149: 61-72.

5 - Leonher Ruezga K, Jimenez Gomez J, Ramírez González L y cols. Trauma abdominal cerrado y penetrante con lesión a órganos abdominales. Revista Latinoamericana de Cirugía 2013; 3: 20-24.

6 - Patiño J. Trauma abdominal Fundación Santa Fe de Bogotá 2009.

7 - American College of Surgeons. ATLS for doctors. Student course manual 9 Ed. Chicago; 2010.

8- Monchal T, Hornez E, Prunet B y cols. Prise en charge hospitalière du traumaticé grave: stratégie initiale et gestes de chirurgie de sauvetage Journal de Chirurgie Viscérale 2016; 646: 1-11.

9- Dinamarca V. Ecografia abdominal dedicada al trauma (FAST) Rev Med Clin Condes 2013; 24: 63-67.

ESPECIALIDADES CLINICAS

Luis Gramatica (h)

- Carlos Joaquín Heredia
- Janet Guevel
- Jaime Gomez
- Pamela Dorrego
- Ivanna Arancibia
- Marina Werner
- Verónica Corrado
- Aníbal Bermúdez
- Antonella Gamarra
- Damián Allori
- Giselle Narváez
- Colaboradora: Guevel Julieta

MEDICINA INTERNA

34-CETOACIDOSIS DIABETICA (CD)

Gomez J

Constituye un cuadro grave provocado por el déficit relativo o absoluto de insulina, que conduce a un desequilibrio metabólico general, con hiperglucemia y producción aumentada de ácidos orgánicos y cuerpos cetónicos que llevan a la **acidosis metabólica**. Puede ser la primera manifestación de la enfermedad, aunque en muchos casos, aparece como consecuencia de una complicación generalmente de tipo infecciosa o por abandono del tratamiento. Es más frecuente en el paciente con diabetes insulinodependiente pudiendo verse también en los tratados con hipoglucemiantes orales (1).

Bases para el diagnóstico clínico

Deben investigarse las causas de descompensación. Las más frecuentes son: suspensión de la administración de insulina; infecciones (fundamentalmente urinaria, pulmonar y cutánea); transgresiones dietéticas, con o sin disminución de la dosis de insulina; deshidratación por vómitos y diarrea; ACV o IAM y cuadro abdominal agudo (2).
Los síntomas y signos se desarrollan usualmente en forma lenta. El cuadro clínico comprende:
-**Deshidratación** con mucosas secas, hipotonía de globos oculares, oliguria precedida por poliuria.
-**Dolor** abdominal de localización diversa, predominantemente en epigastrio.
-Anorexia, náuseas y vómitos. Suelen ser los primeros síntomas de la descompensación metabólica.
-**Aliento cetónico**.
-**Trastornos de la conciencia**: somnolencia, sopor, estado confusional hasta llegar al coma.
-Respiración de **Kussmaul**, profunda y rápida, que puede llegar en casos severos a una depresión respiratoria grave secundaria a acidosis metabólica.
-**Cefaleas, visión borrosa, incoordinación en la marcha, disartria** (1).
El diagnóstico clínico puede ser dificultoso inicialmente en los pacientes que debutan con acidosis diabética, confundiéndose a veces con cuadros de abdomen agudo o séptico (2).

Exámenes complementarios

-**Laboratorio**: Confirma el diagnóstico y permite valorar la gravedad del cuadro, conjuntamente con la clínica. Se debe solicitar:
- Citológico: La leucocitosis forma parte del cuadro no siendo indicativa perse de proceso infeccioso.
- Uremia y creatininemia: Pueden aumentar por la severa deshidratación o ser manifestación de compromiso renal crónico, secundario a la enfermedad.
- Glucemia. Valores entre 200 y 800 mg % o más, con glucosuria marcada.
- Ionograma: Kalemia normal, disminuida o aumentada. El potasio corporal total está siempre disminuido debido a la diuresis osmótica provocada por la glucosuria. Natremia habitualmente aumentada por deshidratación o aparentemente disminuida por la hiperglucemia (por cada 100 mg de Glucemia mayor de 100 el sodio baja 1,6).
- Cuerpos cetónicos: El diagnóstico se puede hacer con el dosaje en sangre de cetonas pero en nuestro medio se realiza cetonuria. Es positiva habitualmente pero su negatividad NO excluye el diagnóstico.

• Gasometría arterial: Acidosis metabólica con pH < 7,20 llegando a veces a cifras inferiores a 7, con disminución importante de la PCO2 y de bicarbonato (< 15). A veces se observa hipoxemia según la causa de la descompensación.
El **estado acidobase, el ionograma y la glucemia** deben controlarse **cada dos horas** (5).
-**Rx de tórax**: Para descartar complicaciones infecciosas pulmonares.
-**Electrocardiograma**: Debe efectuarse siempre para descartar IAM, recordando que ésta puede ser la causa de la descompensación y no manifestarse con dolor en el paciente diabético. Puede ser patológico por las alteraciones electrolíticas o compromiso cardíaco previo (2).

Diagnósticos diferenciales

Debe hacerse diagnóstico diferencial con otras causas de acidosis metabólica. Recordar que la acidosis diabética puede elevar las cifras de amilasa, sin patología pancreática aguda evidenciable.
Es importante diferenciar además el coma cetoacidótico de otros tipos de coma del diabético ya que poseen distinto enfoque terapéutico (1) (4).

Conducta terapéutica

El tratamiento debe llevarse a cabo lo más rápido posible, con estricto control clínico y de laboratorio. Siempre está indicada la internación y es imprescindible un personal de enfermería entrenado.
• Sonda vesical. Para control horario de diuresis.
• SNG. Según necesidad en pacientes con vómitos o alteraciones de la conciencia.
• Control horario de signos vitales, PVC y estado de hidratación. Se debe estar atento a la presencia de signos y síntomas sugestivos de hipoglucemia durante el tratamiento.
• Hidratación. Se estima una pérdida de volumen de alrededor del 10 al 15% del peso corporal. Comenzar con solución fisiológica isotónica de ClNa de la siguiente manera: 1ª hora 1.500 cc y 1.000 cc en la 2ª hora. Continuar de acuerdo al estado de hidratación, PVC, diuresis y signos vitales. En general se aporta aproximadamente 6 litros en las primeras 12 hs.
• Insulina. Se administra en forma EV en dosis bajas (minidosis). Iniciar con 20 U de insulina corriente continuando con 10 U cada hora, hasta obtener una glucemia de 250 mg% o menos. Se debe controlar la glucemia cada 2 hs y si no se obtiene un descenso adecuado puede duplicarse la dosis. Continuar luego con insulina corriente en goteo continuo en dextrosa al 5% a razón de 2 a 3 U por hora adecuando el ritmo de infusión de acuerdo a los controles de laboratorio y con solución fisiológica por otra vía si aún no se consiguió una hidratación adecuada.
• Potasio. Administrar inicialmente si el nivel sérico está disminuido. Si está normal o aumentado debe indicarse cuando hay diuresis aceptable (mayor de 30 a 50 ml/h). El aporte es de 10 a 15 mEq/h, modificando la dosis de acuerdo a controles posteriores (6).
• Antibióticos. Se utilizan si hay evidencias de infección. La elección del antibiótico depende de la localización del foco infeccioso. Deben tomarse muestras de sangre y orina para cultivos bacteriológicos previo a su administración.
• Control de niveles séricos de electrólitos, gases y glucemias seriados (3).
Las complicaciones durante el tratamiento son:
a) Edema cerebral. Se sospecha ante la persistencia del coma con glucemias normales y mejoría de los gases sanguíneos. Debe tratarse con manitol al 15%. Está discutida y menos comprobada la eficacia de los corticoides.

b) Hipoglucemia.
c) Sobrecarga de volumen. Especialmente en pacientes con cardiopatías o insuficiencia renal.
d) Alcalosis metabólica. Por excesivo aporte de bicarbonato de sodio.
e) Síndrome de dificultad respiratoria del adulto (6).
f) Arritmias por alteraciones hidroelectrolíticas especialmente relacionadas con el nivel sérico de potasio (4) (7).

En síntesis, la fisiopatología de la CD debe ser entendida en el contexto de la deficiencia de insulina y el exceso de hormonas contrarreguladoras que producen de manera combinada una severa descompensación metabólica. La administración de insulina, líquidos y electrolitos en forma controlada son la piedra fundamental del tratamiento. El evento precipitante ya sea una infección, infarto u omisión del uso de insulina debe ser identificado y tratado.

Referencias bibliográficas

1.American Diabetes Association. Hyperglycemic crises in patients whith diabetes mellitus (Position Statement). Diabetes Care 2004; 1: 94-102.

2.American Diabetes Association. Clinical Practice Recommendations. Diabetes Care 2010; 33: 11-61.

3.American Diabetes Association. Consensus Statements. Hyperglycemia crisis in adults patients with diabetes. Diabetes Care 2009; 32: 1335-1343.

4.Kaufman F, editor. Medical management of type 1 diabetes. Vol 1. 6 ed. Alexandría: American Diabetes Association; 2012.

5.Wolfsdorf J, Craig M, Daneman D y cols. Diabetic ketoacidosis in children and adolescents with diabetes. Pediatric Diabetes 2009; 10: 118-133.

6.Viallon A, Zeni F, Lafond P y cols. Does bicarbonate therapy improve the management of severe diabetic ketoacodosis? Cri Care Med 1999; 27: 2690-2693.

7.Larsson H, VehiK K, Bell R y cols. On behalf of the TEDDY Study Group: reduce prevalence of diabetic ketoacidosis at diagnosis of type 1 diabetes in Young children participating in longitudinal follow-up. Diabetes Care 2011; 34: 2347-2352.

35-HIPOGLUCEMIA (HG)

Gomez J

La HG es una urgencia médica que debe ser rápidamente diagnosticada y tratada (1).
La glucosa es el sustrato energético primordial del cerebro y su ausencia o disminución por debajo de los límites provoca alteración de la función con daño tisular inclusive la muerte si el déficit es prolongado. La mayoría de las HG en urgencia, corresponden a complicaciones del tratamiento del paciente diabético pero hay otras patologías que presentan este síntoma como parte integral de sus desequilibrios.

Bases para el diagnóstico clínico

Es necesario recabar datos acerca de los antecedentes del paciente tales como diabetes mellitus en tratamiento insulínico o con hipoglucemiantes orales (debido a que posibles causas de HG pueden ser sobredosis de insulina por error, falta de ingesta de alimentos, vómitos, etc), hepatopatía crónica avanzada (en especial cirrosis alcohólica), desnutrición grave con enfermedad intercurrente, alcoholismo, sepsis, insuficiencia renal crónica e insulinoma (2).
-**Alteración de la conciencia**, desde cambios sutiles como confusión mental, agitación, agresividad, hasta llegar a cuadros de depresión profunda como el coma. También es importante detectar HG en pacientes con alteración previa de la conciencia por otras causas (encefalopatía hepática).
-**Diplopía** o visión borrosa de aparición más o menos rápida.
-Crisis convulsivas que habitualmente son generalizadas.
-Alteraciones neurológicas focales de instalación brusca que aparece más frecuentemente en ancianos y alteraciones del **lenguaje**.
-Temblores, sudoración profusa, taquicardia, ansiedad, como manifestación de **descarga simpática**.
Estos síntomas son más marcados cuando el descenso de la glucemia se produce en forma rápida. Cuando es gradual predominan los signos neurológicos.
La HG debe tenerse en cuenta en el diagnóstico diferencial de pacientes con depresión de la conciencia o alteración psiquiátrica de causa indeterminada, siempre deben tenerse en este grupo de pacientes con síntomas relacionados con la neuroglucopenia a los insulinomas pancreáticos (1) (6).

Exámenes complementarios

-**Laboratorio**: confirma el diagnóstico. Debe extraerse sangre para dosar la glucemia previo a cualquier tratamiento, pero éste no debe demorarse si la sospecha de HG es firme. Se pueden utilizar tiras reactivas si están disponibles. Las cifras de glucemia son de 0,50 g/l o menos, aunque algunos pacientes pueden no tener síntomas con estos valores. Los niveles inferiores a 0,25 g/l se asocian generalmente con pérdida de la conciencia, especialmente cuando son prolongados. La respuesta rápida al tratamiento con soluciones glucosadas hipertónicas hacen muy probable el diagnóstico aún antes de tener los resultados de laboratorio.
Se deberá evaluar además función hepática y renal, uso y dosis de drogas hipoglucemiantes ya que pueden ser los desencadenantes de la HG o los responsables de refractariedad del cuadro (5).

Conducta terapéutica

• En cuadros **leves** sin depresión de la conciencia es suficiente la ingestión de sustancias azucaradas para superar el episodio en dosis de 15 a 20 gr de hidratos de carbono de acción corta.

• En cuadros **moderados** a **severos** se utiliza solución dextrosada al 25% en bolo EV, (4 ampollas equivalen a 100 mg de glucosa) pudiendo ser necesaria mayor cantidad si no hay respuesta satisfactoria. En los casos de HG por insulina corriente, éste suele ser el único tratamiento, pero si es secundaria al uso de insulina de mayor duración de acción, se recomienda la infusión constante de dextrosa al 10% con monitoreo de niveles de glucemia (1).

• La hipoglucemia por hipoglucemiantes orales suele necesitar el aporte continuo de solución dextrosada 10% por 24 hs o más, como así también en los casos con insuficiencia renal, hepática, sepsis, desnutrición, por la tendencia a repetir el cuadro (4) (5).

La recuperación puede no ser inmediata si la hipoglucemia es de duración prolongada y en pacientes ancianos con deterioro previo del sistema nervioso. En los casos en los que no hay respuesta al tratamiento se debe hacer el diagnóstico diferencial con enfermedades cerebrovasculares (3).

Posterior a la resolución del episodio agudo se deberá investigar los factores desencadenantes, siendo necesaria en muchos casos la internación del paciente (6).

En síntesis, la HG severa puede ser una condición que pone en riesgo la vida si no se corrige con rapidez. Los síntomas que producen son proteiformes por lo que el índice de sospecha del cuadro ante cualquier signo o síntoma neurovegetativo o neurológico es fundamental. Recordar que existe una patología poco frecuente que en un porcentaje elevado de casos termina con pacientes en instituciones psiquiátricas por la neuroglucopenia pero que pueden ser diagnosticados con certeza con el laboratorio.

Referencias bibliográficas

1.Cryer P, Axelrod L, Grossman A y cols. Evaluation and management of adults hypoglycemic disorders: An Endocrine Society Clinical Practice Guideline. J Clin Endocrinol metab 2009; 94: 709-728.

2.Egi M, Bellomo R, Barley M y cols. Hypoglycemia and outcome in critically ill patients. Mayo Clinic Proc 2010; 85: 217-224.

3.Vaidya A, Shanbag P, Pathak A y cols. Persistent hyperinsulinemic hypoglycemia of infancy. Successful therapy with nifedipine. Indian J Pediatric 2002; 69: 271-272.

4.Kaufman F, editor. Medical management of type 1 diabetes. Vol 1. 6 ed. Alexandría: American Diabetes Association; 2012.

5.American Diabetes Association. Hypoglycemia and Diabetes: A Report of a Workgroup of the American Diabetes Association and The Endocrine Society. Diabetes Care 2013; 36: 1384-1395.

6.DCCT Research Group: Hypoglicemia in the Diabetes Control and Complicationts Trial. Diabetes 1197; 46: 271-286.

36-NEUMONIA AGUDA DE LA COMUNIDAD (NAC)

Gomez J

La NAC es un proceso infeccioso del parénquima pulmonar producido por distintos microorganismos. El diagnóstico bacteriológico definitivo no siempre es posible por lo que el germen causal que guiará el tratamiento empírico inicial debe ser sospechado por la epidemiología del lugar. En general, los elementos clínicos, de laboratorio y radiológicos no son fidedignos para definir un germen en particular (1) (2).
En nuestro medio los agentes etiológicos de la NAC son *Streptococcus pneumoniae, Haemophilus influenzae, Mycoplasma pneumoniae,* encontrándose un incremento de *Staphylococcus aureus* meticilino-resistente de la comunidad y *Legionella spp.* Otros gérmenes como *Pseudomona aeruginosa* u otros bacilos gram negativos se tendrán en consideración en situaciones especiales (1) (2).
Es uno de los procesos infecciosos más frecuentes con una tasa de mortalidad próxima al 25% (3).

Bases para el diagnóstico clínico

Es importante el interrogatorio de antecedentes epidemiológicos que puedan orientarnos a un determinado germen como así también la presencia de enfermedades crónicas como diabetes, insuficiencia cardíaca, EPOC, neoplasia con o sin tratamiento quimioterápico, alcoholismo, insuficiencia renal crónica ya que todos en mayor o menor medida son factores pronósticos a tener en cuenta.
Los signos y síntomas más frecuentes son:
-**Fiebre**. Sostenida, acompañada de escalofríos al comienzo de la enfermedad (*Streptococcus pneumoniae*). Puede no estar presente en pacientes ancianos o muy deteriorados y en las neumonías intrahospitalarias.
-**Tos** y **expectoración**. El esputo es de tipo mucopurulento, puede ser herrumbroso o hemoptoico dependiendo del agente causal y del período evolutivo. La expectoración maloliente es indicativa de anaerobios.
-**Hemoptisis**. Rara, más frecuentemente esputo hemoptoico.
-**Dolor torácico**. Es de tipo pleurítico, en puntada que se incrementa con la inspiración profunda. Cuando compromete los lóbulos inferiores puede localizarse en abdomen superior con irradiación al hombro o en forma de opresión o molestias subesternales.
-**Disnea**. Su magnitud depende del estado pulmonar previo; en algunos pacientes con enfermedad pulmonar crónica o insuficiencia cardíaca puede ser la manifestación más importante.
Signos y síntomas de compromiso de vías respiratorias altas previos al cuadro actual, orientan a etiología virósica o *Mycoplasma pneumoniae*.
En ancianos y pacientes con enfermedad pulmonar crónica mencionada anteriormente, el cuadro puede estar dominado por trastornos del sensorio, deshidratación, disnea y cianosis **sin la sintomatología clásica** de patología respiratoria. Esto también es válido para la neumonía intrahospitalaria.
-Al examen físico se puede encontrar signos semiológicos de condensación lobar, derrame pleural, rales subcrepitantes y crepitantes, sibilancias localizadas y frote pleural.

Se debe determinar también el impacto sistémico de la infección pulmonar buscando signos de deshidratación, oliguria, hipotensión, arritmias, insuficiencia respiratoria aguda o alteraciones de la conciencia (1) (2) (3).

Exámenes complementarios

-**Laboratorio**: Leucocitosis con neutrofilia, leucocitos normales o con escasa desviación. Puede haber leucopenia.
-**Esputo**: De utilidad para gérmenes no habituales y cuando hay dudas diagnósticas buscando el predominio de algún tipo morfológico de bacteria. Es indispensable que sea representativo de las vías respiratorias inferiores.
-**Hemocultivos**: Son de valor para aislar el germen causante especialmente en casos graves o cuando se presumen microorganismos no habituales y el paciente necesita internación.
Otros estudios de laboratorio en la urgencia están determinados por el grado de compromiso sistémico y patología de base, pudiendo ser necesario en algunos casos gasometría arterial, función renal, glucemia y electrólitos.
-**Rx de tórax**. Estudio que nos ayuda a la confirmación del diagnóstico. Además que nos sirve de factor pronóstico al mostrarnos compromiso multilobar, derrame pleural y es de ayuda para el diagnóstico diferencial con otras patologías pulmonares agudas o crónicas.
-**TC de tórax** sólo en casos de alta sospecha clínica con Rx normal o en pacientes inmunocomprometidos con infiltrados intersticiales. Es el mejor estudio para evaluar las complicaciones de una NAC (1) (2).
Recomendaciones:

- Menores de 65 años sin comorbilidades importantes con signos vitales normales: Rx de tórax y oximetría de pulso.
- Mayores de 65 años o con comorbilidades: Rx de tórax, oximetría de pulso, citológico, función renal.
- En caso de internación: hemocultivos para investigación epidemiológica.

Diagnóstico diferencial

- TBC. Debe ser considerada siempre en el diagnóstico diferencial clínico y radiológico.
- Embolia pulmonar con infarto o atelectasia.
- Insuficiencia cardíaca congestiva.
- Neoplasia pulmonar primaria o secundaria.
- Afectación pulmonar de enfermedades sistémicas como colagenopatías, linfomas, vasculitis, cáncer, etc.

Conducta terapéutica (1) (2)

La primera decisión terapéutica es definir la necesidad de internación, la cual está indicada en las siguientes situaciones:

- Compromiso importante del estado general con hipotensión o trastornos del estado de conciencia.
- Edad avanzada (Mayor de 65 años como punto de corte).
- Patología de base significativa (diabetes, insuficiencia cardíaca, EPOC, etc).
- Consolidación extensa (multilobular) con o sin derrame pleural.
- Enfermedad cavitaria.

- Insuficiencia respiratoria aguda o crónica agudizada.
- Sospecha de complicaciones extrapulmonares: empiema, endocarditis, pericarditis, artritis, etc.

Dependiendo del impacto de la infección respiratoria en el estado general del paciente, puede estar indicado:

- Hidratación parenteral.
- Solución fisiológica a razón de 30 ml/kg/día.
- Oxigenoterapia.
- Aspiración de secreciones.
- Antipiréticos. Dipirona o Paracetamol EV 1 amp/frasco cada 6 a 8 hs.
- Drogas broncodilatadoras. Salbutamol en NBZ o aerosol (20 gotas o 2 disparos cada 15 minutos).
- Antimicrobianos: El uso de antimicrobianos de comienzo lo más precoz posible a disminuido la mortalidad en la NAC que requiere internación. El esquema empírico inicial variará de acuerdo a la edad del paciente y si requiere internación o no. Las recomendaciones de la Sociedad Argentina de Infectología son (2):
- Ambulatorios:
    - Menores de 65 años: amoxicilina 850 mg VO cada 12 horas. En caso de alergia a penicilina se usarán macrólidos como claritromicina 300 mg VO cada 12 hs .
    - Mayores de 65 años o tabaquista: amoxicilina clavulánico 1 gr cada 12 horas VO (debido a mayor incidencia de *Haemophilus influenzae* que presenta resistencia de 30% a penicilina por medio de betalactamasas).
- Internado en sala: ampicilina sulbactam 1,5 gr cada 6 horas EV. En caso de alergia a penicilina, levofloxacina 750 mg cada 24 horas EV.
- Internado en UTI: ampicilina sulbactam 1,5 gr cada 6 horas EV más claritromicina 500 mg cada 12 horas EV.

La duración del tratamiento es de 5 a 7 días para el paciente ambulatorio y de 7 a 10 días para el que requiere internación.

Ante mala evolución, infiltrados múltiples o compromiso cutáneo y pacientes jóvenes sin comorbilidades se podrá agregar vancomicina 1 gr cada 12 horas EV por el aumento de *Staphylococcus aureus* meticilino-resistente de la comunidad.

En temporada de Influenza y en pacientes graves se iniciará oseltamivir 75 mg cada 12 horas VO (1) (2).

Referencias bibliográficas

1.Lopardo G, Basombrío A, Clara L y cols. Sociedad Argentina de Infectología. Neumonía aguda de la comunidad en adultos. Recomendaciones sobre su atención. Medicina 2015; 75: 245-257.

2.Lopardo G, Pensotti C, Scpellato P y cols. Sociedad Argentina de Infectología. Consenso intersociedades para manejo de infecciones respiratorias: bronquitis y enfermedad pulmonar obstructiva crónica. Medicina 2013; 73: 163-173.

3.Mandell L, Wunderink R, Anzueto A y cols. Infectius Diseases Society of America/American Thoracic Society consensus guidelines on the management of community-acquired Pneumonia. Clin Infect Dis 2007; 44: 2- 72.

4.Menéndez R, Torres A, Aspa J y cols. Sociedad Española de Neumonología y Cirugía Torácica. Neumonía adquirida en la comunidad. Nueva normativa de la Sociedad Española de Neumonología y Cirugía Torácica. Arch Bronconeumol 2010; 46: 543-558.

37-TROMBOEMBOLISMO PULMONAR AGUDO (TEPA)

Gomez J

El TEPA es un cuadro fisiopatológico y clínico generado por la interrupción del flujo sanguíneo pulmonar por un coágulo. En el 80 a 90% de los casos, los émbolos son secundarios a trombosis venosa profunda de los miembros inferiores. El resto proviene de otros territorios venosos o de las cámaras derechas del corazón. Su incidencia es alta en pacientes internados y en aquellos que tienen factores de riesgo concurrentes. Es un cuadro potencialmente grave que presenta síntomas y signos poco sensibles y específicos por lo que el diagnóstico a veces es muy laborioso (1) (2).

Bases para el diagnóstico clínico

El cuadro clínico depende de la magnitud de la embolia y del estado cardiopulmonar previo. Puede variar desde un episodio de disnea súbita hasta un cuadro grave de shock con signos de presión venosa elevada (embolias masivas). Es una de las causas de muerte súbita. El diagnóstico debe sospecharse frente a lo siguiente:
-**Disnea** de comienzo brusco, aislada o repetitiva, a veces como única manifestación o episodios reiterados en las últimas horas o días.
-**Dolor** torácico de tipo opresivo, se debe diferenciar del dolor por insuficiencia coronaria. Cuando hay infarto pulmonar es de tipo pleurítico.
-**Hemoptisis.** Indicativa de infarto pulmonar.
-Intranquilidad, desasosiego, sensación de angustia indefinida. Poco específicos pero presentes en muchos casos. Sudoración profusa.
-**Arritmias**: taquicardia sinusal y en especial fibrilación auricular paroxística. Signos de hipertensión pulmonar e insuficiencia ventricular derecha: componente pulmonar del 2º ruido hiperfonético, ingurgitación yugular. Están presentes en embolias submasivas o masivas.
-Hipotensión arterial. Cianosis. Fiebre en caso de infarto pulmonar.
La descompensación de una insuficiencia cardíaca previa sin causa aparente, obliga a pensar en TEPA.
Se debe buscar evidencias clínicas de trombosis venosa profunda en miembros inferiores, teniendo presente que el 50% de las flebotrombosis no presentan las manifestaciones clínicas clásicas. Se consideran como factores de riesgo la inmovilización prolongada, insuficiencia cardíaca, edad avanzada, trauma, cáncer, obesidad, estados de "hipercoagulabilidad", shock, embarazo y puerperio, anticonceptivos orales, cirugía mayor especialmente traumatológica, urológica e IAM (2).

Exámenes complementarios

-**Laboratorio**: Los gases en sangre mostrarán hipoxemia con alcalosis respiratoria. Puede haber acidosis metabólica si hay shock. La PO2 normal no descarta el diagnóstico. En el citológico observaremos leucocitosis con desviación a izquierda, en especial si hay infarto pulmonar. El dosaje de **Dímero D** y de péptidos natriuréticos tipo B (**Pro BNP**) junto a la sospecha clínica y al uso de scores de probabilidad (Wells, Escala de Ginebra) ayudan en el algoritmo diagnóstico.

-**Electrocardiograma**: Puede ser normal o dependiendo de la magnitud del episodio y del estado cardiorrespiratorio previo, tener algunos de los siguientes signos: Inversión de la onda T en precordiales derechas, bloqueo de rama derecha, morfología de cor pulmonar agudo (S1 Q3 T3), desviación del eje eléctrico a la derecha, "P" pulmonar y arritmias como taquicardia sinusal (manifestación electrocardiográfica más frecuente), fibrilación auricular paroxística, extrasístoles ventriculares y supraventriculares.
-**Rx tórax**: Normal o con elevación de hemidiafragmas, especialmente del derecho, atelectasia, pulmón hiperlúcido unilateral, derrame pleural, amputación vascular periférica, infiltrado pulmonar inespecífico y arco pulmonar prominente.
-**TC de Tórax** con contraste EV y protocolo de TEPA.
-**Centellegrama pulmonar** ventilación-perfusión-arteriografía pulmonar. Es la más específica, tiene indicaciones precisas y no es utilizada en forma rutinaria.

Conducta terapéutica

• **Heparina**. Comenzar con anticoagulación ante la sospecha fundada de TEPA aún antes de su confirmación, teniendo en cuenta las contraindicaciones y los riesgos de su administración. En caso de duda diagnóstica, hay que considerar los riesgos y beneficios potenciales de la anticoagulación en cada caso en particular. Si hay evidencias clínicas de trombosis venosa profunda, este diagnóstico por sí mismo es indicativo del uso de heparina. Modos de administración:

• Intermitente: 10.000 U en bolo EV continuando con 5.000 U EV cada 4 hs. La dosis se modificará de acuerdo al KPTT de control medido minutos antes de la próxima dosis. Debe obtenerse un valor 1,5 a 2 veces superior al valor basal.

• Continua: 10.000 U en bolo, siguiendo con infusión continua de 1.000 a 1.500 U/h, controlando KPTT y modificando la dosis según necesidad. En general se diluyen 30.000 U de heparina en 500 cc de solución fisiológica y se comienza la infusión a razón de 21 microgotas/min.

Cada método tiene ventajas y desventajas. Así, si no se puede controlar estrechamente el ritmo de infusión, es más seguro el método intermitente mientras que en el continuo, el control de laboratorio puede efectuarse en cualquier momento y no en un horario determinado y tiene menos incidencia de complicaciones hemorrágicas.

• Enoxaparina subcutánea 1 mg/kg cada 12 hs. Contraindicada si presenta obesidad mórbida e insuficiencia renal severa (Creatininemia > 2,5 mg/dl) o si no se puede dosar factor anti X activado.

• Rivaroxabán 15 mg cada 12 hs por 15 días seguido de 20 mg cada 24 hs por tres meses.

Recordar: En caso de paciente con capacidad de ingesta se **debe** iniciar anticoagulación oral al mismo tiempo que el tratamiento con heparina sódica o heparina de bajo peso molecular. Siempre el tratamiento anticoagulante será extendido por lo menos tres meses.

• Terapia fibrinolítica: La indicación más aceptada es el embolismo masivo con hipotensión persistente. En nuestro medio se utiliza **estreptoquinasa** o ATP dosis: 250.000 U de estreptoquinasa en 30 a 60 min, continuando con una perfusión continua de 100.000 U/h durante 24 hs.

• Oxigenoterapia por máscara o sonda nasal. En casos graves, con insuficiencia respiratoria o shock puede ser necesaria la intubación y asistencia respiratoria mecánica.

• Sostén hemodinámico con inotrópicos y vasopresores como la dobutamina y dopamina.

• Embolectomía quirúrgica. Procedimiento excepcional en paciente con shock cardiogénico que no responde al tratamiento fibrinolítico.

En síntesis, el TEPA es un cuadro de difícil diagnóstico, de pronóstico incierto y de gran variabilidad clínica con un amplio abanico que incluye desde pacientes asintomáticos hasta la muerte súbita. Se requiere un alto índice de sospecha y en varias ocasiones de evaluación multidisciplinaria para su manejo general. Hay que hacer hincapié en la profilaxis de enfermedad tromboembólica en los pacientes hospitalizados para disminuir la incidencia de TEPA (1) (2).

Referencias bibliográficas:

1. Kearon C, Kahn S, Agnelli G y cols. Antithrombotic therapy for venous thromboembolic disease. ACCP Evidence based clinical practice guideline. Chest 2012; 30: 454-545.
2. Torbicki A, Perrier A, Konstantinides F y cols. Guidelines on the diagnosis and management of acute pulmonary embolism: The task force for the diagnosis and management of acute pulmonary embolism of the European Society of Cardiology. Eur Heart J 2008; 29: 2276-2315.

38-TROMBOSIS VENOSA PROFUNDA (TVP)

Gomez J

La TVP es una patología de diagnóstico difícil, ya que más de la mitad son asintomáticas. La localización más común es en los miembros inferiores (más del 90%) siendo a su vez, el lado izquierdo cuatro veces más frecuente. La complicación más grave es el tromboembolismo pulmonar (TEPA) considerándose que en el 80 a 95% de los casos, los trombos proceden de este sector. Otras partes desde donde migran los trombos pero con menor frecuencia, son las venas de las extremidades superiores, la aurícula derecha y el territorio venoso pelviano. Se estima que la TVP de miembros superiores constituye menos del 5% y solamente un 10% de éstas producen TEPA. Entre los factores que favorecen la TVP encontramos: 1) hipercoagulabilidad asociada a neoplasias, discrasias sanguíneas y a traumatismos, 2) estasis venosa en relación a intervenciones quirúrgicas, embarazo, cardiopatías congestivas e insuficiencia venosa, 3) lesión endotelial por traumatismos e infecciones, 4) edad avanzada, obesidad y antecedentes de TVP y 5) anormalidades hereditarias como deficiencia de antitrombina III, disfibrinogenemia y deficiencia de proteína S y C (1) (2).

Bases para el diagnóstico clínico

Tanto **los antecedentes como el examen físico son poco sensibles y específicos** para confirmar una TVP. La sensibilidad es escasa debido a que muchos trombos venosos potencialmente peligrosos no son oclusivos y por lo tanto, son silentes desde el punto de vista clínico. La especificidad también es escasa por cuanto todos los signos y síntomas de la TVP pueden ser ocasionados también por alteraciones no trombóticas. En algunos casos se ponen en evidencia a través del TEPA. La instauración suele ser **progresiva**.

-**Dolor** en la pantorrilla, más o menos intenso, durable y que suele aumentar con los movimientos o la deambulación. A veces es espontáneo y otras provocado o exacerbado por la palpación de los trayectos venosos, por la compresión o balanceo de la masa muscular de la pantorrilla y también con la dorsiflexión del pie (signo de Homans, de valor relativo).

-**Hipertermia cutánea**, de aparición muy precoz.

-**Edema** de la extremidad. Caliente, deja fóvea y adquiere cierto tinte cianótico con el declive de la extremidad. La sensación al palparlo es de empastamiento y es de gran valor comparar la **asimetría** con la otra extremidad.

-Circulación venosa vicariante, sobre todo en la cara anterolateral de la pierna (venas de Pratt). Su finalidad es compensar la obliteración del sistema profundo.

-Síndrome urinario bajo, sugerente de trombosis de venas hipogástricas.

-Febrícula, ansiedad, taquicardia y taquipnea (1) (2).

Exámenes complementarios

Ante la sospecha de TVP se efectuará lo siguiente:

-**Eco-Doppler venoso**: Método no invasivo con una alta sensibilidad y especificidad. Su mayor inconveniente es la mala visualización de los troncos venosos pélvicos y abdominales como las venas ilíacas y la vena cava inferior, siendo en algunos casos de utilidad la TC.

-**Laboratorio:** citológico con pruebas de coagulación para descartar estados de hipercoagubilidad de base y para disponer de parámetros de referencia en el momento de iniciar el tratamiento.

-Rx de Tórax.
-ECG.

Conducta terapéutica

Algunos casos de TVP no tratados desembocarán en un TEPA. El tratamiento depende de la localización y de la extensión de la trombosis. Ante todas las formas clínicas de TVP, deberá comenzarse el tratamiento anticoagulante, en forma inmediata.

- Heparina: Puede utilizarse heparina sódica intravenosa continua (1000 U/hs) o en forma de bolos de 1000 U/Kg cada 4 hs (100 U equivale a 1 mg) durante 6 a 7 días, con dosis que permitan aumentar entre 1,5 a 2 veces el KPTT del paciente.
- Heparinas de bajo peso molecular: enoxaparina 1 mg/kg subcutáneo cada 12 horas.

Al mismo tiempo que se inicia la anticoagulación con heparina, se deberá suministrar la anticoagulación oral que deberá mantenerse por tres meses.

- Otra opción para el tratamiento son los anticoagulantes orales de reciente generación como el rivaroxabán que tienen la ventaja de permitir el tratamiento completo vía oral sin necesidad de heparinas, en dosis de 15 mg cada 12 hs por 15 días y luego 20 mg cada 24 hs hasta cumplir los tres meses. Presenta la desventaja de que la reversión de su efecto en caso de hemorragia o cirugía urgente requiere la administración de factores de coagulación.
- Analgésicos y anti-inflamatorios no esteroideos como paracetamol 1 g o tramadol 50 mg cada 6 a 8 hs.

El tratamiento quirúrgico debe reservarse para pacientes con contraindicaciones de anticoagulación en manos de un especialista.

En síntesis, la TVP es un cuadro grave que requiere un alto índice de sospecha para su diagnóstico ya que sus complicaciones pueden amenazar la vida o generar compromiso crónico. Últimamente el arsenal terapéutico se ha ampliado con fármacos de fácil prescripción y seguros por lo que en la gran mayoría de los casos se ha convertido en patología de manejo ambulatorio (3).

Referencias bibliográficas

1.Ageno W, Agnelli G, Imberti D y cols. Factors associates with timming of diagnosis of venous thromboembolism: results from the mater registry. Thromb Res 2007; 121: 751-756.

2.Bounameaux H, Perrin A. Diagnosis of venous thromboembolism. Hemostasis and Thrombosis 2006; 30: 1279-1297.

3.Buller HR, Agnelli G, Hull RD y cols. Antithrombotic therapy for venous thromboembolic disease; The 9th ACCP Conference on antithrombotic and thrombolytic therapy. Chest 2012; 141: 41-94.

39-ANSIEDAD EN LA GUARDIA (AG)

Gomez J

La ansiedad es una emoción que todos los seres humanos experimentan y se caracteriza por sintomatología psicológica, fisiológica y conductual. En el aspecto psicológico es una sensación desagradable de aprensión o temor difuso. Fisiológicamente produce cambios en el organismo con un aumento del nivel de alerta general, con alteraciones de tipo simpático y parasimpático y desde un punto de vista conductual, superado cierto límite desorganiza al sujeto impidiéndole alcanzar un buen rendimiento (1).
La AG constituye uno de los trastornos psicopatológicos más frecuentes de la práctica médica ya que en alguna medida, está presente en los demás trastornos psiquiátricos y también en enfermedades no psiquiátricas (2).

Bases para el diagnóstico clínico

Los síntomas y signos de la ansiedad se pueden diferenciar en **psíquicos** como el miedo a perder el control, a volverse loco, de morir o sensación de muerte inminente, irritabilidad, falta de concentración y de memoria. También se manifiesta con síntomas **físicos** como taquicardia, palpitaciones, disnea, sensación de ahogo, temblores, visión borrosa, parestesias, sudoración, sequedad de boca, diarrea y nauseas (3).
Como vemos los signos y síntomas son plurívocos y no sólo eso sino que la ansiedad puede ser diagnóstico en sí misma y también formar parte como síntoma de otro tipo de patologías médicas o psiquiátricas como ya se mencionó.
Por ello el **primer paso** diagnóstico será descartar de forma fehaciente las patologías que engloban a la ansiedad como síntoma:

- Cardiovasculares: Angor o infarto de miocardio y insuficiencia cardíaca.
- Respiratorias: Asma, EPOC, tromboembolismo pulmonar y neumotórax.
- Neurológicos: Epilepsia, migraña, encefalitis y encefalopatías metabólicas.
- Endocrinológicos: Hipertiroidismo, hipoglucemia, hipocalcemia y feocromocitoma.

Como **segundo paso** deberemos descartar aquellas patologías relacionadas con el abuso de sustancias y la patología psiquiátrica en donde la ansiedad sea un síntoma acompañante, por ejemplo, abuso de alcohol, anfetaminas, cocaína y simpaticomiméticos relacionados, alucinógenos, cafeína, abuso de nicotina o su abstinencia.
Desde un punto de vista psiquiátrico la ansiedad puede formar parte de la depresión, trastorno bipolar, esquizofrenia, deterioro cognitivo leve y formas iniciales de demencia (2) (3).
Luego de descartado todo ello podremos avocarnos al diagnóstico de los diferentes cuadros de ansiedad definidos, ya sea fobia específica, trastorno por estrés agudo, estrés postraumático, ansiedad generalizada, fobia social, angustia con o sin agorafobia y trastorno obsesivo compulsivo (1).
Debido a las características de este libro nos detendremos en el trastorno de angustia o también llamado "crisis de pánico".
Se trata de un trastorno caracterizado por la aparición de crisis de angustia de manera repetida e inesperada, de inicio súbito, con síntomas de alarma que incluyen taquicardia, palpitaciones, dificultad respiratoria, temblores, dolor u opresión torácica, nauseas, mareos, desmayos, asociado al miedo a morir o a enloquecer. Debido al inicio inesperado del cuadro la gran

mayoría de los pacientes por lo general, personas jóvenes sin antecedentes patológicos, llegarán a la guardia de emergencia como primera consulta (2) (3).
Al examen encontraremos un paciente taquicárdico, taquipneico con respiración superficial, sudoroso con rigidez en manos, signos de tetania, llanto fácil y algunas veces con manifestaciones de violencia.

Exámenes complementarios

Los exámenes complementarios serán dirigidos a descartar patología orgánica en donde la ansiedad sea un síntoma, ya que casi por definición el diagnóstico "crisis de pánico" es de descarte.
-**Laboratorio** no mostrará grandes alteraciones salvo aquellas asociadas a la forma de respirar en donde encontraremos una alcalosis respiratoria típica. Puede haber leucocitosis debido a la descarga adrenérgica.
-**Electrocardiograma**, además de descartar infarto de miocardio, encontraremos por lo general una taquicardia sinusal.
Los métodos complementarios solo están indicados ante sospecha de patología orgánica y ninguno de ellos será útil para confirmar nuestro diagnóstico de crisis de angustia (2).

Recomendaciones:

- Menores de 65 años sin comorbilidades: laboratorio básico con gases arteriales y ECG.
- Mayores de 65 años o con comorbilidades: Laboratorio básico con enzimas cardíacas, ECG y Rx de tórax.

Conducta terapéutica

El tratamiento tiene dos connotaciones, en el agudo y luego en el largo plazo debido a las recidivas y a las conductas de negación.
• En el agudo las benzodiacepinas de acción intermedia como el clonazepan de 0,5 a 2 mg VO o el alprazolam 0,25 a 1 mg VO son la primera línea en el tratamiento. El lorazepan (0,5 a 2 mg) al estar disponible en forma IM o EV se lo utiliza en situaciones de ansiedad severa al igual que al diazepan (2,5 a 10 mg).
• En el tratamiento a largo plazo se indican los inhibidores de recaptación de serotonina asociados a benzodiacepinas que se van retirando paulatinamente. El tratamiento completo tiene una duración aproximada de 9 a 12 meses y es marcadamente efectivo (2) (3).

Referencias bibliográficas:
1.Goldberg G, Kendler KS, Syrovatka P y cols. Temas de investigación. DSM V: depresión y trastorno de ansiedad generalizada. Vol 1. 5 Ed. Santiago de Chile: Ed. Medica Panamericana; 2011.
2.Chinchilla A. Manual de urgencias psiquiátricas. Vol 1. 2 Ed. Barcelona: Elsevier; 2010.
3.Reebok F. La ansiedad y sus presentaciones en la guardia. Manual de urgencias en salud mental. Vol 1. 1 Ed. Buenos Aires: Ed. Polemos; 2011.

40-ACCIDENTE CEREBRO VASCULAR (ACV)

Dorrego P

La enfermedad cerebrovascular (ECV) constituye la primer causa de discapacidad y la tercera de mortalidad. La edad avanzada es el factor de riesgo no modificable más potente, seguido de la diabetes que aumenta el riesgo 2 a 4 veces, la fibrilación auricular que lo incrementa 2 a 3 veces y en menor medida, la dislipemia y las cardiopatías.
La ECV, se puede clasificar en A): Enfermedad cerebrovascular asintomática que incluye a aquellos pacientes en los que se evidencia en estudios de neuroimagen, infartos pero sin que hayan presentado previamente clínica neurológica cerebral o retiniana y B): Accidente cerebrovascular (ACV), que incluye distintas entidades que deben ser definidas:
• **ACV isquémico**, en el 85% de los casos es un episodio de déficit neurológico focal que aparece como consecuencia de una alteración circulatoria en una zona del parénquima encefálico. Dependiendo de la evolución durante las primeras horas, se distinguen dos grandes tipos de ictus isquémicos: **Ataque isquémico transitorio** (AIT), referido a un episodio transitorio de disfunción neurológica causado por isquemia focal cerebral, de la médula espinal o de la retina, sin infarto agudo (1) que dura menos de 24 horas, y habitualmente no alcanza una hs. De forma característica es reversible y no existe déficit neurológico permanente tras su finalización y el **infarto cerebral,** del que debe distinguirse dos entidades con importancia en el pronóstico y sus repercusiones terapéuticas:

A. Infarto cerebral progresivo: Las manifestaciones clínicas iniciales evolucionan hacia el empeoramiento, ya sea por acentuación de los síntomas o porque se agregan nuevos. Este deterioro se da después de la primera hora y no más tarde de las 72 hs del inicio de los síntomas. Su identificación es importante porque implica un peor pronóstico con aumento de la morbimortalidad.
B. Infarto cerebral estable: Sin modificaciones de la sintomatología al menos durante 24 hs en el sistema carotídeo y 72 hs en el sistema vertebrobasilar.

• **ACV hemorrágico**, en el 15% de los casos, debido a la extravasación de sangre fuera del torrente vascular. Según donde se localice la sangre extravasada, se divide en hemorragia intracerebral, subaracnoidea, hematoma subdural o epidural.

Bases para el diagnóstico clínico

Los déficits motores suelen ser los síntomas más prevalentes durante el episodio agudo (2), seguido de las alteraciones del lenguaje, llegando a estar presente al menos uno de estos dos síntomas en el 92% de los pacientes (3). Mientras que los déficits sensoriales pueden presentarse hasta en un 46,4% de los casos (4).
Se reconocen como criterios diagnósticos de sospecha (5) (6), la pérdida de fuerza repentina en la cara, brazo o pierna, especialmente si involucra un sólo lado del cuerpo, confusión repentina o problemas en el habla o la comprensión de lo que le dicen, pérdida brusca de la visión en uno o en ambos ojos, dificultad repentina para caminar, mareos o pérdida del equilibro o de la coordinación, cefalea intensa, sin causa conocida, dificultad para tragar y cualquier trastorno de la sensibilidad de la cara, brazo o pierna de un lado del cuerpo, de comienzo brusco.
La presencia de factores de riesgo tales como antecedentes familiares, ictus previo, HTA, obesidad, cardiopatías embolígenas, cirugía reciente, diabetes o terapia hormonal, puede ayudar a orientar el diagnóstico de ictus.

La evaluación en agudo no debe demorar más de 60 minutos desde que el paciente llega al hospital.

Se debe realizar un examen físico que incluya función respiratoria, ritmo cardíaco, frecuencia cardiaca, presión arterial, temperatura, glucemia y saturación de oxígeno y el **examen neurológico** que evalúa:

- Nivel de consciencia, se utilizan distintos scores como el de Glasgow (Tabla 1).

Tabla 1. *Escala de coma de Glasgow.*

Variable	Respuesta obtenida	Pts.
Apertura ocular	Espontánea	4
	Estimulada	3
	Con dolor	2
	Sin apertura	1
Respuesta Motora	Obedece ordenes	6
	Localiza el dolor	5
	Reflejo de retirada	4
	Flexión con el dolor	3
	Extensión con el dolor	2
	Sin respuesta	1
Respuesta verbal	Orientado	5
	Confuso	4
	Inapropiado	3
	Incomprensible	2
	Sin respuesta	1

- Lenguaje: evaluamos la comprensión, como la respuesta a órdenes sencillas y la expresión. Indicar al paciente que nombre objetos como un lápiz o un reloj y luego que indique para qué sirven.
- Pares craneales: su alteración es frecuente en las lesiones de tronco.
- Desviación oculocefálica: es un signo localizador. En las lesiones hemisféricas el paciente mira hacia el lado de la lesión encefálica mientras que en las lesiones de tronco la desviación es hacia el lado contrario a la lesión.
- Déficit motor: generalmente uni y contralateral a la lesión cerebral. Puede ser completa (plejía) o incompleta (paresia). Se caracteriza por pérdida de la fuerza.
- Alteración del tono y signo de Babinski.
- Déficit sensitivo: habitualmente contralateral a la lesión encefálica.
- Alteraciones cerebelosas: tales como ataxia, incoordinación e hipotonía.
- Signos meníngeos.

Exámenes complementarios

-**TC de cerebro** sin contraste es fundamental para establecer el tipo de ACV (isquémico vs hemorrágico).

Conducta terapéutica

Medidas iniciales:

- Comprobar el adecuado funcionamiento de las funciones cardiorrespiratorias (ABC): asegurar una vía aérea permeable y mantener una adecuada ventilación y circulación.
- Medidas para evitar la broncoaspiración.
- Vía periférica en el brazo no parético.
- Manejo de la TA: Es frecuente encontrar la TA elevada durante el ictus agudo. Los descensos bruscos de la TA se relacionan con peores resultados. Un descenso en la TA superior a 20 mmHg durante el primer día tras la admisión del paciente en el hospital, se ha asociado a mayor mortalidad y deterioro neurológico precoz (7). Se recomienda disminuir la TA en aquellos pacientes candidatos a recibir trombolisis cuando la PAS>185 mmHg o la PAD>110 mmHg (8). Hay otras situaciones clínicas que pueden requerir terapia antihipertensiva urgente como son la encefalopatía hipertensiva, disección aórtica, fallo renal agudo, edema pulmonar agudo e infarto agudo de miocardio, nefropatía hipertensiva, fallo cardiaco hipertensivo, preeclampsia/eclampsia y hemorragia intracerebral con PAS<200 mmHg (9). Para el resto de los pacientes se suele recomendar disminuir la TA cuando la **PAS es superior a 220 mmHg o la PAD>120 mmHg**, reduciendo la TA de manera cautelosa (no más del **10% a 20%** en las primeras 24 hs).
- Manejo de la glucemia: La hiperglucemia es bastante frecuente en el ACV y es un factor independiente de mal pronóstico. El riesgo relativo de muerte en pacientes con ictus agudo aumenta si éstos presentan hiperglucemia. El punto de corte óptimo para predecir pobres resultados en pacientes con ictus agudo a los tres meses se establece en una glucemia capilar de 155 mg/dL en el momento de admisión o durante las primeras 48 hs (10). Los expertos opinan que la hiperglucemia debe ser tratada, especialmente en pacientes diabéticos. En la guía del NICE se propone corregir la glucemia cuando ésta se sitúe por encima de los 200 mg/dL y mantenerla entre 72 y 200 mg/dL (9). La hipoglucemia por otro lado puede producir cuadros similares al ictus agudo por lo que debe descartarse como causa de los síntomas y tratarse de acuerdo al protocolo establecido.
- **Oxigeno suplementario**: La hipoxemia durante el ACV se asocia a un incremento del riesgo de muerte, por lo que se recomienda la administración de oxígeno. Se debería alcanzar objetivos de saturación del 94 a 98% para la mayoría de los enfermos agudos o 88 a 92% para aquellos con riesgo de fallo respiratorio hipercápnico (EPOC).
- **Fluidos endovenosos**: Muchos pacientes con ictus agudo se encuentran deshidratados en el momento de la admisión, lo que podría estar relacionado con una peor evolución. Se recomienda utilizar suero salino isotónico, evitando la sobrecarga de volumen, en el caso de que sea necesario administrar fluidos.

Referencias bibliográficas

1. Easton J, Saver J, Albers G y cols. Definition and evaluation of transient ischemic attack: a scientific statement for healthcare professionals from the American Heart Association/American Stroke Association Stroke Council; Council on Cardiovascular Surgery and Anesthesia; Council on Cardiovascular Radiology and Intervention; Council on Cardiovascular Nursing; and the Interdisciplinary Council on Peripheral Vascular Disease. The American Academy of Neurology affirms the value of this statement as an educational tool for neurologists. Stroke 2009; 40: 2276-2293.
2. Aho K, Harmsen P, Hatano S y cols. Cerebrovascular disease in the community: results of a WHO collaborative study. Bull World Health Organ 1980; 58: 113-130.
3. Herman B, Leyten A, van Luijk J y cols. Epidemiology of stroke in Tilburg, the Netherlands. The population-based stroke incidence register: 2. Incidence, initial clinical picture and medical care, and three-week case fatality. Stroke 1982; 13: 629-634.
4. Bogousslavsky J, Van Melle G, Regli F. The Lausanne Stroke Registry: analysis of 1,000 consecutive patients with first stroke. Stroke 1988; 19: 1083-1092.
5. NIH. National Institute of Neurological Disorders and Stroke, NINDS. Know Stroke. Know the Signs. Act in Time. Bethesda; 2008.
6. Castillo J, Leira R, García M y cols. Blood pressure decrease during the acute phase of ischemic stroke is associated with brain injury and poor stroke outcome. Stroke 2004; 35: 520-526.

7. Adams H Jr, Del Zoppo G, Alberts MJ y cols. Guidelines for the early management of adults with ischemic stroke: a guideline from the American Heart Association/American Stroke Association Stroke Council, Clinical Cardiology Council, Cardiovascular Radiology and Intervention Council, and the Atherosclerotic Peripheral Vascular Disease and Quality of Care Outcomes in Research Interdisciplinary Working Groups: The American Academy of Neurology affirms the value of this guideline as an educational tool for neurologists. Circulation 2007; 115: 478-534.
8. National Collaborating Centre for Chronic Conditions. Stroke: National Clinical Guideline for diagnosis and initial management of acute stroke and transient ischaemic attack (TIA). NICE clinical guideline 68. London. 2008
9. Fuentes B, Castillo J, San José B y cols. The prognostic value of capillary glucose levels in acute stroke: the glycemia in acute stroke (GLIAS) study. Stroke 2009; 40: 562-568.

CARDIOLOGÍA

41-CRISIS HIPERTENSIVA (CH)

Arancibia I - Guevel J

Este es uno de los motivos de consulta más frecuente en una guardia, requiriendo de un manejo especializado y precoz para evitar una emergencia hipertensiva y las eventuales complicaciones de la misma.
Se acepta por CH, a toda elevación de la Tensión Arterial (TA) capaz de producir una alteración orgánica o funcional de un órgano blanco, que comprometan la integridad y la vida del paciente (1).
Los factores asociados más frecuentes como causa etiológica son (4):

1. Suspensión de fármacos antiHTA.
2. Traumatismo craneal.
3. HT renovascular
4. Preeclampsia y Eclampsia.
5. Glomerulonefritis aguda.
6. Drogas (Cocaína-anfetaminas).
7. Neoplasias (Feocromocitoma).

Bases para el diagnóstico clínico

Al ponernos en contacto con un paciente con CH, debemos realizar un prolijo examen clínico que incluye (3):

- Toma de TA en posición sentada y de pie (para evaluar ortostatismo).
- Palpación de pulsos periféricos para detectar su ausencia, arritmia o diferencias en su simetría.
- Palpación abdominal para descartar la presencia de masa pulsátil.
- Auscultación cardíaca: para evaluar presencia de soplos, galope por R3 o R4.
- Evaluación neurológica básica (orientación en tiempo y espacio, movilidad de los miembros y aspectos del habla) con fin de detectar algún foco neurológico.

Exámenes complementarios

-**ECG:** Cambios isquémicos, hipertrofia de ventrículo izquierdo (VI) y arritmia.
-**Laboratorio** que incluye hemograma, uremia, ionograma y análisis de orina completa (evalúa la presencia de proteinuria y hematuria), test de embarazo en mujeres en edad gestacional.
Una vez evaluado estos aspectos estaremos en condiciones de saber si se trata de un cuadro de **urgencia** (UH) o **emergencia** hipertensiva (EH).
La primera, es decir, la UH es un cuadro de HTA con presión diastólica > 120 mmHg sin compromiso de órgano blanco, por lo contrario, la EH es un cuadro de HTA con presión diastólica > 120 mmHg con compromiso de un órgano blanco cuyo tratamiento debe iniciarse de manera inmediata (1).

Conducta terapéutica

- **Urgencias hipertensivas (UH):** Esta situación incluye tanto a la crisis asintomática idiopática, como a la HTA en la cardiopatía isquémica, en la insuficiencia cardiaca (ICC) no descompensada, en trasplantes renales, en periodo pre y posoperatorio y en paciente quemados graves. En aquellos pacientes con una TAD < 115 mmHg, asintomáticos y con fondo de ojo normal no requieren tratamiento urgente. En los que presentan TAD > 115 mmHg, fondo de ojo grado III o IV, factores de riesgo como insuficiencia renal, cardiopatía o ACV previo o síntomas severos, el tratamiento debe iniciarse por vía endovenosa e internar eventualmente. El descenso de la TA debe ser gradual, el 20 a 25% dentro de las 6 a 24 hs y el resto debe bajar en las siguientes 24 a 48 hs. El tratamiento incluye reposo durante 30 minutos y nueva medición de la TA. Se ha demostrado que hasta un 30% son respondedores al reposo (1). Si el valor inicial desciende un 20%, se indica alta con tratamiento antiHTA habitual. Por el contrario, sino descendiera se indica un antiHTA de acción lenta y control a las 24 hs. Con este objetivo se pueden utilizar antagonistas cálcicos como amlodipina 5 a 10 mg, betabloqueantes como el labetalol 200 mg, bisoprolol 2,5 a 5 mg, atenolol 50 mg o IECA como el captopril 12,5 a 25 mg o el enalapril 5 a 20 mg (3).

- **Emergencia hipertensiva (EH):** Incluye la encefalopatía hipertensiva, el síndrome coronario agudo (SCA), la disección aortica aguda, el accidente cerebrovascular agudo (ACV isquémico o hemorrágico) y la insuficiencia cardiaca aguda (ICC). Toda EH debe ser tratada de inmediato, para disminuir la TA dentro de las primeras 1 a 2 hs. En la disección aortica se debe reducir la TAM (Tensión Arterial Media) hasta 80 mmHg en 30 min; en la ICC se debe reducir un 10 a 15%; en los SCA hasta un 15% (2); en los ACV, lo mejor será avisar a especialista o intensivista quien decidirá como manejar la situación, ya que requiere de cuidados específicos y por último; en la eclampsia, el objetivo es normalizar la TAM lo antes posible. Los fármacos recomendados para cada una de éstas situaciones se detallan en la tabla 1 (5).

Tabla 1. *Fármacos recomendados.*

Emergencia	Fármaco de elección
Encefalopatía hipertensiva	Labetalol-nitroprusiato de sodio (NPS)
ACV	Labetalol
ICC	NTG-NPS-enalaprilato
SCA	NTG-NPS-labetalol
Disección aortica	NPS-labetalol-esmolol
Posoperatorio	Labetalol-NTG

A continuación se detallan las dosis de los fármacos recomendados y su modo mecanismo de acción (Tabla 2).

Tabla 2. *Mecanismo de acción y dosis.*

Fármaco	Mecanismo de acción	Dosis
NTS	Vasodilatador arterial y venoso.	0,5-10 mg/Kg/min
NTG	Vasodilatador arterial, venoso y arterial coronario.	5-200 mg/min
Labetalol	Bloqueante mixto, α y β.	0,5-2 mg/min en BIC ó 0,25-1 mg (bolos EV)
Enalaprilato	Inhibidor de la enzima convertidora de angiotensina.	0,625-1,25 mg

Un caso particular lo constituye la angina o infarto derivado de una intoxicación por cocaína, ya que en estas circunstancias están contraindicados los β-bloqueantes, se recomienda usar nitroglicerina y calcio antagonistas (verapamilo-diltiazem).

Referencias bibliográficas

1. Sociedad argentina de Cardiología. Consenso de Hipertension Arterial. Rev Argen Cardiol 2013; 81: 2-48.
2. Branwald E, Antman E, Beasley J y cols. ACC/AHA 2002 guideline update for management of pacients whit unstable angina and non-ST segment elevation myocardial infartion. Summay article: a report of American College of Cardiology American Heart Associaton task Force on practice guidelines. J AM COLL Cardiol 2002; 40: 1366-1374.
3. Nacional Heart Lung and Blood Institute. The seventh report of the joint National Committee on prevention, Detectiôn, evaluation and treatment of hight Blood Presure. JNC 7. 2008.
4. Vasan R, Beiser A, Seshadri S y cols. Residual lifetime risk for developing hypertension in middle-aged women and men: The Framingham Heart Study. JAMA 2002; 287: 1003-1010.
5. Kenar M, Flores L, Bono J y cols. Cardiologia Critica, Enfoque de la patología cardiovascular en el paciente grave. Ed Médica Panamericana. 2014; 19: 300-307.

42-ARRITMIA (AR)

Arancibia I

Cualquier modificación de las características del ritmo sinusal, constituye una AR. El ritmo sinusal se caracteriza por ondas P positivas en las derivaciones DI-DII-AVF, intervalos P-R entre 0,11 y 0,20 seg, toda onda P va seguida de un complejo QRS y frecuencia cardiaca regular entre 60 y 100 lpm.
Se puede clasificar las AR de acuerdo a tres grandes criterios. Por su **origen**: en supraventriculares, es decir las que se originan antes del Haz de His y las ventriculares. En segundo lugar, por su **frecuencia cardíaca** (fc): taquicardias, con frecuencia por encima de 100 lpm y o bradicárdicas, con frecuencias menores de 60 lpm. Y finalmente, por su **modo de presentación** en crónicas y paroxísticas (1).

- **TAQUIARRITMIAS**

- **Ritmos supraventriculares: FA, flutter y TQ auricular.**

1. **Fibrilación Auricular (FA)**: No hay ondas P, ellas están reemplazadas por ondas f (estas son oscilaciones irregulares y de baja amplitud, a una frecuencia mayor a 350 cpm), claramente visibles entre la onda T y el siguiente complejo QRS. Generalmente se asocia a una frecuencia ventricular (fv) irregular, excepto cuando está asociado a bloqueo AV completo o ritmo nodal.
2. **Flutter o aleteo auricular:** La frecuencia de activación de las aurículas se encuentra entre 240 a 250 cpm, pero como habitualmente está asociada a conducción AV tipo 2:1, la fv es regular y más lenta. En el AA no hay ondas P, están sustituidas por ondas F, de voltaje regular, las cuales se semejan a ondas de sierra.
3. **Taquicardia auricular:** taquicardia con ondas "p" cuyo voltaje están disminuidos en relación a las ondas P típicas. Tiene una f que oscila entre 120 a 220 cpm. La conducción AV es generalmente 2:1 o más raramente 1:1 (2).

Conducta terapéutica

- Cardioversión eléctrica en caso de deterioro hemodinámico.
- Adenosina 6 a 12 mg EV: sirve para hacer diagnóstico diferencial y a veces puede llegar a revertirla.
- Amiodarona 200 a 600 mg/día VO o 5 a 10 mg/kg EV, β-bloqueantes, flecainida 100 a 200 mg/12 hs o 2 mg/kg EV.
- Ablación por radiofrecuencia, es el tratamiento de elección especialmente ante episodios recurrentes o cuando aparece en su versión incesante, taquicardiomiopatía o no hay respuesta a fármacos o estos están contraindicados por alguna causa.

- **Ritmos ventriculares: Taquicardia (TQ) por re-entrada de la unión A-V, TQ ventricular y fibrilación ventricular.**

1. **TQ por re-entrada AV:** Constituyen la forma más frecuente de taquicardia con complejo QRS angosto.

Bases para el diagnóstico clínico

Suele presentarse como palpitaciones rápidas y regulares de inicio y terminación súbito, pueden durar de segundos a horas y se asocian a ansiedad y poliuria (se debe a que se aumenta la secreción de factor natriuréticos atrial), en el pulso yugular se observan ondas "a" notables, mareos y a veces sincope.

Conducta terapéutica

• **Maniobras vagales:** el masaje del seno carotideo (MSC), se realiza con el paciente en decúbito dorsal, con una vía EV permeable, monitoreo ECG permanente. El MSC por unos 3 a 5 segundos consigue la reversión de la arritmia a ritmo sinusal en el 30 al 60% de los casos. El MSC no debe realizarse en pacientes con soplo carotideo, carótidas no palpables, antecedentes de AIT o ACV isquémico, antecedentes de pausas sinusales superiores a 3 segundos, y en mayores de 65 años. Tampoco se debe realizar MSC bilateral, por alto riesgo de hipotensión o asistolia.
• **Antiarrítmicos**: están orientados a bloquear o enlentecer la conducción en la vía lenta o rápida de la UAV.
Adenosina: se aplica en bolo muy rápido 6 mg EV, de ser necesario se administran dos bolos de 12 mg con al menos 2 minutos de intervalo entre ellos si no se logró la reversión. Como su vida media es menor de 5 segundos, los efectos adversos son despreciables y transitorios. Contraindicado en pacientes EPOC o asmáticos severos por riesgo de broncoespasmo.
Verapamilo: se administra 5 mg EV lento, de ser necesaria una segunda dosis puede repetirse a los 5 o 10 minutos. Como efecto adverso puede desarrollar hipotensión arterial.
• **Cardioversión eléctrica (CVE)**: cuando hay deterioro hemodinámico o no se obtiene respuesta a MSC o fármacos, se realiza con 100 a 150 joules.
• **Ablación por radiofrecuencia**: en caso de episodios frecuentes que limitan su actividad diaria o hay efectos adversos de los antiarrítmicos.

2. TQ ventricular: Son taquicardias con complejo QRS ancho (mayor a 0,12 segundos) y regulares. Ante la presencia de un paciente con este ritmo se debe considerar las siguientes posibilidades:
• **Taquicardia ventricular propiamente dicha:** Se define como tres o más extrasístoles ventriculares consecutivas en cualquier derivación. El primer diagnóstico ante una taquicardia con complejo QRS ancho es TV. Esto ocurre en el 75 a 85% de los casos, pero si la taquicardia se presenta en un portador de enfermedad coronaria, tal posibilidad alcanza el 90% y si la arritmia está asociada a una miocardiopatía chagásica la posibilidad llega al 95% (3).

Bases para el diagnóstico clínico

Puede presentarse con síntomas vagos, como palpitaciones, sudoración, nauseas, disnea, dolor precordial hasta algo más relevante como un episodio sincopal o de muerte súbita. Por lo general existe algún grado de deterioro hemodinámico o lo habrá en breve de no mediar el tratamiento adecuado, aunque no debe considerarse la tolerancia al episodio como excluyente de una TV.
Se las clasifica según su morfología en monomorfas y polimorfas.
Taquicardia ventricular monomorfa: se denomina así cuando las tres extrasístoles ventriculares consecutivas contienen una configuración semejante en una misma derivación durante todo el episodio (1).

Conducta terapéutica

- **TV no sostenida o menor a 30 s:** requiere el análisis de la patología subyacente y la corrección de factores precipitantes.
- **TV sostenida:** si hay deterioro hemodinámico requiere CVE inmediata (300 Joules) si el paciente esta consciente se debe dormir, con propofol 20 a 60 mg EV para evitar el dolor del choque eléctrico. Si no hay deterioro hemodinámico se puede optar inicialmente por la administración de drogas antiarrítmicas como amiodarona, procainamida o lidocaína (Tabla 1). Si no se consigue la reversión con los antiarrítmicos se debe continuar con la CVE en modo sincrónico. Hay que asegurar la permeabilidad de la vía aérea y una oxigenación óptima.

Tabla 1. *Dosis de antiarrítmicos en TV.*

ANTIARRITMICO	DOSIS DE CARGA	DOSIS DE MANTENIMIENTO
Amiodarona	150 mg	1 mg/min por 6 hs. Continuar con 0,5 mg/min
Procainamida	17 mg/kg	1-4 mg/min
Lidocaína	1,5 mg/Kg	2-4 mg/min

- **Taquicardia ventricular polimorfa:** Es el ritmo cardiaco que nace en los ventrículos, de al menos 5 latidos consecutivos, con FC mayor a 100 lpm y sus complejos QRS tienen morfología diferente de latido a latido. El mayor problema de esta arritmia es que tiene un elevado riesgo de degeneración en fibrilación ventricular y muerte súbita de no mediar una acción médica inmediata.

Conducta terapéutica

En todos los casos debe ser evaluado el contexto clínico del paciente y el tratamiento a cargo de un especialista en Cardiología.

3. Fibrilación Ventricular

Es un evento previo a la muerte, suele estar precedida de una TV polimorfa. El paciente presenta severo deterioro de sus funciones básicas, no se palpa pulso arterial ni se ausculta actividad cardiaca, así mismo, puede observarse cianosis o palidez severa, piel marmórea, movimientos respiratorios desorganizados, a veces movimientos anormales, símil episodio convulsivo.
Hallazgos ECG: Oscilaciones irregulares en amplitud y frecuencia, con una FC mayor a 300 ciclos por min y ausencia de complejos QRS definidos.

Conducta terapéutica

Desfibrilación eléctrica inmediata con 300 joules o mas, acompañado de soporte vital y oxigenación adecuada. Los sobrevivientes a una FV requieren evaluación inmediata para determinar la etiología de la arritmia y ver si está indicado de implante de un cardiodesfibrilador automático.

- **BRADIARRITMIAS**

Bradicardia sinusal y bloqueos.

1. **Bradicardia sinusal:** se caracteriza por la conservación del ritmo sinusal con una FC menor a 60 lpm.

Causas:

- ***Fisiológicas:*** durante el sueño, atletas de competencia, en respuesta a estímulos vagales, micción dificultosa o accesos de tos).
- **Farmacológicas:** Diltiazem, verapamilo, amiodarona, β-bloqueantes, ivabradina, fentanilo y morfina.
- **Patológicas:** Enfermedad del nódulo sinusal, hipotiroidismo, hipoxemia, hipotermia, hiperkalemia, anorexia nerviosa, hipertensión endocraneana y acidosis severa.

Conducta terapéutica

Cuando es de causa fisiológica no requiere tratamiento. Cuando se debe a fármacos hay que intentar su suspensión o regular la dosis. Cuando la bradicardia es persistente y sintomática se recomienda la infusión de isoproterenol (0,01 -0,1 Ug/kg/min) (4).

2. **Bloqueo AV:** El bloqueo AV es un trastorno en el que los impulsos auriculares son conducidos con retraso o no son conducidos en absoluto al ventrículo.

- **Bloqueo AV de primer grado:** Se define como una prolongación anormal del intervalo PR (> 0,2 segundos). Cada onda P va seguida de un complejo QRS, pero con un intervalo PR prolongado de forma constante. Muchos son sintomáticos durante el ejercicio.
- **Bloqueo AV de segundo grado:** Se produce un fallo intermitente de la conducción AV. Puede dividirse en dos tipos: I (Mobitz I o Wenckebach) y II (Mobitz II).

El Mobitz tipo I clásico se caracteriza por una prolongación progresiva del intervalo PR antes de la onda P no conducida (conducta de Wenckebach).

El tipo II se define por la aparición de una sola onda P no conducida asociada a intervalos PR constantes antes y después de un solo impulso. La pausa que engloba la onda P bloqueada es igual a dos ciclos P-P.

1. **Bloqueo AV 2:1:** Con un solo intervalo PR antes de la onda P bloqueada, también denominado bloqueo AV avanzado, no puede clasificarse como bloqueo AV de segundo grado tipo I o tipo II mediante un solo registro (corto) del ECG de superficie. Teniendo en cuenta que el bloqueo AV de segundo grado tipo II constituye una indicación para el uso de un marcapasos permanente, establecer el diagnóstico exacto tiene una enorme importancia terapéutica.
2. **Bloqueo AV de tercer grado:** se caracteriza por el fallo de la conducción al ventrículo en cada onda P o cada impulso auricular, con lo que se produce una disociación AV completa, con unas frecuencias auriculares superiores a las ventriculares. Puede ser congénito o adquirido y estar localizado en el nódulo AV, el haz de His o las ramificaciones de las ramas derecha e izquierda del haz. El ritmo de escape ventricular revela la localización anatómica del bloqueo (5).

Conducta terapéutica

El tratamiento del bloqueo AV debe empezar con la búsqueda de posibles causas reversibles, como por ejemplo la enfermedad de Lyme o la isquemia miocárdica. Si es posible, se debe

suspender los fármacos que causan retraso de la conducción dentro del nódulo AV, como digital o los antagonistas del calcio.
En la situación aguda, se puede tratar el bloqueo AV sintomático con fármacos vagolíticos EV, como la atropina. Si ésta no es efectiva, está indicado el uso de un marcapasos transitorio o con estimulación transcutánea.
Los pacientes con un bloqueo AV de primer grado generalmente no necesitan un marcapasos cardiaco. No obstante, si el intervalo PR no se adapta a la frecuencia cardiaca durante el ejercicio y es lo suficientemente prolongado para causar síntomas se debe considerar la posible conveniencia de implantar un marcapasos DDD (clase IIa) (6).
El bloqueo AV de segundo grado tipo I (Wenckebach) asintomático se considera casi siempre un trastorno benigno, con un pronóstico excelente en individuos jóvenes o deportistas entrenados, en reposo. Sin embargo, existe cierta controversia respecto al pronóstico y la necesidad de un marcapasos permanente en el bloqueo AV de segundo grado tipo I crónico en pacientes de más edad (> 45 años).
En los pacientes con un bloqueo AV completo congénito, la decisión de implantar un marcapasos suele basarse en varios factores, como la evolución natural, la edad (la importancia de la bradicardia depende de la edad), los síntomas del paciente y la cardiopatía estructural o congénita existente (4).

Referencias bibliográficas

1. Rubart M, Zipes D. Arrhythmias, sudden death and syncope. En: Libby P, Bonow R, Mann D y cols. Editors. Braunwald's Heart Diseae. Filadelfia: Saunders Elsevier; 2008. p909-921.
2. Monfredi O, Dobrzynski H, Mondal T y cols. The anatomy and physiology of the sinoatrial node–a contemporary review. Pacing Clin Electrophysiol 2010; 33: 1392-1406.
3. Boyett M, Tellez J, Dobrzynski H. The sinoatrial node: its complex structure and unique ion channel gene programm. En: Zipes D, Jalifé J, editors. Cardiac electrophysiology: from cell to bedside. Filadelfia: Saunders Elsevier; 2009. p127-138.
4. Dobrzynski H, Boyett M, Anderson R. New insights into pacemaker activity: promoting understanding of sick sinus syndrome. Circulation 2007; 115: 1921-1932.
5. Stambler B, Rahimtoola S, Ellenbogen K. Pacing for atrioventricular conduction system disease. En: Ellenbogen K., Kay G., Lau C., Wilkoff B., editores. Cardiac pacing, defibrillation and resynchronization therapy. Filadelfia: Saunders Elsevier; 2007. p429-472.
6. Issa Z, Miller J, Zipes D. Atrioventricular conduction abnormalities: a companion to Braunwald's heart disease. Filadelfia: Saunders Elsevier; 2008. 6: 127-142.

43-FIBRILACIÓN AURICULAR (FA)

Arancibia I

La FA es una arritmia supraventricular que tiene una duración mayor de 30 segundos, caracterizada por el reemplazo de las ondas P por ondas fibrilatorias que pueden variar en amplitud, tiempo y que se asocian en general con intervalos RR irregulares. La respuesta ventricular depende de las características electrofisiológicas del nodo auriculoventricular, de la presencia de vías accesorias, del tono simpático y vagal y de la acción de diferentes drogas (1).
La estimación actual de la prevalencia de la FA en el mundo desarrollado es aproximadamente de un 1,5 a 2% de la población general y la media de edad ha aumentado paulatinamente, situándose entre 75 y 85 años. La FA se asocia a un riesgo 5 veces mayor de ACV y una incidencia 3 veces superior de ICC.
La FA aparece cuando existen alteraciones estructurales o electrofisiológicas del tejido auricular. Las primeras pueden ser ocasionadas por fibrosis, dilatación, hipertrofia o enfermedades infiltrativas (amiloidosis, hemocromatosis y sarcoidosis). Otros factores incluyen la obesidad, el alcoholismo, ciertas drogas y el hipertiroidismo. En la mayoría de casos la FA es una manifestación eléctrica de una enfermedad cardíaca subyacente, sin embargo hasta en un 30 a 45% de la FA paroxística y en un 20 a 25% de FA persistente no se identifica ninguna enfermedad asociada.

Bases para el diagnóstico clínico

Si bien la forma de presentación puede cambiar en el transcurso del tiempo, es de gran valor clínico caracterizar la arritmia. De esta manera, es razonable distinguir 4 tipos:
1. Primer episodio: Esta definición es independiente de la duración y la presencia o severidad de los síntomas relacionados. Es de destacar que algunos pacientes tienen un episodio único, que nunca se repetirá.
2. Paroxística: Es la FA (más de 1 episodio) autolimitada dentro de los 7 días de su inicio. Se incluye en esta categoría a la FA de más de 48 horas que se cardiovierte eléctrica o farmacológicamente.
3. Persistente: Se considera persistente cuando el episodio de FA es de mas o igual a 7 días o requiere su control por cardioversión eléctrica o farmacológica, pasadas las 48 horas iniciales.
4. Permanente: Cuando la cardioversión no fue exitosa o no se intentará.

Exámenes complementarios

Creemos necesaria la detección precoz de la FA, incluso mediante la palpación del pulso y seguido de un ECG, pues incluso los episodios cortos de FA «silente» conllevan mayor riesgo de ACV.

Conducta terapéutica

El tratamiento tiene tres objetivos principales:
- Controlar la frecuencia ventricular (fv).
- Revertir y mantener el ritmo sinusal.
- Prevenir accidentes tromboembólicos.

La estrategia dependerá del tiempo de inicio de los síntomas y de la presencia de inestabilidad hemodinámica.
Para **enlentecer la fv** y **revertir** a ritmo sinusal se puede realizar:

- **Cardioversión eléctrica (CVE) de urgencia:** En los pacientes con inestabilidad hemodinámica, edema agudo de pulmón, hipoperfusión periférica o isquemia secundaria. Tiene un índice de éxito del 90%.
- **Control farmacológico:** pueden utilizarse β-bloqueantes (de primera línea) EV como el metoprolol 5 a 15 mg en 15 min, esmolol, propranolol o por vía oral como el atenolol, carvedilol o bisopropol. También son útiles los bloqueantes cálcicos como el diltiazem bolo de 20 a 25 mg y perfusión de 10 a 15 mg/h o el verapamilo bolo de 5 a 15 mg y perfusión de 0,05 a 0,2 mg/min. En los pacientes con insuficiencia cardíaca, la digoxina es el fármaco de elección
- **Cardioversión farmacológica:** Puede intentarse dentro de las primeras 48 horas de inicio de los síntomas. También puede realizarse en casos de FA de rápida respuesta ventricular con duración ≥ 48 horas o incierta, previo ecocardiograma transesofágico que descarte trombos intracavitarios. Si el paciente no tiene cardiopatía de base pueden utilizarse antiarrítmicos del grupo IC como flecainida o propafenona. También pueden indicarse fármacos nuevos, como el vernakalant. Si en cambio el paciente tiene cardiopatía de base, el uso de amiodarona 200 a 400 mg/día para la reversión es lo más seguro para evitar la proarritmia.

Para tomar la decisión de la **tromboprofilaxis**, primero es necesario evaluar el riesgo de ACV frente al riesgo de hemorragia grave, especialmente la intracraneal, que es la complicación más temida y confiere un alto riesgo de muerte y discapacidad. Una herramienta útil para este fin es la puntuación de riesgo embólico de CHA DS VACS (Tabla 1) y la de riesgo hemorrágico HAS BLED (Tabla 2).

Tabla 1. *Puntuación de riesgo embólico CHA-DS-VASc.*

Sigla	Factor	Puntuación
C	ICC/FA	1
H	HTA	1
A	Age/ Edad>75	2
D	Diabetes	1
S	Sincope/ACV previo	2
V	Enfermedad vascular	1
A	Age/ Edad 65-74 años	1
Sc	Sexo femenino	1

Tabla 2. *Puntuación de riesgo de sangrado HAS-BLED.*

Sigla	Factor	Puntuación
H	Hipertension sistólica >160	1
A	Anormal función renal o hepática	1 ó 2
S	Strock/ACV	1
B	Sangrado previo	1
L	Labilidad en el RIN	1
E	Edad >65	1
D	Aines o alcohol	1 ó 2

Una puntuación ≥ 2 representa un riesgo de ACV lo suficientemente elevado como para requerir anticoagulación. Se recomienda tratamiento anticoagulante o antiagregante en pacientes con puntuación igual a 1, debiéndose excluir de esta recomendación a las mujeres menores 65 años.

En el sistema de puntuación HAS-BLED, un valor ≥ 3 indica riesgo elevado tanto para ACO como para aspirina.

A la hora de decidir un tratamiento antitrombótico, se deben considerar varios factores como la responsabilidad del paciente o familiar a cargo para la administración de la medicación, los recursos económicos para costearla, el acceso a un centro hospitalario que permita el control periódico, entre otros.

Actualmente en Argentina se disponen como tratamiento anticoagulante ambulatorio las siguientes drogas:

- AVK (Antagonistas de la vitamina K): Acenocumarol y warfarina, cuya dosis debe adaptarse según los valores de RIN.
- NACO (Nuevos anticoagulantes): Dabigatran - Rivaroxaban - Apixaban.

La FA de origen valvular se anticoagula con AVK siempre, ya que no hay evidencia suficiente para hacerlo con NACOS. Los pacientes anticoagulados con AVK de uso corriente en nuestro medio son controlados con el RIN (Razón Internacional Normalizada). El RIN óptimo es entre 2 y 3, para evitar el aumento del riesgo embólico con niveles menores a 2 y el hemorrágico con niveles mayores a 3. Lograr esta estrecha ventana terapéutica requiere controles que garanticen que el paciente se encuentre en este momento terapéutico en más del 60% de sus controles. La frecuencia del monitoreo depende de la adhesión del paciente al tratamiento anticoagulante, variaciones en el estado de salud, medicaciones asociadas, cambios de la dieta, entre otros. Hay que remarcar que los nuevos anticoagulantes (NACO) no requieren este tipo de control aunque esta situación puede impedir la identificación de momentos con menor efecto anticoagulante debido a eventuales olvidos de dosis. Es necesario el monitoreo periódico de la función renal con cálculo del filtrado glomerular, para ajustar dosis de los mismos y para suspender eventualmente por riesgos.

En síntesis, la FA es una arritmia que se observa en el 1,5 a 2% de la población en general, con una edad promedio actual de 75 a 85 años. En su evolución pueden observarse dos complicaciones muy graves, el ACV y la insuficiencia cardiaca congestivas, ambas con mayor mortalidad. En relación al tratamiento, es fundamental el control del ritmo cardíaco y la causa subyacente.

Referencias bibliográficas

1. Sociedad Argentina de Cardiología. Consenso de fibrilación auricular. Rev Argen Cardiol 2015; 83: 1-48.
2. Camm J, Lip g, De Caterina R y cols. Actualización detallada de las guías de la ESC para el manejo de la fibrilación auricular de 2012. Rev Esp Cardiol 2013; 66: 54-124.
3. Stewart S, Hart C, Hole D y cols. Population prevalence, incidence, and predictors of atrial fibrillation in the Renfrew/Paisley study. Heart 2001; 86: 516-521.
4. Daoud E, Bogun F, Goyal R y cols. Effect of atrial fibrillation on atrial refractoriness in humans. Circulation 1996; 94: 1600-1606.
5. Chen S, Tai C, Yu W y cols. Right atrial focal atrial fibrillation: electrophysiologic characteristics and radiofrequency catheter ablation. J Cardiovasc Electrophysiol 1999; 10: 328-335.
6. Atienza F, Jalife J. Reentry and atrial fibrillation. Heart Rhythm 2007; 4: 13-16.
7. Fuster V, Rydén L, Cannom D y cols. 2011 ACCF/AHA/HRS focused updates incorporated into the ACC/AHA/ESC 2006 Guidelines for the management of patients with atrial fibrillation: a report of the American College of Cardiology Foundation/American Heart Association Task Force on Practice Guidelines developed in partnership with the European Society of Cardiology and in collaboration with the European Heart Rhythm Association and the Heart Rhythm Society. J Am Coll Cardiol 2011; 57: 101-198.
8. Camm A, Kirchhof P, Lip GYH, et al. Guías de práctica clínica para el manejo de la fibrilación auricular. Rev Esp Cardiol 2010; 63: 1481-83.
9. Anguita M, Worner F, Domenech P y cols. Nuevas evidencias, nuevas controversias: análisis crítico de la guía de práctica clínica sobre fibrilación auricular 2010 de la Sociedad Europea de Cardiología. Rev Esp Cardiol 2012; 65: 7-13.
10. Kirchhof P, Bax J, Blomstrom-Lundquist C y cols. Early and comprehensive management of atrial fibrillation: executive summary of the proceedings from the 2nd AFNET-EHRA consensus conference «research perspectives in AF». Eur Heart J 2009; 30: 2969-2977.

44-SINDROME CORONARIO AGUDO (SCA)

Werner M

Cuadros agudos producidos por obstrucción de la perfusión miocárdica por rotura o erosión de una placa de ateroma en las arterias coronarias (90% de los casos). La isquemia producida y el estado previo del paciente determinarán la clínica y el pronóstico; dado que menos del 25% de las roturas de placa presentan un SCA.

Existen factores desencadenantes de la rotura o erosión de la placa que son desconocidos pero que dependerían de las características del fluido sanguíneo, ritmo circadiano, inflamación local o sistémica y de otros factores físicos-psicosociales-ambientales que determinan vasoconstricción y efectos procoagulantes, como el tabaquismo, consumo de cocaína o anfetaminas, ingesta aguda de alcohol, esfuerzos físicos intensos, estrés agudo, frío, comidas copiosas e infecciones respiratorias (factores conocidos).

Es interesante recordar dos conceptos importantes en este tema, *"Placa vulnerable"*, llamada así *por su* composición rica en lípidos con una capa fibrosa delgada poco o no calcificada y con signos de inflamación en la adventicia y *"Paciente vulnerable"*, debido a una alteración inflamatoria de largo plazo asociado a trombogenicidad de la sangre y factores del paciente como número de lesiones coronarias, presencia de circulación colateral, Infarto agudo de miocardio (IAM) previo, disfunción ventricular o propensión a arritmias.

Los SCA siguen siendo la primera causa de muerte en los países desarrollados. Los IAM con elevación del segmento ST tienen una mortalidad del 40% en período agudo, siendo dos tercios de los casos secundarios a fibrilación ventricular dentro de la primera hora (1).

Los factores de riesgo descriptos se dividen en 2 grandes grupos, los "n*o modificables*", edad, sexo masculino, historia familiar (IAM en la familia de primer grado ≤55 años) y los "m*odificables*", tabaquismo, hipertensión arterial (HTA), diabetes mellitus (DM), hipercolesterolemia, obesidad y sedentarismo (2).

Los SCA se **clasifican** en dos grandes grupos, sin elevación del segmento ST (SEST) y con elevación del segmento ST (CEST) (3).

Con el objetivo de estratificar el riesgo del SCASEST, se pueden usar scores como el **TIMI**, que evalúa mortalidad, infarto o isquemia recurrente a los 14 días a través de la identificación en el paciente de la presencia de historia familiar de cardiopatía isquémica, HTA, Hipercolesterolemia, DM, tabaquismo actual (3 o + = 1 punto), edad ≥ 65 años, evidencia de enfermedad coronaria previa, uso de aspirina en los 7 días previos, al menos 2 episodios anginosos en las últimas 24 hs, alteraciones en el segmento ST y elevación de marcadores de daño miocárdico: CK-MB o Troponina. Cada uno de ellos suma 1 punto. Según su resultado se clasifican los pacientes en tres grupos de riesgo: riesgo bajo de 0 a 2 puntos con una probabilidad de 4,7 a 8,3%, intermedio de 3 a 4 puntos con un riesgo entre 13,2 y 19,9% y alto de 5 a 7 puntos, con una probabilidad de entre 26,2 y 40,9% de complicaciones (4).

Bases para el diagnóstico clínico

-**Dolor torácico**: es el síntoma que orienta al diagnóstico, se describe como una sensación de opresión. Se localiza en la región retroesternal con irradiación a hemitórax izquierdo y brazo izquierdo (muy raro hacia la derecha) o también a la espalda, epigastrio, cuello y mandíbula. En otras circunstancias aparece en estas zonas sin irradiación precordial. La angina inestable (AI) generalmente calma con vasodilatadores coronarios (nitratos) y tiene una duración de menos de 20 minutos. Si el dolor es prolongado (mayor de 20 minutos) y no cede con nitratos, cabe sospechar un IAM. Suele aparecer en reposo o luego de un esfuerzo físico importante.

-**Signos vegetativos** como sudoración, ansiedad, estado nauseoso, palidez, etc.

En ocasiones es asintomático (en diabéticos o ancianos) o con dolor atípico, presentan disnea, palpitaciones (equivalentes anginosos) o síncope (2).

-El examen físico no aporta, por lo general, datos significativos. La presencia de los siguientes signos sirven para estratificar el riesgo: palidez, sudoración, hipo o HTA, taqui o bradiarritmias, 4° ruido, signos de insuficiencia cardíaca (IC) con 3° ruido y soplo de insuficiencia mitral (IM).

Diagnósticos diferenciales

- Disección aórtica: se presenta con dolor torácico pero debe recordarse que puede estar asociada a IAM si compromete el ostium de las coronarias.
- Pericarditis: el dolor es de mayor duración, varía con los cambios posicionales, los cambios en el ECG son difusos, puede auscultarse frote.
- Patología pulmonar y mediastinal: neumotórax, neumopatía aguda, tromboembolismo pulmonar, enfisema mediastínico, etc.
- Patología gastrointestinal: colecistitis aguda, pancreatitis aguda, enfermedad ulcerosa activa o complicada, reflujo gastroesofágico, etc.
- Dolor originado en la pared torácica, o referido por patología de columna (1).

Exámenes complementarios

-**ECG**: tiene valor diagnóstico y pronóstico. Las alteraciones deben observarse en las derivaciones que marcan una cara del corazón pero la normalidad no excluye un SCA. En su registro pueden distinguirse:

- *SCACEST:* Elevación convexa del ST, traduce una obstrucción total de una arteria coronaria igual a IAM extenso. Puede presentarse en forma transitoria en la angina vasoespástica o de Prinzmetal. La presencia de onda Q de amplitud ≥ 25% del QRS o con duración de 0,04 segundos con inversión de la onda T significa necrosis.

Ante la presencia de Bloqueo completo de rama izquierda (BCRI) se debe determinar si es de reciente aparición y si fuera antiguo, no permite discernir signos nuevos de isquemia.

- *SCASEST*: Descenso de ST u ondas T negativas (profundas, simétricas) traducen una obstrucción parcial igual a IAM SEST o AI.

-**Laboratorio. Marcadores de necrosis.** Es necesario descartar anemia, trastornos de coagulación y comorbilidades como DM, enfermedad renal crónica (ERC), trastornos tiroideos, etc. Los marcadores de necrosis (CPK, Troponina I y T y mioglobina) se elevan en forma de curva (elevación y descenso posterior), por lo que se recomienda repetir las determinaciones cada 3 a 6 horas. La extensión de la necrosis miocárdica determinará el tiempo para su normalización (tabla 1).

Tabla 1. *Tiempo de detección de los marcadores enzimáticos.*

Tiempo (hs)	MIOGLOBINA	TROPO I	TROPO T	CK-Mb
Detección	1 a 2	2 a 4	2 a 4	3 a 4
Pico máximo	4 a 8	10 a 24	10 a 24	10 a 24
Duración (días)	0,5 a 1	5 a 10	5 a 14	0,5

-**Rx de tórax**. Sirve para valorar signos de hipertensión venocapilar y descartar otras causas de dolor torácico.
-**Ecocardiograma doppler**: fuera de los episodios dolorosos suele ser normal, si no existe patología previa. Durante el dolor puede observarse disfunción sistólica o diastólica o IM. Se debe evaluar la fracción de eyección (FEy) y las áreas de hipocinesia ya que su presencia tiene valor pronóstico.
-**RM cardíaca**: es la mejor técnica para objetivar necrosis, tamaños y volúmenes ventriculares y FEy.
-**Cinecoronariografía (CCG):** cateterismo cardíaco que se utiliza como diagnóstico y tratamiento de reperfusión con colocación de stents ante lesiones significativas.

Conducta terapéutica

SCASEST:

- Internación con reposo absoluto, ansiolíticos, tratar factores desencadenantes o agravantes.
- Antiagregantes plaquetarios: Acido acetil salicílico: 250 mg al inicio y luego 75 a 100 mg/día + clopidogrel: carga de 300 mg y continuar 75 mg/día o prasugrel 10 mg/día VO (si el SCA es de riesgo intermedio-alto y con bajo riesgo de hemorragias).
- Anticoagulantes: Heparina no fraccionada en infusión continua EV o heparina de bajo peso molecular subcutánea: Enoxaparina 1 mg/kg cada 12 horas, o inhibidor del factor Xa: Fondaparinux 2,5 mg/día durante 48 hs.
- Antianginosos: β bloqueantes, son los antiisquémicos de elección + nitratos en perfusión continua. Los objetivos terapéuticos son mantener la tensión arterial sistólica ≤ 130 mmHg y la frecuencia cardíaca ≤ 60 latidos/minuto.
- Inhibidores de la enzima convertidora de angiotensina (IECA) y antagonistas de los receptores de angiotensina II (ARAII) previenen el remodelado ventricular.
- Estatinas: previenen la progresión de la ateroesclerosis y disminuyen la incidencia de SCA.

Tratamiento intervencionista se recomienda dentro de las 24 a 72 hs si el riesgo del SCA es intermedio-alto (5).

SCACEST:

- La intervención terapéutica debe iniciarse durante las primeras tres horas, debido a que la oclusión va produciendo la "ola de necrosis" en forma progresiva a nivel transmural: a los 40 minutos 35%, a las 3 horas 65% y a las 6 horas 75%.

  Fase **aguda**: reposo, internación, monitoreo, O_2 a baja concentración, analgesia con morfina 2 a 4 mg EV con rescates cada 5 a 15 minutos hasta que ceda el dolor o al llegar a dosis máxima de 10 a 15 mg o meperidina 20 a 40 mg si hubiera bradicardia.

1- Reperfusión: disminuye el 25% de mortalidad por IAM y debe contemplarse en todo SCACEST o BCRI con dolor de menos de 12 hs, ideal dentro de las primeras 6 hs y que no cede con nitratos. Existen dos opciones, los fibrinolíticos y la angioplastia primaria (AP).

   -***Fibrinolíticos***: Estreptoquinasa en dosis de 1,5 millones UI a pasar en 1 hora o tenecteplase en pulso EV. Son efectivos en el 50 a 80% de los casos y la principal complicación es la hemorragia cerebral por lo que debemos valorar las contraindicaciones. Las contraindicaciones absolutas *son el* sangrado activo, trauma o cirugía reciente (menos de 2 semanas) y diátesis hemorrágica conocida. Las contraindicaciones relativas *son la* hipertensión ≥180/100, antecedente de accidente cerebro-vascular hemorrágico, hemorragia gastrointestinal o ginecológica activa, embarazo, reanimación cardiopulmonar prolongada reciente, punciones arteriales recientes y tratamiento con dicumarínicos.

   -***Angioplastia primaria***: es de primera elección en SCACEST si se realiza dentro de las primeras 2 horas logrando desobstrucción en 95% de los casos y flujo normal en el 80%. La

Angioplastia de rescate se indica en shock cardiogénico, IAM extensos o mayor de 6 horas de evolución, alto riesgo de hemorragia cerebral y fracaso de trombolíticos.

2- **Tratamiento asociado a reperfusión**: Antiagregantes plaquetarios como en SCASEST con mayor uso de prasugrel y antagonistas de glicoproteína IIb/IIIa (pacientes que se indica angioplastia) + anticoagulantes (disminuyen el riesgo de reinfarto y retrombosis) + β bloqueantes (disminuyen la mortalidad y el remodelado ventricular): carvedilol, bisoprolol, metoprolol y nebivolol + IECA o ARAII (evitan remodelado) se dosifican según la TA + antagonistas de aldosterona como la espironolactona o esplerenona en dosis bajas (disminuyen fibrosis miocárdica, previenen remodelamiento e inhiben parcialmente los efectos neurohumorales). Los nitratos EV se utilizan en dolor prolongado, HTA o IC (1).

Fase **crónica**: reposo físico-mental y emocional, la movilización será progresiva y el alta hospitalaria dentro de los 4 a 7 días, dieta hiposódica, ansiolíticos y tratamientos VO indicados en fase aguda a largo plazo mas tratamiento de las complicaciones si las hubiera.

Referencias bibliográficas

1. Bosch Genover X. Cardiopatía isquémica. Medicina Interna Farreras Rozman. 18°Ed. Barcelona: Elservier; 2016. p482-502.
2. Antman E, Selwyn A, Loscalzo J. Cardiopatía isquémica. Principios de Medicina Interna Harrison. 18°Ed. México: Mc Grahill Interamericana; 2012. p1998-2014.
3. Sanz G. Estratificación del riesgo en los Síndromes coronarios agudos: un problema no resuelto. Rev Esp Cardiol 2007; 60: 23-30.
4. Antman E. The TIMI risk score for unstable angina/non-ST elevation MI: A method for prognostication and therapeutic decisión making. JAMA 2000; 284: 835-42.
5. Bartolomei S. Aranalde G. Keller L. Cardiopatía isquémica. Manual de Medicina Interna. 2°Ed. Rosario: Corpuslibros; 2010. p57-66.

45-INSUFICIENCIA CARDIACA CONGESTIVA (ICC) Y EDEMA AGUDO DE PULMON (EAP)

Werner M

INSUFICIENCIA CARDIACA CONGESTIVA (ICC)

Situación en la que el corazón es incapaz de suplir las demandas metabólicas del organismo o precisa aumentar las presiones de llenado ventricular para lograrlo. Las anomalías causales pueden ser estructurales o funcionales.

Afecta a más de 20.000.000 de personas a nivel mundial con una prevalencia del 2% en adultos de países desarrollados y se incrementa a 6 a 10% en personas mayores de 65 años (1).

La causas se dividen en 4 grandes grupos, en primer lugar aquellas relacionadas con la disminución de la fracción de eyección (FEy), tales como el IAM, HTA, miocardiopatía dilatada congénita, miocardiopatía inducida por tóxicos, infecciones como el Chagas o las arritmias, y en segundo lugar, aquellas que conservan la FEy, tales como la miocardiopatía restrictiva, el envejecimiento, etc. En tercer lugar, la cardiopatía pulmonar y finalmente, las causas relacionadas con los estados de alto gasto cardíaco, como por ejemplo en tirotoxicosis, etc (2).

Bases para el diagnóstico clínico

-**Disnea:** de esfuerzo respiratorio rápido y superficial que traduce fallo del VI, es progresiva desde la clase funcional I (esfuerzo severo) a clase IV (reposo).

-**Ortopnea:** disnea de decúbito, el paciente aumenta el número de almohadas y duerme semisentado.

-**Disnea paroxística nocturna**: disnea aguda que despierta al paciente, requiere incorporarse o sentarse y dejar las piernas colgando fuera de la cama.

-**Asma cardíaca**: broncoespasmo secundario al edema peribronquial y tos no productiva.

-**Nicturia:** aumenta la cantidad de diuresis nocturna con respecto a la diurna.

-**Fatiga:** es inespecífica y se percibe como debilidad muscular generalizada.

-**Molestias epigástricas o en hipocondrio derecho:** sensación de pesadez relacionada con hepatomegalia congestiva.

-En el examen físico, se puede detectar un pulso rápido y de baja amplitud, presión arterial que tiende a ser baja, palidez y frialdad de extremidades o cianosis. Caquexia en situaciones muy avanzadas.

A nivel respiratorio, se pueden detectar estertores pulmonares (trasudación capilar al alvéolo pulmonar), húmedos, crepitantes, simétricos, inspiratorios que no se modifican con la tos. A veces, sibilancias. Puede haber derrame pleural derecho o bilateral.

A nivel cardiovascular, desplazamiento del ápex hacia la izquierda (crecimiento del VI) o latido palpable en borde esternal izquierdo (crecimiento del VD), galope con 3° ruido, puede haber 4° ruido. Soplos sistólicos por insuficiencia mitral o tricuspídea, secundarias a dilataciones ventriculares o aumento o desdoblamiento de 2° ruido (componente pulmonar) por hipertensión pulmonar secundaria.

Se pueden detectar, signos congestivos por disfunción del VD, como ingurgitación yugular, hepatomegalia dolorosa si la congestión es relativamente rápida, a veces es pulsátil. Edemas periféricos simétricos, blandos y localizados en partes declives (miembros inferiores y sacro), al inicio suelen reabsorberse con el decúbito, si son crónicos son mas indurados y con hiperpigmentación de la piel pudiendo llegar a la anasarca (1).

Diagnóstico Diferencial

3- Trastornos que se presentan con congestión circulatoria por retención anormal de agua y sal; por ej: enfermedad renal crónica.

4- Causas no cardíacas de edema pulmonar y disnea; por ej: infecciones pulmonares.

Exámenes complementarios

-***Laboratorio***: deben solicitarse análisis de rutina y de función tiroidea para descartar afecciones desencadenantes (infecciones, anemia y diabetes descompensada), la urea y creatinina suelen elevarse ligeramente, las transaminasas y bilirrubinemia pueden aumentar si hay congestión hepática y es común el hallazgo de hiponatremia dilucional. Si el paciente tiene tratamiento con diuréticos se podrá encontrar hipopotasemia. Se deben valorar enzimas cardíacas si amerita el cuadro con sospecha de isquemia miocárdica.

Las concentraciones plasmáticas de péptido natriurético cerebral (BNP o NT-pro-BNP) son útiles para el diagnóstico de IC descompensada y para diferenciar otras causas de disnea, además su nivel elevado tiene valor pronóstico, como la hiperuricemia y PCR.

-**ECG**: no hay datos específicos de IC, puede haber hallazgos relacionados con cardiopatía de base.

-**Rx tórax:** Se observan tamaño y forma cardíaca, estado de la vasculatura pulmonar (por ej: hilios congestivos, redistribución del flujo vascular), estado de congestión pulmonar y pleural (por ej: líneas B de Kerley: horizontales en áreas periféricas y líneas A de Kerley: dirigidas de hilio hacia periferia, edema intersticial que se presentan como infiltrados que desaparecen tras el tratamiento con diuréticos y edema alveolar en "alas de mariposa", borramiento de senos costofrénicos por derrames pleurales), además de causas no cardíacas de los **síntomas.**

-**Ecocardiograma bidimensional con doppler:** Valora el tamaño y función del VI midiendo la FEy (normal = ≥ 50), el estado de las válvulas, los movimientos regionales parietales, la presencia de dilatación de aurícula izquierda (AI) e hipertrofia y distensibilidad/relajación del VI así como el tamaño del VD y presiones pulmonares.

-**RM:** Ideal para valorar la anatomía, remodelado, masa y volumen del VI. Con gadolinio sirve para valorar la extensión de un infarto, el miocardio viable y presencia de fibrosis (3).

Conducta terapéutica

Los objetivos se diferencian según la clase funcional y la etapa evolutiva de la IC:

-Clase funcional I: disminuir la progresión de la enfermedad bloqueando sistemas neurohormonales que favorecen el remodelado.

-Clases II a IV: aliviar retención de líquidos, disminuir la incapacidad y el riesgo de progresión de la enfermedad. Se agregan diuréticos a los bloqueantes neurohormonales (1).

Tratamiento de IC con FEy baja ≤50%:

- Medidas generales: Buscar y tratar comorbilidades que exacerban la IC (HTA, coronariopatía, DM, anemia y apneas del sueño). Interrumpir tabaco, limitar consumo de alcohol o interrumpirlo si hay toxicidad miocárdica. Evitar temperaturas extremas y esfuerzos físicos intensos. Evitar AINEs, esteroides y otros medicamentos desencadenantes. Deben vacunarse contra Influenza y Neumococo. Plan alimentario hiposódico: 2 a 3 gr/día y suplementos calóricos en pacientes caquécticos, a veces se requiere restricción hídrica (≤ 2 litros/día) en casos de hiponatremia. La actividad física recomendada es moderada, regular e isotónica (caminar o bicicleta fija) en los pacientes con clase funcional I-III compensados.

• Inhibidores de la enzima convertidora (IECA): son de 1° línea en todas las etapas de la IC (excepto contraindicaciones: estenosis de ambas arterias renales y la sensibilización alérgica) ya que mejoran la sintomatología, reducen el número de internaciones y la mortalidad, además de disminuir la posibilidad de reinfarto en los pacientes coronarios. Efectos adversos: hipotensión, aumento de creatininemia, hipopotasemia, angioedema y tos. Los IECA utilizados son: captopril, enalapril, ramipril, quinapril y lisinopril.

• Antagonistas de receptores de angiotensina II (ARAII): indicados en reemplazo de IECA en casos de intolerancia por tos, no reducen la mortalidad. Los efectos adversos son hipotensión e hiperpotasemia. Los ARAII utilizados son losartán, candesartán, irbesartán, valsartán y telmisartán.

• β-bloqueantes*:* son de 1° línea combinados con IECA para lograr bloqueo neurohormonal completo, reducen la mortalidad global y por muerte súbita, la morbilidad y número de internaciones por IC. Se contraindican en insuficiencia ventricular aguda, en valvulopatías graves no corregidas quirúrgicamente y en bloqueos aurículo-ventriculares. La posología de inicio en dosis bajas con ascenso progresivo hasta la dosis máxima tolerada. Si el paciente ya está tratado con estos fármacos y se descompensa, debe reducirse la dosis y no suspenderlos por completo. Los β bloqueantes cardioselectivos utilizados son: carvedilol, bisoprolol, metoprolol y nebivolol.

• Diuréticos: en su elección se debe tener en cuenta la gravedad del cuadro y evitar el exceso de dosis por el riesgo de hipovolemia. Se utilizan asociados a IECA y β bloqueantes y una vez compensado el paciente deben reducirse al mínimo necesario. No hay datos de su impacto pronóstico.

Tiazidas: Hidroclortiazida se utiliza en IC leve y moderada, tiene riesgo de producir hipercaluria por lo que deben administrase junto a IECA o en su defecto con ahorradores de potasio, incluso puede requerir suplementos de Potasio. En caso de compromiso de la función renal deberían evitarse.

Diuréticos de asa: efecto muy potente, están indicados en todas las etapas de la IC y tienen acción rápida. Pueden producir hipopotasemia también. La furosemida es un vasodilatador venoso y tiene efecto ototóxico en dosis altas en pacientes con insuficiencia renal. Torasemida es mejor tolerada, no produce tanta urgencia miccional.

Antagonistas de aldosterona: indicados porque reducen la mortalidad mas que por su efecto diurético. Son ahorradores de potasio y mejoran el remodelado ventricular. Los utilizados son: espironolactona y eplerenona.

• Digitálicos: se utilizan en control de frecuencia ante fibrilación auricular e IC o en los pacientes con IC sistólica que persisten sintomáticos a pesar de medicación completa. El fármaco utilizado es la digoxina a 0,25 mg/día. Puede resultar arritmogénica en dosis altas y debe tenerse precaución en insuficiencia renal.

• Inhibidores de la corriente I_f del nodo sinusal: el medicamento es la ivabradina, reduce la frecuencia cardíaca y las hospitalizaciones en pacientes con IC y cardiopatía isquémica en ritmo sinusal mayor de 70 latidos minuto, su uso se limita al período de titulación de dosis de β-bloqueantes o ante la contraindicación de los mismos.

• Vasodilatadores orales: ante casos donde se contraindican IECA o ARAII se pueden utilizar hidralazina y dinitrato de isosorbide, ambos producen efecto de tolerancia.

• IC por disfunción diastólica:

Las medidas generales son las mismas que en IC sistólica, en relación al tratamiento farmacológico solo se utilizarán diuréticos y vasodilatadores en caso de congestión pulmonar (2).

Edema Agudo de Pulmón (EAP)

Se enfocará aquí el cuadro clínico y tratamiento del edema agudo de pulmón cardiogénico, secundario a insuficiencia ventricular izquierda o menos frecuentemente a patología valvular especialmente estenosis mitral. El aumento de la presión hidrostática venocapilar pulmonar con exudación de líquido al intersticio y alvéolo, es el mecanismo causal.

Bases para el diagnóstico clínico

-**Disnea** de comienzo súbito y rápido agravamiento que obliga al paciente a incorporarse.
-**Tos** con esputo rosado, espumoso y abundante en las formas más graves.
Palidez, frialdad cutánea y sudoración profusa. Cianosis.
-**Taquicardia.** Puede haber hipotensión arterial y signos de shock en cuadros severos.
-**Estertores crepitantes** diseminados en ambos campos pulmonares. En ocasiones se auscultan sibilancias y roncus.
Auscultación cardíaca con 3er ruido o soplos de compromiso valvular; suele ser dificultosa por los ruidos respiratorios.
Otros elementos clínicos pueden estar presentes de acuerdo al factor precipitante:

- Dolor precordial en caso de IAM.
- HTA en caso de edema agudo de pulmón hipertensivo.
- Fibrilación auricular paroxística en paciente con estenosis mitral.
- Bradi o taquiarritmia cuando existe cardiopatía previa (1).

Diagnóstico diferencial

- Crisis asmática severa.
- Tromboembolismo pulmonar agudo.
- Neumopatías infecciosas agudas (incluidas las broncoaspiraciones)
- Cuadros de edema pulmonar no cardiogénicos (síndrome de distress respiratorio del adulto).

Exámenes complementarios

-**Rx tórax.** Habitualmente hay cardiomegalia junto a signos de hipertensión venocapilar pulmonar, con edema intersticial y alveolar que puede adoptar la clásica imagen en alas de mariposa. Sirve además para el diagnóstico diferencial con otras afecciones. La silueta cardíaca puede ser de tamaño normal en casos de disfunción diastólica predominante como en el infarto agudo de miocardio e hipertensión arterial.
-**Laboratorio**: Depende de los antecedentes y factores precipitantes: aumento de urea y creatinina en insuficiencia renal crónica; enzimas cardíacas elevadas en el IAM, etc. La gasometría arterial marcará hipoxemia con hipocapnia en cuadros leves a moderados y en casos severos puede haber hipercapnia con acidosis respiratoria y también acidosis metabólica cuando hay trastornos importantes en la perfusión tisular.
-**ECG:** Es de utilidad para el diagnóstico de cardiopatía isquémica y arritmias como factores desencadenantes. Brinda información sobre cardiopatía de base y su repercusión (hipertrofias auricular y/o ventricular).

Conducta terapéutica

El tratamiento no debe demorarse, se debe comenzar durante el traslado del paciente al hospital o en la sala de guardia.
• Internación en UTI, monitoreo cardíaco y de tensión arterial.
• Posición sentada con miembros inferiores colgando para disminuir retorno venoso y mejorar dinámica respiratoria.
• Oxigenoterapia a alta concentración o con presión positiva (CPAP).

- Acceso venoso periférico o central lo antes posible. En cuadros graves, si se dispone de infraestructura para monitoreo hemodinámico, se debe colocar catéter de Swan Ganz para medir presión capilar pulmonar. Las medidas terapéuticas ulteriores se guiarán con las mediciones hemodinámicas.
- Morfina 5 mg EV diluida, pudiendo repetirse cada 15 minutos 2 a 3 veces, vigilando efectos colaterales (hipotensión, depresión respiratoria y vómitos).
- Vasodilatadores intravenosos: Nitroprusiato (10-20 µg/minuto, con aumento progresivo hasta 300 µg/minuto) o nitroglicerina (20-30 µg/minuto con aumento hasta un máximo de 400 µg/minuto), eficaces en reducir las presiones de llenado ventricular. Se utilizan en HTA o con presión arterial normal.
- Furosemida 40 a 80 mg EV, comienza a actuar a los 5 minutos produciendo venodilatación y luego diuresis abundante. Puede repetirse si fuera necesario.
- Tratamiento de las arritmias cuando esté indicado.
- La mayoría de los pacientes responden a la terapéutica, pero en cuadros más severos con hipotensión arterial menor de 90 mmHg o refractarios al tratamiento, se deben agregar Inotrópicos:
    - Dopamina ≤ 4 µg/Kg/minuto es vasodilatador renal (diurético), 4-8 µg/kg/minuto es agonista β en miocardio (ino y cronotropismo positivos) y en dosis mas altas es α adrenérgico (vasoconstrictor).
    - Dobutamina: 2 µg/kg/minuto con aumento progresivo según respuesta, es inotrópica positiva y menos taquicardizante.
    - Noradrenalina: 8-12 µg/minuto como dosis de inicio y 2-4 µg/minuto de mantenimiento; asociada a dopamina reducen mortalidad y efectos adversos.
    - Milrinona: 25-50 µg/kg en pulso y perfusión posterior a 0,75 µg/kg/minuto. Aumenta contractilidad y es vasodilatadora, mejora la FEy y mejora el gasto cardíaco. Puede provocar arritmias e hipotensión.
    - Levosimendán: pulso inicial de 24 µg/kg en 10 minutos más perfusión de 24 hs a 0,1 µg/kg/minuto. Es inotrópica positiva con efecto vasodilatador.

1- Asistencia respiratoria mecánica. Considerar su uso en:
- Casos refractarios a las medidas terapéuticas con deterioro progresivo.
- Inicialmente en pacientes con insuficiencia respiratoria aguda con acidosis respiratoria.
- Pacientes con cuadros de shock con acidosis metabólica.
- Depresión de la conciencia y agotamiento muscular extremo (3).

Referencias bibliográficas

1. Roig Minguell E. Insuficiencia cardíaca. Medicina Interna Farreras Rozman. 18° Ed. Barcelona: Elservier; 2016. p424-34.
2. Mann D, Chakinala M. Insuficiencia cardíaca y corazón pulmonar (cardiopatía pulmonar).Principios de Medicina Interna. Harrison 18° Ed. México: Mc Grahill Interamericana; 2012. p1901-1915.
3. Bartolomei S. Aranalde G. Keller L. Cardiopatía isquémica. Manual de Medicina Interna 2°Ed. Rosario: Corpus Libros; 2010. p76-96.

46-SINCOPE (Sc)

Arancibia I - Guevel J

Es la pérdida transitoria de la conciencia, generalmente menor a 15 segundos, que cursa con recuperación espontánea y sin secuelas, debido a una hipoperfusión cerebral general y transitoria (1). No debe confundirse con otras causas de pérdida de la conciencia como las posteriores a un traumatismo de cráneo o las englobadas en el llamado pseudosíncope o Sc psicógeno (3). Se han descripto varios factores desencadenantes, que se encuentran sintetizados en la tabla 1 (7).

Tabla 1. *Factores desencadenantes de Sc.*

Reflejo	Vasovagal o Lipotimia	Se observan desencadenantes emocionales y pródromos típicos como la sudoración, palidez, nauseas, en ausencia de cardiopatía, con ECG normal y sin antecedentes familiares de muerte súbita.
	Situacional	Se asocia a episodios de tos, micción, episodios de dolor abdominal, o esfuerzo defecatorio, actividad física, en ausencia de cardiopatía, con ECG normal y sin antecedentes familiares de muerte súbita.
	Deficiencia del seno carotídeo	Reflejo anormal y raro, que produce una importante caída en la frecuencia cardiaca y la presión arterial.
Por hipotensión ortostática		Se presenta espontáneamente en relación con el cambio de postura, al mismo tiempo que se documenta una hipotensión ortostática sintomática.
Cardíaco	Bradicardia	Bradicardia sinusal persistente < 40 lpm durante las horas diurnas o episodios de bloqueo sinoauricular o pausas sinusales ≥ 3 s

	Bloqueo	En presencia de episodios de BAV completo o de segundo grado tipo Mobitz II o bloqueo de rama izquierda y rama derecha alternante.
	Taquicardia	Debido a TV sostenida o TSV rápida. TV no sostenida en pacientes con síndrome de QT largo o ECG con patrón de Brugada tipo I y ausencia de otro dato diagnóstico de otra etiología.
	Estructural	Debido a estenosis aórtica grave, mixoma auricular, embolia pulmonar, disección aórtica, etc.

El Sc es una entidad muy prevalente tanto en atención primaria como en los servicios de urgencias. Si bien en la mayoría de los casos, tiene buen pronóstico, en determinados pacientes se puede presentar en forma de crisis muy recurrentes que afectan gravemente su calidad de vida (5). El Sc reflejo es el más frecuente (1). Sin embargo, se ha descripto que hasta el 30% de los pacientes presentan una causa cardíaca, que a veces es la primera manifestación de su enfermedad y puede ser un marcador de mal pronóstico, con riesgo de muerte súbita. En pacientes mayores de 40 años, Sc por hipotensión ortostática es una causa rara (2).

Bases para el diagnóstico clínico

-El **interrogatorio inicial** puede identificar la causa del Sc, hasta en un 50% de los casos. Lo primero es confirmar si realmente se trata de un Sc. Para ello es necesario investigar, si la pérdida de conciencia fue completa, de corta duración, comienzo rápido y transitorio, si se acompaño de pérdida postural y si la recuperación fue completa y espontánea. Si todas o la mayoría de las respuestas han sido positivas, se trata muy probablemente de un Sc. A continuación, es necesario indagar acerca de las circunstancias en la que se produjo el episodio, tales como el ejercicio, la micción, defecación, etc. Finalmente se interroga si el paciente presentó síntomas prodrómicos o antecedentes previos.

-Son sospechosos de causa cardiaca los pacientes mayores de 60 años con antecedentes isquémicos, con episodios producidos durante el ejercicio o con la posición supina, con relato de prodrómicos tales como palpitaciones (8).

Con esta información, se podrá englobar al paciente en alguno de las 3 causas etiológicas (reflejo, por hipotensión o cardiaco).

-La exploración física, se centraliza en la búsqueda de datos de cardiopatía que puedan tener relación causal con el Sc. Así por ejemplo, la presencia de un soplo sugestivo de estenosis aórtica, signos de insuficiencia cardiaca (ya detallados en el capítulo correspondiente) o una respuesta claramente patológica al ortostatismo. Se entiende por hipotensión ortostática a la disminución de la presión arterial sistólica mayor a los 20 mmHg o de la diastólica mayor a 10 mmHg en los primeros tres minutos después de ponerse de pie (4).

Exámenes complementarios

-ECG. Es un procedimiento útil para el diagnóstico de las bradi y taquiarritmias intermitentes. Se recomienda realizarlo en pacientes con alto riesgo de arritmia como factor etiológico, debido a sus antecedentes, como por ejemplo en aquellos con cardiopatía isquémica o dilatada con FdE< 35%, antecedentes de necrosis miocárdica, de insuficiencia cardiaca, episodios anteriores de taquicardia ventricular no sostenida, de bloqueo bifascicular (BRI o BRD más HBA o HBP) o QRS ≥ 120 ms, historia familiar de muerte súbita, ECG con patrón de bloqueo de rama derecha con elevación del segmento ST en las derivaciones V1-V3 (patrón tipo Brugada), etc.
-Masaje carotideo. Permite la identificación del SC por deficiencia del sistema carotideo. Se realiza presión en donde la arteria carótida se bifurca y se observa si el paciente presenta una pausa ventricular > 3 s de duración o una caída de la presión arterial > 50 mmHg.
-Mesa basculante. Se acepta como una herramienta útil para demostrar la susceptibilidad del paciente al Sc reflejo. Este método pone de manifiesto, la incapacidad vasoconstrictora periférica para mantener la presión en la bipedestación prolongada. No suele ser necesaria en pacientes en quienes el Sc reflejo ya ha sido diagnosticado por la historia clínica ni en los pacientes con un único episodio de Sc. Además, la prueba también puede ser positiva en aquellos con Sc por hipotensión ortostática o por deficiencia del seno (6).

Conducta terapéutica

✓ Educación del paciente para reconocer los síntomas prodrómicos.
✓ Maniobras de contrapresión física (MCP). Consideradas como de primera línea para el tratamiento del Sc reflejo. Se ha demostrado (7) que las MCP, como cruzar las piernas o de los brazos son capaces de inducir un aumento significativo de la presión arterial durante la fase de Sc reflejo inminente.
✓ En el Sc situacional, deben evitarse los factores desencadenantes (esfuerzos defecatorios, tusígenos, etc) (8).
✓ En el Sc por hipotensión ortostática, con gran afectación de la calidad de vida, puede ser útil el agonista alfa midodrina 5 a 20 mg, tres veces al día (7).
✓ En el Sc cardíaco, el tratamiento es el de la enfermedad de base.

Referencias bibliográficas

1.Soteriades E, Evans J, Larson M y cols. Incidence and prognosis of syncope. N Engl J Med 2002; 347: 878-885.
2.Ganzeboom K, Mairuhu G, Reitsma J y cols. Lifetime cumulative incidence of syncope in the general population: a study of 549 Dutch subjects aged 35-60 years. J Cardiovasc Electrophysiol 2006; 17: 1172-1176.
3.Olde Nordkamp L, Van Dijk N, Ganzeboom K y cols. Syncope prevalence in the ED compared to general practice and population: a strong selection process. Am J Emerg Med 2009; 27: 271-279.
4.Baron-Esquivias G, Martínez-Alday J, Martín A y cols. Epidemiological characteristics and diagnostic approach in patients admitted to the emergency room for transient loss of consciousness: Group for Syncope Study in the Emergency Room (GESINUR) study. Europace 2010; 12: 869-876.
5.Rose M, Koshman M, Spreng S y cols. The relationship between health-related quality of life and frequency of spells in patients with syncope. J Clin Epidemiol 2000; 53: 1209-1216.
6.Brignole M, Alboni P, Benditt D, Bergfeldt, et al. Guidelines on management (diagnosis and treatment) of syncope. Eur Heart J 2001; 22: 1256-1306.
7.Moya A, Sutton R, Ammirati F y cols. Guidelines for the diagnosis and management of syncope (version 2009). Eur Heart J 2009; 30: 2631-2671.
8.Cooper PN, Westby M, Pitcher DW y cols. Synopsis of the National Institute for Health and Clinical Excellence Guideline for management of transient loss of consciousness. Ann Intern Med 2011; 155: 543-549.

47-RESUCITACIÓN CARDIOPULMONAR EN ADULTOS (RCP)

Corrado V

La muerte cardiovascular, en su presentación súbita, es la primera causa de fallecimiento a nivel mundial. Más de 135.000.000 de óbitos por año en el mundo son por causa cardiovascular.

Sobre la base de las estadísticas internacionales, en Argentina pueden esperarse 4 a 6 muertes por hora. El porcentaje de pacientes que recibe RCP permanece bajo, siendo de alrededor del 26% en domicilio y 45% en áreas sanitarias. El uso de desfibrilador, es del 1% en domicilio y del 8% en áreas públicas.

Se entiende por **paro cardíaco** a la detención de la circulación sistémica que se produce por súbita desorganización o ausencia de actividad eléctrica en los ventrículos así mismo se produce un déficit severo en la descarga o en la llegada de sangre a los ventrículos.

Se denomina, **paro respiratorio** a la detención de la ventilación pulmonar efectiva lo que lleva a la incapacidad de sostener la oxigenación de la sangre en los alveolos.

El **paro cardiorrespiratorio** (PCR) es la interrupción de la actividad mecánica cardíaca con el consecuente compromiso de la función respiratoria. Se puede clasificar el PCR en 4 grandes grupos según la edad del paciente, el ritmo cardíaco, el mecanismo etiopatológico y según las circunstancias. La principal patología asociada en relación a la edad, en neonatos, lactantes y niños son los trastornos respiratorios con PCR, a continuación, en adultos jóvenes, los politraumatismo, y en adultos mayores, la enfermedad ateroesclerótica. De acuerdo al ritmo cardíaco, el paciente puede presentar fibrilación o taquicardia ventricular sin pulso, asistolia o actividad eléctrica sin pulso. Según su mecanismo etiopatológico puede existir PCR primario, paro respiratorio seguido de cardíaco o PCR traumático.

Se debe tener presente, que la corrección de ciertos síntomas pueden hacer reversible un PCR. Estas se denominan las 6 H y 6 T (Tabla 1).

La reversión precoz del paro cardíaco brinda la posibilidad de sobrevivir al evento agudo sin secuelas neurológicas. No sólo restituye las funciones vitales sino también preserva la indemnidad neurológica del paciente.

Tabla 1. *Causas reversibles de PCR.*

6 H	6 T
Hipo/Hiperglucemia	Trauma
Hipo/Hiperkalemia	Tóxicos
Hipovolemia	Trombosis coronaria
Hipoxemia	Trombosis pulmonar
Hipotermia	Tensión (Neumotórax)
Hidrogeniones (Acidosis)	Taponamiento cardiaco

Bases para el diagnóstico clínico

-Se determina **paro cardíaco** a la ausencia de pulso carotideo por 10 segundos.

Conducta terapéutica

-**RCP**: maniobras e intervenciones farmacológicas y no que tienen por objetivo la reversión del cuadro. Pueden ser básicas o avanzadas. Las primeras implican el mantenimiento de una vía aérea permeable y el apoyo respiratorio y circulatorio sin otro equipamiento más que dispositivos de protección. Entre ellas se encuentran las compresiones torácicas, la apertura de la vía aérea y la ventilación básica o de rescate.

Las maniobras de RCP avanzado constituyen el tratamiento definitivo del PCR. Sus objetivos son:

- Control definitivo de la vía aérea.
- Brindar ventilación asistida avanzada.
- Proveer medidas de apoyo circulatorio con fármacos vasopresores (adrenalina-amiodarona, etc).
- Desfibrilar.
- Sostener la FC y la estabilidad eléctrica.
- Cuidados pos resucitación.

Consideraciones destacables

1- Se recomienda la secuencia C (circulación)-A (vía aérea)-B (ventilación) desde el año 2010, es decir, se comienza con compresiones torácicas antes de las ventilaciones.

2- La relación compresión-ventilación sin dispositivo avanzado en adulto, para uno o dos reanimadores es 30:2, es decir 30 compresiones y 2 ventilaciones.

3- Una vez logrado el control aéreo con un dispositivo avanzado, se comienza con compresiones continuas con una frecuencia de 100 a 120 cpm y proporcionando una ventilación cada 6 seg es decir 10 ventilaciones en un minuto.

4- Durante las maniobras de RCP avanzada, es prioritario obtener un acceso EV o intraóseo (en niños).

5- Manejo de la vía aérea: ventilación mascara-balón con oxígeno a flujo elevado. Se puede considerar intubación endotraqueal.

6- Descartar siempre las causas reversibles y tratarlas.

7- Desfibrilación: la dosis de descarga para onda monofásica es de 360 joules y para onda bifásica 120 a 200 joules.

8- Dosis de amiodarona en fibrilación ventricular o taquicardia ventricular refractaria recomendada: primer dosis en bolo 300 mg, segunda 150 mg en bolo.

9- Atención inmediata post-PCR: retorno de la circulación espontánea, optimizar la ventilación y el manejo de la vía aérea, tratar hipotensión con drogas inotrópicas, realizar electrocardiograma y derivarlo a cuidados intensivos.

Referencias bibliográficas:

1. Fosco M. Resucitación cardiopulmonar en adultos. En Machado A, Aguilera S. Emergencias. 2° Ed. Buenos Aires: Edimed-Ediciones Medicas SRL; 2014: 3-21.
2. Hazinski M, Shuster M. Aspectos destacados de la actualización de las guías de la AHA para RCP y ACE 2015, American Heart Association. 2015.

NEUMONOLOGÍA

48-EXACERBACIÓN DE LA EPOC (E-EPOC)

Gamarra A

La E-EPOC es un evento en la evolución de la enfermedad caracterizado por empeoramiento de la disnea, aumento de la tos o expectoración más allá de la variabilidad diaria y suficiente para requerir la modificación del tratamiento regular (1) (2).
Las E-EPOC son de gran importancia por sus efectos negativos a largo plazo sobre la función pulmonar, la calidad de vida, el incremento en la mortalidad y los costos sanitarios (3) (4).
Actualmente, el diagnóstico de la E-EPOC se basa exclusivamente en los síntomas respiratorios, observados en el examen físico. No existe un biomarcador o conjunto de ellos que permitan confirmar o descartar el diagnóstico, por lo que el mismo es de exclusión. La forma de presentación es variable pudiendo el inicio ser agudo o gradual así como la resolución (5).
Se ha podido caracterizar dos tipos de pacientes según la frecuencia de las exacerbaciones (6):
Exacerbador frecuente: son aquellos individuos con ≥2 exacerbaciones al año, separadas cada una por al menos 4 semanas desde el final del tratamiento de la exacerbación previa o 6 semanas desde inicio de la misma en los casos que no han recibido tratamiento.
Exacerbador infrecuente: son aquellos con ≤ 1 exacerbación por año (5) (7).
En relación a la etiología, las E-EPOC pueden ser precipitadas por diferentes factores. La principal causa son las infecciones respiratorias virales o bacterianas, siendo los gérmenes más frecuentes, las bacterias en el 40 a 50% de los casos como *Haemophilus influenzae, Estreptococos pneumoniae, Moraxella catharralis, Pseudomonas aeruginosa, Chlamydia pneumoniae, Mycoplasma pneumoniae* y los virus en el porcentaje restante como *Rinovirus, Parainfluenza, Influenza, Virus sincicial respiratorio, Metapneumovirus humano y Adenovirus*.
Factores ambientales como la exposición a dióxido de azufre, humo, y otras partículas, las bajas temperaturas y abandono de tratamiento son también causas precipitantes. En algunos casos no es posible identificar el origen (8).

Bases para el diagnóstico clínico

De acuerdo a la gravedad de los síntomas que se presentan en las E-EPOC se las puede clasificar en:
Exacerbación leve: empeoramiento de los síntomas que requieren aumento del uso de broncodilatadores de acción corta en relación a las dosis habituales (≥3 puffs adicionales por 2 días consecutivos).
Exacerbación moderada: empeoramiento de los síntomas que requieren el uso de corticosteroides o antibióticos por VO.
Exacerbación grave: empeoramiento de los síntomas que requieren el uso de corticosteroides o antibióticos por vía oral o endovenosa.
Exacerbación muy grave: empeoramiento de los síntomas que pone en peligro la vida del paciente y requieren el uso de corticosteroides o antibióticos por vía EV y en ocasiones ventilación mecánica.
Los criterios de internación en la E-EPOC son:

- Disnea grado 3 o 4.
- Fracaso de tratamiento ambulatorio.
- Comorbilidades importantes.
- Antecedente de tres o más exacerbaciones en el último año.
- Taquipnea.

- Alteración de la conciencia.
- Uso de músculos accesorios.
- Respiración paradojal.
- Inestabilidad hemodinámica.
- Edema periférico.
- Hipoxemia.
- Hipercapnia con acidosis respiratoria.

Exámenes complementarios

-**Laboratorio** con hemograma, VSG, PCR, función renal y gasometría arterial.
-**Esputo seriado** para cultivo. En los pacientes con criterios de hospitalización.
-**Rx tórax.**

Conducta terapéutica

- Tratamiento ambulatorio: Se recomienda en primer lugar, descartar factores de riesgo para infección por Pseudomona aeruginosa como deterioro de la función pulmonar (VEF_1 < 30 %), bronquiectasias, aislamiento de *P. aeruginosa* en agudización previa o infección crónica por *P. aeruginosa*, tratamiento antibiótico en los tres meses previos o más de cuatro cursos al año, hospitalización reciente y uso de corticoide oral (prednisona > 10 mg/día) en las últimas 2 semanas. Se indica continuar el tratamiento con broncodilatadores de acción prolongada (LAMA o LABA) y broncodilatadores de acción corta con una frecuencia de 2 puff cada 6 hs (salbutamol, ipratropio o combinación de ambos) vía aerosol o 20 gotas de salbutamol o de bromuro de ipratropio nebulizados cada 6 hs. Se suministraran antibióticos en pacientes con expectoración purulenta, leucocitosis y niveles elevados de VSG o PCR. Comenzar con amoxicilina más acido clavulánico 1 gr VO cada 12 horas 5 a 7 días o levofloxacina 750 mg VO cada 24 horas durante 5 días en aquellos que se sospecha de Pseudomona aeruginosa o pacientes alérgicos a penicilinas.

En las E-EPOC moderadas, se pueden utilizar corticosteroides sistémicos como prednisona VO 30 a 40 mg/día por 4 a 5 (9).

Durante la E-EPOC es importante instruir al paciente para que **consulte** nuevamente en las primeras 72 horas. Se recomienda una consulta control dentro de los siguientes 15 días (10).

- Tratamiento intrahospitalario: En los casos de exacerbaciones muy graves se recomienda considerar el uso de antibióticos (EV) solos o asociados. Ciprofloxacina 400 mg EV cada 12 hs por 7 a 14 días o levofloxacina 750 mg EV cada 24 hs por 7 días. El uso de corticoide en exacerbaciones graves sigue la misma pauta del tratamiento ambulatorio pero usualmente se recomienda administrar las primeras dosis por vía EV. Se puede utilizar metilprednisolona 10 a 20 mg cada 8 horas o hidrocortisona 100 mg cada 8 horas, seguida de prednisona 40 mg/día VO, completando 5 a 10 días de tratamiento (11).
- Iniciar oxigenoterapia, cuando el paciente presenta $SpO2$< 90% o $PaO2$< 60 mmHg. Se recomienda seguir las siguientes pautas de tratamiento con oxígeno, tanto en el ámbito pre como intrahospitalario:
    - Titular oxígeno vía cánula nasal (iniciar con 2 litros por minuto) o máscara de Venturi ($FiO2$ 0,24-0,28) para mantener una $SpO2$> 88% o $PaO2$> 60 mmHg sin provocar hipercapnia o acidosis respiratoria (pH< 7,30), evaluada con gasometría a los 30 minutos de iniciada la terapia. Usar aire comprimido y no oxígeno al realizar las nebulizaciones para evitar la elevación de la $PaCO2$ y acidosis respiratoria en pacientes con hipercapnia

previa. En aquellos casos que persisten con hipoxemia, se debe considerar la administración de FiO_2 más altas si no provocan acidosis respiratoria o iniciar soporte ventilatorio.

- La ventilación mecánica no invasiva (VMNI) es un método que permite proveer asistencia respiratoria sin necesidad de intubación endotraqueal. Se recomienda iniciar VMNI en modo BiPAP en pacientes con falla respiratoria hipercápnica que no responden a terapia convencional (12).

Es importante evaluar los cambios de la frecuencia respiratoria, PCO_2, pH y Glasgow a la hora y 2 horas después de iniciar la VMNI. Si el paciente no mejora, proceder a intubar.

Criterios de selección de pacientes para VMNI:

- Disnea moderada a severa.
- Taquipnea >30 rpm.
- Vía aérea permeable.
- pH > 7,25 y < 7,35; $PaCO_2$ > 50.
- Pacientes con hipercapnia aguda (pH 7,30-7,45) o crónica reagudizada.
- PaO_2 < 60 o PaO_2/FiO_2 <200.
- Sin evidencia de neumotórax en Rx.
- Glasgow mayor a 11 puntos.

Recordar que la VMNI se puede iniciar en guardia y continuar en sala común o UTI.

Referencias bibliográficas:

1. Burge S, Wedzicha J. COPD exacerbations: definitions and classifications. Eur Respir J 2003; 41: 46-53.
2. Rodriguez-Roisin R. Toward a consensus definition for COPD exacerbations. Chest 2000; 117: 398-401.
3. Soler–Cataluña J, Martínez-García M, Román Sánchez P y cols. Severe acute exacerbations and mortality in patients with chronic obstructive pulmonary disease. Thorax 2005; 60: 925-931.
4. O'Reilly JF, Williams AE, Rice L. Health status impairment and costs associated with COPD exacerbation managed in hospital. Int J Clin Pract 2007; 61: 1112-1120.
5. Aaron S, Donaldson G, Whitmore G y cols. Time course and pattern of COPD exacerbation onset. Thorax 2012; 67: 238-243.
6. Hurst J, Vestbo J, Anzueto A y cols. Susceptibility to exacerbation in chronic obstructive pulmonary disease. N Engl J Med 2010; 363: 1128-1138.
7. Soler–Cataluña JJ, Rodriguez–Roisin R. Frequent chronic obstructive pulmonary disease exacerbators: how much real, how much fictitious? COPD. 2010; 7: 276-284.
8. Papi A, Bellettato C, Braccioni F y cols. Infections and airway inflammation in chronic obstructive pulmonary disease severe exacerbations. Am Respir Crit Care Med 2006; 173: 1114-1121.
9. Leuppi JD, Schuetz P, Bingisser R y cols. Short–term vs conventional glucocorticoid therapy in acute exacerbations of chronic obstructive pulmonary disease: the REDUCE randomized clinical trial. JAMA 2013; 309: 2223-2231.
10. Hernandez C, Casas A, Escarrabill J y cols. Home hospitalisation of exacerbated chronic obstructive pulmonary disease patients. Eur Respir J 2003; 21: 58-67.
11. Leuppi J, Schuetz P, Bingisser R y cols. Short–term vs conventional glucocorticoid therapy in acute exacerbations of chronic obstructive pulmonary disease: the REDUCE randomized clinical trial. JAMA 2013; 309: 2223-2231.
12. Singh J, Palda V, Stanbrook M y cols. Corticosteroid therapy for patients with acute exacerbations of chronic obstructive pulmonary disease: a systematic review. Arch Internal Med 2002; 162: 2527-2536.

49-EXACERBACIÓN ASMÁTICA (EA)

Gamarra A

El asma es un trastorno inflamatorio crónico de las vías aéreas. La inflamación produce una hiperrespuesta bronquial que determina episodios de sibilancias, disnea, opresión torácica y tos, sobre todo por la noche o en las primeras horas de la mañana. Los episodios se asocian por lo general con una obstrucción generalizada y variable del flujo aéreo que suele revertir espontáneamente o con el tratamiento (1).
Por **crisis asmática**, se entiende el deterioro agudo del enfermo que, en el plazo de horas o en pocos días, le lleva a una situación de disnea intensa y progresiva que en la mayoría de las ocasiones, lo obliga a solicitar atención médica. Constituye una de las situaciones clínicas más frecuentes en los servicios de urgencias, especialmente entre la población femenina, con una proporción de 3:1 sobre los varones.
Las **exacerbaciones del asma** (ataques o crisis de asma o asma aguda) son episodios caracterizados por un aumento progresivo en la dificultad para respirar, sensación de falta de aire, sibilancias, tos y opresión torácica, o una combinación de estos síntomas. A esto se le agrega una disminución en el flujo de aire espirado, que puede documentarse y cuantificarse a través de la medida de la función pulmonar (volumen espiratorio máximo en el primer segundo [FEV_1] o flujo espiratorio máximo [FEM] medido por pico flujo).
La gravedad de la crisis puede oscilar desde episodios leves que pasan casi desapercibidos para el paciente hasta otros de extrema gravedad que pueden poner en riesgo su vida.

Bases para el diagnóstico clínico

La valoración de la crisis debe realizarse en dos momentos, al inicio (evaluación estática) y después del tratamiento (evaluación dinámica).

-Evaluación inicial (estática). Incluirá los siguientes aspectos:
- Identificar a los pacientes con riesgo vital y el tipo de exacerbación.
- Identificar los signos y síntomas de compromiso vital.
- Medir de forma objetiva el grado de obstrucción al flujo aéreo y su repercusión en el intercambio gaseoso.
- Descartar la presencia de complicaciones.
- Distinguir la crisis en función de su evolución, de aparición rápida si es menos de 3 hs o lenta en caso contrario, implica consideraciones predictivas expresadas con una peor respuesta terapéutica en el último supuesto y una mayor necesidad de intubación en el primer caso.
- La alteración del sensorio o de la conciencia, bradicardia, hipotensión, cianosis, tórax "silente" o excitación psicomotriz son signos que, aunque tardíos, indican riesgo vital e inminencia de parada cardiorrespiratoria (2).

Exámenes complementarios

-Espirometría. La valoración objetiva del grado de obstrucción al flujo aéreo mediante espirometría (FEV_1) o con medidor de FEM es indispensable para determinar tanto la gravedad de la crisis, como la respuesta al tratamiento (excepto en los pacientes con riesgo vital). La medición repetida del grado de obstrucción, ya sea con el FEV_1 o en su defecto el FEM, es la mejor forma de evaluar la respuesta al tratamiento y proceder a la toma de decisiones

terapéuticas. En pacientes con obstrucción grave, se considera una respuesta satisfactoria cuando el FEV_1 o el FEM son superiores al 45% del valor predicho a los 30 minutos del inicio del tratamiento, y el FEM presenta un incremento mínimo de 50 l/min sobre su valor basal.
-**Oximetría de pulso**. Si bien la mayoría de los asmáticos en crisis presentan una hipoxemia leve a moderada (> 92%), la medida al aire de la saturación de la oxihemoglobina mediante saturometría de pulso (saturación arterial de oxihemoglobina [SaO_2]) es necesaria en todos los pacientes para excluir la hipoxemia.
-**Gases en sangre arterial**. Por el contrario, la determinación de los gases en sangre arterial se requiere en contadas ocasiones, en particular en los pacientes cuya saturación no se puede mantener por encima del 90% a pesar de la oxigenoterapia.
-La realización de otras pruebas complementarias al inicio, como la **Rx de tórax** y el **ECG**, sólo estarán indicadas en las situaciones en que la presencia de síntomas como fiebre, dolor o disnea excesiva sugieran la existencia de complicaciones (neumotórax o infección respiratoria de las vías aéreas bajas) una vez estabilizado el paciente.

Conducta terapéutica. Evaluación dinámica.

Previa evaluación de los estudios practicados, el objetivo fundamental del tratamiento consiste en revertir la exacerbación lo más rápido posible, mediante el descenso de las resistencias de las vías aéreas y la mejora del intercambio de gases.
Los objetivos específicos son corregir la hipoxemia mediante la administración de O2, revertir los broncoespasmos con la utilización de broncodilatadores y disminuir la inflamación a través del uso de glucocorticoides sistémicos. Los dos primeros se deberán alcanzar rápidamente (1).

- **Exacerbación leve**

Se entiende como exacerbación leve a la que cursa con un FEV_1 o FEM > 70% del valor teórico, una SaO_2 > 95% y sin signos de fracaso ventilatorio. Su tratamiento puede realizarse en el medio ambulatorio; no obstante, la falta de respuesta favorable en los primeros 30 a 40 min de tratamiento o la progresión a una mayor gravedad, obligará al traslado inmediato del paciente a un servicio de urgencias.
Síntomas y signos para reconocer una crisis leve:
- Disnea: leve.
- Habla párrafos.
- Frecuencia respiratoria (rpm): > 20 RPM.
- Frecuencia cardíaca (lpm) < 100.
- Utilización de músculos accesorios: ausente.
- Sibilancias : presentes.
- Conciencia: normal.
- Pulso paradójico: ausente.
- FEV_1 o FEM > 70%
- SaO_2 > 95%
- PaO_2 (mmHg) normal.
- $PaCO_2$ (mmHg) < 40.

-Agonistas-$\beta 2$ adrenérgicos de acción rápida: La inhalación de dosis administradas en forma repetida a intervalos regulares es el tratamiento de primera línea de la crisis asmática. Pueden administrarse mediante inhalador de dosis medida (IDM) con aerocámara o nebulizador de jet propulsado con O_2 a un flujo > 6 l/minuto. Los flujos elevados son fundamentales para generar las partículas de aerosol necesarias para su depósito en la vía aérea. No hay evidencia de la

superioridad de ninguno de los dos métodos en los pacientes muy graves (FEV_1 < 30%), debido a que se han excluido de los diferentes estudios.
-El uso de agonistas-β2 adrenérgicos por vía inhalada (INH) es la acción terapéutica más rápida y efectiva para el control de la limitación al flujo de aire y los síntomas secundarios. La administración mediante inhalador de dosis medida (IDM), en forma ideal con aerocámara es por lo menos equivalente a la nebulización. Se debe administrar de 200 a 400 mg cada 20 minutos durante la primera hora, seguidos de la misma dosis cada 3 a 4 hs hasta la remisión de la exacerbación (3).
-Dosis de salbutamol con IDM: 100 mg por inhalación. Ampollas para nebulizar: 2,5 mg por dosis.

-Glucocorticoides por vía oral: Se administrará un curso o ciclo corto de prednisona, con una dosis diaria que puede oscilar entre 0,5 a 1 mg/kg de peso ideal, que se mantendrá entre 5 a 10 días.

- **Exacerbación grave y moderada**

Cursan con un FEV_1 o FEM < 70% del valor teórico, con una SaO_2 < 95% o con signos clínicos de fracaso ventilatorio. La mayoría de ellas, al momento de recibir tratamiento, presentan una evolución > 6 hs, días e incluso semanas.
El uso del O2 debe dosificarse según la saturometría. Administrar O2 (mediante cánula nasal o máscara) para mantener una SaO_2 > 90% (superior al 95% en embarazadas o en pacientes con patología cardíaca coexistente).
Síntomas y signos para reconocer una crisis moderada-intensa:

- Disnea: moderada-intensa.
- Habla: frases/palabras.
- Frecuencia respiratoria > 20 a 30.
- Frecuencia cardíaca > 100/120.
- Tiraje alto presente.
- Sibilancias presentes.
- Conciencia normal.
- Pulso paradójico > 10-25 mmHg.
- FEV_1 o FEM < 70-50%.
- SaO_2 < 95%.
- PaO_2 (mmHg) 80-60.
- $PaCO_2$ (mmHg) > 40.

Parada respiratoria inminente:

- Disnea muy intensa.
- Frecuencia cardíaca: bradicardia.
- Movimiento paradójico o incoordinación toracoabdominal.
- Sibilancias: silencio auscultatorio.
- Conciencia: disminuida.
- Pulso paradójico: ausencia (fatiga muscular).
- SaO_2 < 90%.
- PaO_2 (mmHg) < 60.
- $PaCO_2$ (mmHg) > 40.

-Agonistas-β2 adrenérgicos de acción rápida: En la mayoría de los pacientes, la nebulización continua resulta equivalente a la intermitente. Los pacientes más graves o con mala respuesta al tratamiento podrían beneficiarse de la nebulización continua. Se requiere un nebulizador

apropiado. El formoterol (LABA y de inicio rápido), administrado mediante un sistema de polvo o aerosol, resulta equivalente al salbutamol o la terbutalina en pacientes con crisis moderadas o graves, y sin evidencia de un aumento de los efectos secundarios. La utilización de adrenalina nebulizada en dosis > 2 mg resulta equivalente a 5 mg de salbutamol, mientras que dosis menores resultan inferiores (4).
-Dosis de salbutamol: 4 a 8 pulsaciones (100 mg/pulsación) cada 10 a 15 minutos (IDM + aerocámara) inhalados. Con nebulización intermitente 2,5 a 5,0 mg cada 20 minutos. Con nebulización continua 10 a 15 mg/hora (cantidad equivalente a 20 gotas).
-Formoterol: 24 a 36 mg (capsulas para inhalar).
-Adrenalina: 3 mg cada 20 min (NEB).

-Anticolinérgicos: La combinación de bromuro de ipratropio y salbutamol por vía INH, administrada en dosis repetidas en las crisis moderadas y graves, produce beneficios en términos de función pulmonar y hospitalizaciones, disminuyendo la obstrucción por reducción del tono del músculo bronquial.
-Bromuro de ipratropio 4 a 8 pulsaciones (18 mg/pulsación) cada 10 a 15 min (IDM + aerocámara) ó 0,5 mg cada 20 minutos (Nebulización intermitente).

-Glucocorticoides sistémicos: Los GCC sistémicos deben administrarse de forma precoz (dentro de la primera hora del tratamiento en urgencias) en todos los pacientes con exacerbaciones moderadas o graves, o que no responden al tratamiento inicial. Un plan de 7 a 10 días de duración luego del alta en urgencias, consistente en la administración de prednisona, reduce las recaídas, así como los requerimientos de broncodilatadores.
-Prednisona: 20 a 40 mg cada 12 hs VO.
-Hidrocortisona: 100 a 200 mg cada 6 hs EV.

-Glucocorticoides inhalados: Pueden actuar como medicación de rescate o alivio. Así, administrados junto con broncodilatadores en forma repetida, a intervalos no mayores de 30 minutos y durante por lo menos 90 minutos, producen un incremento temprano (1 a 2 hs) de la función pulmonar, así como una reducción de las hospitalizaciones.
-Fluticasona: 2 puffs (250 mg/pulsación) cada 10 a 15 min (IDM + aerocámara).
-Budesonida: 800 mg cada 20 minutos (Nebulización).

-Sulfato de magnesio: Su efecto broncodilatador se obtiene mediante el bloqueo de los canales del calcio de las células musculares lisas. El uso de sulfato de magnesio por vía EV no se recomienda como tratamiento de rutina y sólo ha mostrado algún beneficio en el subgrupo de pacientes con obstrucción muy grave (FEV_1 < 20%). La dosis de sulfato de magnesio sistémico 2 g a pasar en 20 min EV, inhalado 145 a 384 mg en solución isotónica (NEB).

-Aminofilina: El uso de la aminofilina EV no se recomienda como consecuencia de su bajo poder broncodilatador y de sus importantes efectos secundarios.

-Antibióticos: No existen estudios que demuestren que los antibióticos modifiquen la evolución de las exacerbaciones en urgencia, salvo que la causa sea una intercurrencia bacteriana (3).

-Otros tratamientos: No se recomiendan la hidratación con grandes volúmenes de fluidos, la fisioterapia respiratoria o la administración de mucolíticos. Los ansiolíticos y los sedantes se encuentran totalmente contraindicados debido a su efecto depresor respiratorio.

Criterios de hospitalización: Las decisiones deberán tomarse sobre la base de la evaluación clínica y funcional del paciente no más allá de 2 a 3 hs de iniciado el tratamiento. Los pacientes que han recibido un tratamiento adecuado durante dicho plazo y permanecen sintomáticos, que requieren la administración de suplementos de O2 para mantener una SaO2 > 90% y que muestran una reducción persistente de la función pulmonar (FEV_1 o FEM < 40%) deberían ser hospitalizados. En todos los casos, se recomienda observar al paciente durante 60 minutos para confirmar la estabilidad previamente al alta. Los pacientes con obstrucción muy grave que presenten deterioro de su condición deberían ingresar en una UCI. Otras indicaciones de ingreso incluyen paro respiratorio, alteración de la conciencia, SaO_2<90% a pesar de la administración de O2 suplementario, hipercapnia o necesidad de intubación orotraqueal y soporte ventilatorio, o complicaciones como el neumotórax.
En síntesis, por **crisis asmática**, se entiende el deterioro agudo del enfermo que le lleva a una situación de disnea intensa y progresiva que en la mayoría de las ocasiones, lo obliga a solicitar atención médica. La evaluación de la exacerbación asmática de forma objetiva (nivel de FEV_1 o FEM) permite determinar su gravedad inicial (evaluación estática) y, en consecuencia, ajustar el tratamiento. La respuesta al tratamiento se determinará mediante medidas repetidas de la función pulmonar, FEV_1 o FEM (evaluación dinámica). El tratamiento debe iniciarse de forma inmediata e incluirá concentraciones bajas de O_2, dosis múltiples de broncodilatadores inhalados de acción rápida y glucocorticoides sistémicos.

Referencias bibliográficas

1. Global Initiative for Asthma. Global strategy for asthma management and prevention. NHLBI/ WHO Workshop Report. 2003.
2. Le Gal G, Righini M, Roy P y cols. Prediction of pulmonary embolism in the emergency department: the revised Geneva score. Ann Intern Med 2006; 144: 165-171.
3. Guía ALERTA 2. América Latina y España: Recomendaciones para la prevención y el Tratamiento de la exacerbación Asmática. 2014.
4. Manejo de la crisis de asma en urgencias. B. Steen. Fundación Hospital Alcorcón. 2007.
5. GEMA 2009. Guía Española para el Manejo del Asma (GEMA 2009). Arch Bronconeumol 2009; 45: 1-35.

ONCOLOGIA

50-URGENCIAS ONCOLÓGICAS (UO)

Allori D

Una de las áreas más afectadas por la evolución constante de la oncología son los servicios de urgencias. Hasta hace algunos años el paciente oncológico que debía recurrir a una guardia central era enmarcado dentro de una situación paliativa, con corta expectativa de vida cuya principal consulta se regía por síntomas tales como dolor, sangrado, ansiedad o fiebre (1). Hoy el paradigma del paciente oncológico está cambiando y no es infrecuente encontrarnos frente a un paciente de edad media, con sintomatología relacionada a su enfermedad o al tratamiento específico indicado por el especialista, muchas veces en situación laboral activa y que demanda un actuar médico ágil, preciso, con toma de decisiones oportunas para preservar su calidad de vida y su entorno socio-laboral (2).

Las UO más frecuentes son:

A. Síndrome de vena cava superior.
B. Compresión medular.
C. Síndrome de lisis tumoral.
D. Metástasis cerebrales.
E. Neutropenia febril.
F. Dolor.

A) SÍNDROME DE VENA CAVA SUPERIOR (VCS)

Cuadro caracterizado por la obstrucción total o parcial del flujo de la VCS por invasión o compresión externa por un proceso expansivo. Las causas pueden ser de origen maligno en el 65 a 85% de los casos y las restantes de origen benigno. Las primeras, incluyen tumores de pulmón, linfomas, mama y las benignas están relacionadas con los catéteres endovasculares (6).

Bases para el diagnóstico clínico

-**Disnea**, es el síntoma inicial más frecuente. La tríada clásica en el examen clínico es:

- **Edema en esclavina** en cara, cuello y hemitórax superior especialmente en zona supraclavicular.
- **Cianosis** en cara y extremidades.
- **Circulación colateral.**

Diagnósticos diferenciales

Debe establecerse con la insuficiencia cardiaca, con el taponamiento cardiaco y con el neumotórax a tensión.

No habiendo diagnóstico histológico del tumor, y siendo el mayor número de casos de VCS de origen neoplásico, debe intentarse siempre llegar al diagnóstico anatomopatológico pues es necesario para planificar el tratamiento.

Exámenes complementarios

-Rx tórax, recordar que puede ser normal hasta en el 15% de los casos.

-TC con contraste: Permite la planificación para el diagnóstico histológico y constituye el estudio por imagen de elección.

-RN: no ofrece mayor información que la TC multicorte con reconstrucción 3D.

Conducta terapéutica

Inicial:

- Elevar la cabecera de la cama.
- Oxigenoterapia.
- Diuréticos: furosemida 40 mg/día.
- Corticoides: Se suele emplear dexametasona 6 a 10 mg cada 6 horas EV.

En cuanto a las etiologías malignas, los tumores de células pequeñas de pulmón y los germinales son radioquimiosensibles, obteniendo una respuesta sintomática a las 72 horas de iniciada la radioterapia. En cambio, el tumor de pulmón de células no pequeñas responde lentamente, obteniéndose mejores resultados con los stents endovasculares.

Si se sospecha que está relacionada con un catéter central, se debe retirar el mismo y si es necesario indicar una nueva vía (10).

-**Prótesis endovasculares:** Permiten restablecer el flujo con buena respuesta hasta en el 90% de los pacientes. No interfiere en el diagnóstico etiológico. Está indicado en pacientes con síntomas severos.

-Desde un punto de vista quirúrgico, sobre todo en procesos benignos, suele indicarse un bypass por lo general con cirugía a cielo abierto (3).

B) COMPRESIÓN MEDULAR (CM)

Es secundaria a la invasión neoplásica de la médula espinal o de las raíces nerviosas que forman la cola de caballo. Es la segunda complicación neurológica luego de las metástasis cerebrales. Aparece en el 5% de los pacientes con cáncer y los tumores que tienen una mayor incidencia son el de mama, pulmón, próstata, mieloma y linfoma.

El diagnóstico y tratamiento deben realizarse de la forma más rápida posible y la pérdida de la deambulación y de control de esfínteres se asocia a un peor pronóstico (1).

Bases para el diagnóstico clínico

-**Dolor** de espalda, por lo general de varios meses de evolución (90%) que se intensifica por las noches en decúbito y mejora al incorporarse.

-**Debilidad** de miembros inferiores.

-**Parestesias**.

-**Pérdida de control de esfínteres** e **impotencia**. En ancianos es más frecuente la aparición de **retención urinaria**, como expresión del compromiso del sistema neurovegetativo.

-Al examen físico en los períodos iniciales, encontraremos espasticidad e hiperreflexia y en los más evolucionados, flacidez e hiporreflexia.

Exámenes complementarios

-**Rx de columna**, puede observarse lesiones líticas, erosión, colapso vertebral o masas paraespinales.

-**TC**, de gran valor para evaluar destrucción y estabilidad vertebral.

-**RM**, es el Gold-estándar. Se debe realizar dentro de las primeras 24 hs. Sensibilidad del 93% y especificidad del 97%.

Conducta terapéutica

-**Inicial:** inmovilizar, analgesia y corticoides. La droga de elección es la dexametasona en bolo inicial de 10 mg seguido de 4 a 6 mg cada 6 hs.
-La **descompresión quirúrgica**, se indica en caso de columna inestable y compresión por fragmento óseo y está contraindicada cuando se realizó radioterapia previa. El tratamiento de elección es la radioterapia y ha demostrado ser más eficaz si se asocia a corticoides (8).

C) SÍNDROME DE LISIS TUMORAL (LT)

El síndrome de LT está relacionado con la liberación por parte de las células tumorales, de electrolitos y ácidos nucleicos al torrente circulatorio. Puede ser espontáneo o inducido por el tratamiento oncológico (1).

Bases para el diagnóstico clínico

El mismo incluye la suma de criterios clínicos y dos o más de laboratorio, sintetizados más adelante.
-Dentro de los clínicos encontraremos: **arritmia**, **tetania**, **convulsiones**, **hipotensión**, **debilidad** muscular y **parestesia**.

Exámenes complementarios

-**Laboratorio**: creatinina sérica mayor que la normal, ácido úrico igual o superior a 8 mg/dl, potasio igual o mayor a 6 mEq/l, fósforo igual o por encima de 6,5 mg/dl y calcio corregido menor o igual a 7 mg/dl (5).

Conducta terapéutica

Se debe hacer **profilaxis** en pacientes con:
- Masas linfáticas mayores de 10 cm.
- Tumores muy quimiosensibles.
- LDH al doble del límite normal.
- Leucocitosis mayor a 25.000/mm^3.
- Creatinina superior a 1,4 mg/dl.
- Acido úrico mayor a 7,5 mg/dl.

La profilaxis consiste en evitar nefrotóxicos, la expansión de volumen con 3 litros día de cristaloides EV o VO previo a la quimioterapia y alopurinol, que actúa en la producción de ácido úrico. Se indica 48 horas antes del tratamiento antitumoral, con dosis de 300 a 900 mg cada 12 a 24 horas ajustado según el clearence de creatinina.
Tratamiento específico:
- Hidratación con 2 o 3 litros cada 24 horas.
- Furosemida 1 a 2 mg/kg/dosis, para estimular diuresis recordando las precauciones que deben tenerse si hay oliguria.
- No alcalinizar la orina.
- Tratamiento de enfermedades metabólicas asociadas (3).

D) METÁSTASIS CEREBRALES (MC)

Es la complicación neurológica más frecuente en el paciente oncológico. Están presentes en un 25% de los pacientes que fallecen por cáncer. Los tumores que producen MC con mayor frecuencia son el cáncer de pulmón, mama y melanoma.

Bases para el diagnóstico clínico

-Síntomas focales o generalizados según la localización de los tumores. Sólo un 50% presenta **cefalea** al comienzo del cuadro.
-Retardo psicomotor leve, sopor o coma.
-**Vómitos**, con o sin nauseas por aumento de la presión intracraneal.
-**Convulsiones** (4).

Exámenes complementarios

-El diagnóstico se sospecha con la anamnesis y el examen físico, y se confirma con **RM** y **TC** sin contraste en un primer tiempo, para descartar hemorragia cerebral y posteriormente con contraste, donde podemos observar captación en anillo de sello.

Conducta terapéutica

Inicial:

- Medidas posturales: elevación de la cabecera de la cama > 30°.
- Restricción de la ingesta de líquidos a < 1 a 1,5 l/d.
- Diuréticos: furosemida 1 ampolla EV cada 6 a 8 horas. En algunas ocasiones manitol en dosis inicial de 0,75 a 1 mg/kg.
- Corticoides: La dexametasona es el corticoide de elección, con una dosis inicial de 10 mg EV seguido de 4 mg cada 6 horas. Produce mejoría sintomática en las primeras 24 a 72 horas. Se debe mantener la dosis mínima eficaz y establecer una pauta descendente una vez estabilizado el paciente.
- Radioterapia para disminuir los síntomas neurológicos.

Cirugía: Indicada cuando el tumor primario no se conoce y es necesario un diagnóstico histológico. En casos de metástasis extirpables con 3 o menos lesiones oligoasintomáticas, localizadas en áreas accesibles y con enfermedad sistémica limitada o controlada. Está contraindicada en lesiones localizadas en tálamo, núcleos de la base y en tronco cerebral.
Radiocirugía: Consiste en la aplicación de altas dosis de radiación focalizada sobre un volumen pequeño. Está indicada en metástasis no accesibles a la cirugía, en la presencia de menos de tres lesiones de tamaño menor a 3 cm y en tumores resistentes a radioterapia estándar como el tumor renal y melanoma.
Quimioterapia: En tumores quimiosensibles como cáncer mama, carcinoma microcítico de pulmón, ovario, tumores germinales y linfomas (11).

E) NEUTROPENIA FEBRIL (NF)

Es una complicación frecuente en pacientes oncológicos y se asocia a una elevada morbimortalidad. Se caracteriza por la aparición de temperatura mayor a 38° C, junto con un recuento de neutrófilos menor de $500/mm^3$ o menor a $1000/mm^3$ si se prevé que descienda en 48 hs, en pacientes que han sido sometido recientemente a tratamiento oncológico. Las causas de la neutropenia pueden ser múltiples: quimioterapia, radioterapia, corticoides o la propia naturaleza del tumor que altera los mecanismos de defensa humorales y celulares (1).

Puede clasificarse según el recuento de neutrófilos en:
• Leve: entre 1000 a 500/mm^3.
• Moderada: 499 a 100/mm^3.
• Grave: menor 100/mm^3.

Bases para el diagnóstico clínico

-**Fiebre**, en tres o más determinaciones repetidas en 24 horas.
Se debe realizar un examen físico detallado para evidenciar los focos probables (4).

Exámenes complementarios

-Laboratorio, con analítica completa, sedimento urinario y cultivos.
-Rx tórax.

Conducta terapéutica

Si el paciente es de bajo riesgo, es decir reúne más de 21 puntos según el score de la MASSC (Tabla 1), puede recibir tratamiento ambulatorio. Se debe iniciar la antibióticoterapia empírica lo más precozmente.

Tabla 1. *Evaluación del riesgo según criterios de la MASSC (Multinational Association of Supportive Care in Cancer.*

Factor	Puntuación
Asintomático o síntomas leves	5
Síntomas moderados	3
Sin hipotensión	5
Sin EPOC	4
Sin infección fúngica previa	4
Sin deshidratación	3
Paciente ambulatorio	3
Edad mayor a 60 años	3

- Pautas de **tratamiento oral ambulatorio**:
  - Si previamente no ha recibido tratamiento o profilaxis: amoxicilina-clavulánico 875/125 mg cada 8 hs más ciprofloxacina 500 mg cada 12 hs.
  - Si previamente ha recibido tratamiento o profilaxis: amoxicilina-clavulánico 875/125 mg cada 8 horas más doxiciclina 100 mg cada 12 hs el primer día y después 100 mg cada 24 horas o amoxicilina-clavulánico 875/125 mg cada 8 hs más claritromicina 250 a 500 mg cada 12 hs o 1 g cada 24 hs.
  - Alérgicos a betalactámicos: doxiciclina más claritromicina (dosis anteriormente indicadas).
- Pautas de **tratamiento hospitalario**: Se decide previa interconsulta con el Servicio de Infectología.
  - En líneas generales se indica piperacilina/tazobactam 4,5 gr EV cada 8 hs.
  - Si existe riesgo elevado de infección por *Pseudomonas* o NF de mal pronóstico incluir amikacina 7,5 mg/Kg cada 12 hs EV.

- Si hay hipotensión, mucositis severa, infección cutánea sobre acceso venoso central, bacteriemia o persistencia de fiebre más de 72 hs agregar vancomicina 1 g cada 12 hs.
- En pacientes con sepsis grave, shock séptico o distress respiratorio añadir glucopéptido o aminoglucósido.
- Si presenta fiebre sin recuperación leucocitaria indicar anfotericina B 3 a 5 mg/kg/día.

En todos los casos reevaluar la evolución a las 72 horas y si el paciente se encuentra afebril completar una semana del esquema antibiótico.

-Uso de factores estimulantes de colonias. Puede bajar la incidencia y duración de la NF pero no se ha demostrado una disminución de la mortalidad. Los más usados son filgrastim 30 mU SC cada 24 horas por 7 a 10 días o hasta un recuento de neutrófilos menor 1.500 mm^3 y pegfilgrastim 6 mg cada 24 horas SC (7).

Se utilizará en profilaxis primaria cuando se espera una neutropenia mayor del 20 a 40% en determinados regímenes de quimioterapia y en profilaxis secundaria en futuros ciclos de quimioterapia después de un episodio de NF previa. En neutropenia afebril no está indicado su uso (3).

F) DOLOR y CANCER (DC)

El dolor está presente en el 30% de los pacientes en el momento del diagnóstico y hasta en un 90% en fases más avanzadas. El dolor oncológico raramente es único y en un 75% refieren dos o más tipos de dolor. Para valorar la intensidad que entraña el dolor, nos valemos de diferentes herramientas como la escala visual analógica (EVA). En ella solicitamos al paciente que valore la intensidad de su dolor de 0 a 10 en una escala dibujada sobre una línea dividida en 10 partes iguales, en la que 0 es sensación no dolorosa y 10 el mayor dolor concebible posible. La escala analgésica de la OMS (Tabla 1) sigue siendo válida como estrategia para el tratamiento del dolor crónico e intenso. Según las características del dolor iremos pasando de un escalón a otro superior hasta controlarlo (Tabla 2-3-4) (4).

Tabla 1. *Escala analgésica de la OMS modificada.*

4º escalón-dolor insoportable.	Neuromodulación, ablación.
3º escalón-dolor intenso.	Opioide mayor + no opioide.
2º escalón- dolor moderado.	Opioide menor + no opioide.
1º escalón- dolor leve.	No opioide.

Tabla 2. *Opioides mayores. Tercer escalón.*

Morfina	30 mg cada 12 horas VO.
Oxycodona	10 mg cada 12 horas VO.
Oxicodona más naloxona	10/5 mg cada 12 horas VO.
Hidromorfina	4 mg cada 24 horas VO.
Fentanilo transdérmico	25 mcg/h cada 72 horas.
Buprenorfina trasdérmica	35 mcg/h cada 72 horas.
Tapentadol	50 mg cada 12 horas VO.
Metadona	30 mg cada 24 horas VO.
Meperidina	1 a 1,5 mg Kg cada 3 a 4 horas EV IM SC.

Tabla 3. *Opioides menores. Segundo escalón.*

Codeína	30 mg cada 4 a 6 horas.	60 mg cada 4 horas.
Tramadol	50 mg cada 6 a 8 horas.	100 mg cada 6 horas.

Tabla 4. *No opioides. Primer escalón.*

Paracetamol	500 mg cada 8 horas.	1 g cada 8 horas.
Metamizol	500 a 650 mg cada 8 horas.	1 g cada 8 horas.
Ibuprofeno	400 mg cada 6 a 8 horas.	2 g cada 6 horas.
Naproxeno	250 mg cada 8 horas.	500 mg cada 6 horas.
Ketorolac	10 mg cada 6 horas.	10 mg cada 4 horas.
Indometacina	25 mg cada 8 horas.	50 mg cada 6 horas.
Diclofenac	50 mg cada 8 horas.	50 mg cada 6 horas.

Muchas veces, se utilizan fármacos asociados a los analgésicos de la escala de la OMS para potenciar su efecto y disminuir la necesidad de aumento de dosis. Algunas tienen actividad analgésica propia llamadas también coanalgésicos y otros contribuyen a disminuir el dolor por otros mecanismos coadyuvantes. Las más utilizadas son:

- Antidepresivos, indicados en el dolor neuropático como la amitriptilina.
- Anticonvulsivantes como la pregabalina.
- Corticoides utilizados en el dolor nociceptivo somático, neuropático por compresión o cefalea por HTA intracraneal. Se utiliza dexametasona 8 a 20 mg VO cada 8 horas.
- Ansiolíticos, sin acción analgésica, favorecen el alivio del dolor con el sueño y la disminución de la tensión muscular. Se utilizan benzodiacepinas a dosis habituales (2).

Referencias bibliográficas:

1. Sociedad española de urgencias y emergencias (SEMES-CYL) y Sociedad castellano leonesa de oncología (ACLO). Guía de Urgencias Oncológicas. Madrid; 2014.
2. Porta Sales J, Gomez Batiste X, Tuca Rodriguez A. Control de síntomas en pacientes con cancer avanzado y terminal. 3° ed. Barcelona: Aran Ediciones; 2007.
3. Rodriguez Sanchez C, Cruz Hernandez J, Ruiz Martin M. Manual de urgencias en oncología. Madrid: Luzan; 2011.
4. Luque E. Toxicidad hematológica. En: Cortes-Funes H, Colomer-Bosh R. Tratado de Oncología. 2ª Ed. Barcelona: Ed Permanyer; 2009.
5. Sánchez A. Manual práctico de oncología; urgencias oncológicas. Madrid: Ed Graff; 2005.
6. Rowell N, Gleeson F. Esteroides, radioterapia, quimioterapia y stents para la obstrucción de la venacava superior en el carcinoma bronquial. Biblioteca Cochrane Plus, 2007.
7. Vázquez Lima M, Casal Codesido J. Guía de actuación en urgencias. 4ª Ed. Santiago. Ofelmaga 2012.
8. Sverha J, Borenstein M. Complicaciones de urgencias por neoplasias malignas. Tintinalli JE, editor En Medicina de urgencias Vol II. 6ª Ed. Mc Graw Hill 2006.
9. Gonzalez Cortijo L, Diaz Pedroche C. Urgencias oncológicas. Jimenez J, editor. En Manual de Protocolos y Actuación en Urgencias. Complejo Hospitalario de Toledo. 3ª ed. Editorial Edicomplet - grupo SANED. 2010.
10. Markman, M. Diagnosis and management of superior vena cava syndrome. Cleve Clin J Med 1999; 66: 59-68.
11. Yaya Tur R, Guillem Porta V. Urgencias neurológicas. En: Cortes Funes H, Colomer Bosch R, editors. Tratado de Oncología. 2°Ed. Barcelona: Ed Parmanyer; 2009. p931-940.

OFTALMOLOGIA

51-URGENCIAS OFTALMOLÓGICAS

Narváez G

El sentido de la visión es el que más nos comunica con el medio ambiente, siendo el hombre un ser fundamentalmente visual. La pérdida de la visión produce un daño irreparable, no sólo en el que la padece, sino también en su entorno social más cercano. Algunas enfermedades oftalmológicas constituyen motivo frecuente de asistencia médica entre las que se señalan las inflamaciones e infecciones oculares. Por grupos de edades existen diagnósticos que prevalecen, así las personas mayores sufren más frecuentemente lesiones retino-vítreas, glaucoma, catarata o afección corneal degenerativa no inflamatoria. El trauma ocular es el primer motivo de internación por más de 24 horas en los servicios de oftalmología. A continuación se presentan las patologías oculares más frecuentes con su clínica, diagnóstico y tratamiento. En la Figura 1 se esquematiza la anatomía normal del ojo.

Figura 1. Anatomía normal del ojo.

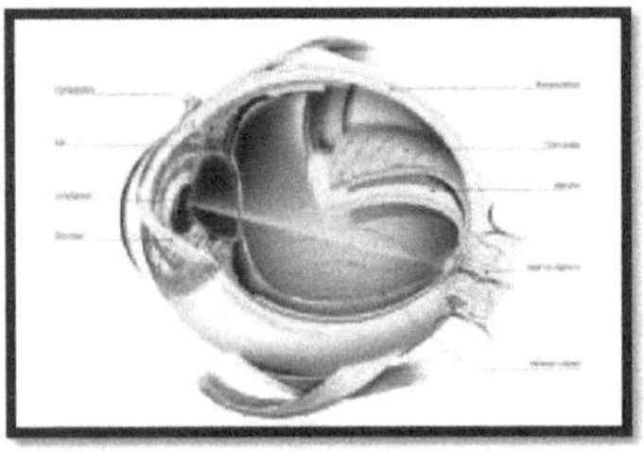

A) SINDROME DE OJO ROJO (OR)

El OR corresponde a una serie de entidades que tienen en común la **hiperemia** conjuntival, la que debe diferenciarse de la profunda o ciliar. En el segundo caso la dilatación vascular es más cercana al limbo y no se blanquea con fenilefrina.

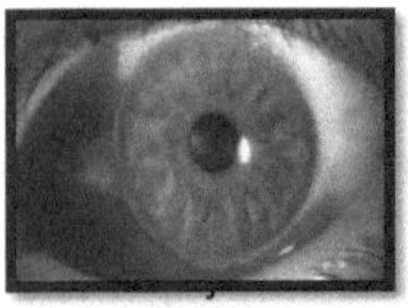

El término ojo rojo abarca distintas patologías:

- **Hemorragia subconjuntival (Fig. 2)** Se puede producir posterior a un traumatismo banal, tos prolongada, vómitos o maniobra de Valsalva vigorosa (1). Sus signos clínicos son hiperemia conjuntival unilateral, circunscrita, esclera subyacente no visible, conjuntiva adyacente normal, sin secreción, indolora y no afecta la visión. La resolución suele ser espontánea en 2 a 3 semanas, en caso contrario se recomienda consultar con el oftalmólogo.
- **Conjuntivitis:** caracterizada por hiperemia conjuntival, secreción, picor, sensación de cuerpo extraño, edema palpebral, pupilas y visión normales (1) (2).
  - Pueden ser **víricas**, siendo la etiología más frecuente y se presenta en el transcurso de una infección viral de las vías respiratorias superiores. El inicio suele ser unilateral para luego extenderse al otro ojo. Es muy contagiosa. A la exploración, se observa secreción mucoserosa, folículos en la conjuntiva tarsal inferior y adenopatía preauricular. Se trata con lavado ocular con suero salino y con colirio antibiótico para impedir la sobreinfección, tales como tobramicina o ciprofloxacina 1 gota cada 4 a 6 horas. La resolución ocurre en 7 a 10 días.
  - **Bacterianas**. Pueden ser primarias o aparecer como sobreinfección de una conjuntivitis vírica. Los gérmenes más frecuentes son *Neumococo spp, Estafilococo spp* y *Haemophilus spp* (1) (2). Se caracteriza por una secreción tipo purulenta y papilas conjuntivales. El tratamiento es similar a las formas víricas.

- **Alérgicas**. Es más frecuente en primavera. La característica principal es el picor intenso, papilas en conjuntiva tarsal superior y edema conjuntival (quemosis). Generalmente es bilateral (2). El enfoque terapéutico debe incluir colirios antihistamínicos como ketotifeno, olopatadina o alcaftadina cada 12 horas. Se pueden asociar antihistamínicos orales. En casos muy acusados, se puede valorar la administración de colirio de corticoides (Fluorometolona) y control por oftalmología.

• **Conjuntivitis del recién nacido:**

- **Gonocócica**: Aparece de 3 a 5 días después del parto, observándose secreción purulenta abundante. Si en la tinción, aparecen diplococos Gram negativos, hospitalizar, aislar y administrar penicilina tópica y sistémica, junto a lavados oculares con suero salino. La madre y sus parejas sexuales deben ser tratadas también (2).
- **Bacteriana**: De aparición más tardía que la gonocócica, 3 a 10 días después del parto, con secreción purulenta menos intensa. Se trata con colirios antibióticos.
- **Chlamydia**: 7 a 14 días después el parto. Puede ser unilateral. Más benigna que la gonocócica. Tratamiento con eritromicina tópica cada 4 horas y sistémica. Deben tratarse también la madre y sus parejas sexuales.

• **Queratitis (Fig. 3)** Es una inflamación del epitelio corneal (2) (3) (4). Pueden ser bacterianas o víricas, por quemaduras químicas o solares, cuerpo extraño o lentes de contacto. Al examen físico, se encuentra dolor intenso que aumenta con el parpadeo, fotofobia, lagrimeo, blefaroespasmo, inyección mixta y visión borrosa.

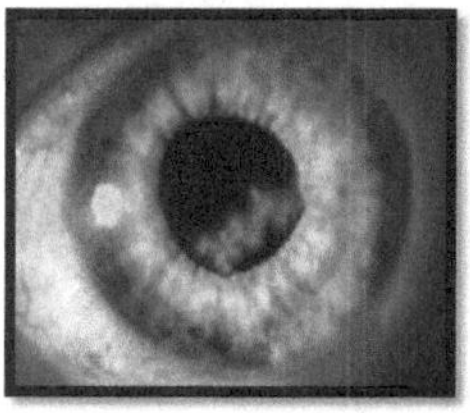

Figura 3.
Queratitis herpética.

Para el diagnóstico, la tinción con fluoresceína y visualización de la córnea con luz azul, mostrará la queratitis herpética como un árbol ramificado. Suele ser unilateral y presentarse con vesículas perioculares (4). Siempre derivar al oftalmólogo.

• **Uveítis.** Secundaria a afecciones reumáticas, sarcoidosis, infecciones o traumas. El paciente consulta por dolor ocular intenso, fotofobia, visión borrosa, inyección ciliar, miosis y pupila irregular. Ante su diagnóstico, derivar urgente al oftalmólogo.

• **Epiescleritis y escleritis:** La epiescleritis es una enfermedad recurrente y benigna. Su etiología generalmente es idiopática, aunque puede asociarse a enfermedades sistémicas como colagenopatías, vasculitis, gota o enfermedades infecciosas como sífilis y herpes (1) (2). El paciente consulta por enrojecimiento ocular focal o difuso agudo y bilateral aunque no simultáneo en los dos ojos y dolor moderado o escaso. El tratamiento en ocasiones no es necesario ya que se resuelve espontáneamente. En casos moderados o graves pueden utilizarse AINES tópicos (diclofenac, ketorolac, nepafenac) una gota cada 6 u 8 horas o corticoides tópicos (loteprednol, fluorometolona) una gota cada 6 o 8 horas.

La escleritis es una enfermedad caracterizada por la inflamación de la esclera, la episclera y la conjuntiva suprayacente. En el 50% de los casos se asocia a un proceso sistémico concomitante. Se manifiesta con dolor ocular intenso, ojo rojo, lagrimeo, fotofobia y disminución de la agudeza visual. La forma sintomática se trata con AINES (ibuprofeno, indometacina) sistémicos. En casos graves o refractarios a los AINES y en las formas necrosantes, se recomienda el uso de corticoides sistémicos (prednisolona).

▪ **Glaucoma agudo.** Se manifiesta con dolor ocular intenso, a veces hemicraneal, visión borrosa y percepción de halos alrededor de las fuentes luminosas. Puede acompañarse de náuseas, vómitos y sudoración (5). En el examen físico observamos edema corneal, hiperemia mixta y presión intraocular (PIO) muy elevada.

En su tratamiento debe procurarse disminuir la PIO lo más rápidamente posible y derivar con urgencia al oftalmólogo. Con este objetivo y salvo contraindicación sistémica, se administrarán:

-Betabloqueantes (timolol): 1 gota y a los 30 minutos repetir, si es necesario continuar cada 12 horas.
-Inhibidores de la anhidrasa carbónica. Puede administrarse:

- Dorzolamida o brinzolamida: 1 gota y a los 30 minutos otra, si es necesario continuar cada 8 horas.
- Acetazolamida: 500 mg (2 comprimidos) por vía oral, si es necesario continuar con 250 mg cada 6 a 8 horas.

-Corticoides o AINE: 1 gota cada 4 a 6 horas, según el grado de inflamación asociado.
-Manitol al 20%: 1 o 2 bolsas (1,5 a 2 mg/kg de peso) EV.

B) ENFERMEDADES PALPEBRALES

• **Dacriocistitis.** Infección aguda del saco lagrimal (6) (7) (8). Al examen físico se observa una tumoración dolorosa y tumefacta en la región del canto interno. El tratamiento consiste en calor local y antibióticos; si es leve se puede intentar por vía tópica o por el contrario, se utiliza la vía oral con amoxicilina clavulánico en dosis de 1 gr cada 12 hs por 10 días. Si fluctúa y no se resuelve, drenaje quirúrgico por oftalmólogo.
En los pacientes pediátricos, se puede acompañar de una obstrucción congénita del conducto nasolacrimal, favoreciéndose la sobreinfección bacteriana. Cursa con epifora, secreción mucosa y conjuntivitis purulenta a repetición desde el nacimiento. Al oprimir en el canto interno, sobre el saco lagrimal, aparece reflujo de líquido. El tratamiento consiste en masaje hidrostático, presionando con energía desde el saco lagrimal hacia la nariz unas 10 a 15 veces 3 o 4 veces al día. Asociar colirio de tobramicina una gota cada 4 horas, si existe conjuntivitis. Si no se ha resuelto, derivar al oftalmólogo hacia el año de vida para sondaje (6).
• **Orzuelo.** Infección aguda generalmente estafilocócica (6) (7) (8). Pueden ser internos por la infección de las glándulas de Meibomio o externos por la infección de las glándulas pilosebáceas. Al examen físico, se observa tumoración palpebral rojo intensa, dolorosa, subaguda con mayor o menor componente cutáneo o conjuntival. Tratamiento: calor seco local 3 o 4 veces al día y pomada de tobramicina o ciprofloxacina cada 8 horas durante 2 semanas. Si no desaparece, derivación a oftalmólogo para drenaje quirúrgico. En ocasiones estos abscesos se cronifican quedando una tumoración palpebral dura, indolora sin signos de infección.
• **Chalazión o Lipogranuloma de la glándula de Meibomio.** causado por la inflamación de la glándula de Meibomio obstruida, localizadas cerca de las pestañas, por lo general en el párpado superior. Se distingue de un orzuelo en que no suelen ser tan dolorosos, tienden a ser de mayor tamaño y no suelen verse acompañados por signos de flogosis. Desaparece al cabo de pocos meses, aunque en muchos casos, se requiere tratamiento médico (similar al tratamiento del orzuelo).
• **Blefaritis.** Es una inflamación del borde palpebral debido a un exceso de la secreción seborreica y sobreinfección estafilocócica (6). Al examen físico se encuentra picor e irritación crónica de los ojos, eritema del borde palpebral con escamas en las pestañas, que pueden tender a caerse. El tratamiento consiste en la limpieza del párpado y pestañas mañana y noche con champú para bebé y pomada de tobramicina tras el lavado.
• **Celulitis preseptal o periorbitaria.** Es una infección de los párpados y tejidos periorbitarios, sin afectar al globo ocular (6). Al examen físico se observará edema palpebral difuso con signos inflamatorios, pero sin apreciarse protrusión del globo ocular. No hay afectación de la visión y la movilidad ocular es normal. El paciente mantiene buen estado general y generalmente no hay fiebre o ésta es baja. El tratamiento consiste en amoxicilina clavulánico en dosis de 1 gramo cada 12 horas por 10 días, en régimen ambulatorio. Si existe duda sobre si es preseptal u

orbitaria (fiebre, afectación del estado general, etc) es preferible iniciar antibioterapia EV (ceftriaxona y vancomicina) y observar evolución.

• **Celulitis orbitaria.** Infección del contenido de la órbita (6) (8). Se puede producir tras una herida en la piel, picaduras de insecto, traumatismo o por extensión a partir de otro foco (sinusitis, dacriocistitis, orzuelos, etc). Los gérmenes más frecuentemente implicados son *Staphylococcus, Neumococo* y *Haemophilus.* Al examen físico, se observa gran edema palpebral con signos de infección, hiperemia conjuntival, con proptosis y restricción en la motilidad del ojo. Disminución de la agudeza visual con alteración de la visión cromática y campos visuales afectados. Las alteraciones pupilares indican afección del vértice orbitario. Existe deterioro del estado general y fiebre elevada (mayor a 38°C). El diagnóstico es clínico y corroborado con los hallazgos de la TC orbitaria. Tratamiento: ingreso y antibióticoterapia de amplio espectro como amoxicilina-clavulánico, ceftriaxona o vancomicina EV. Valoración urgente por oftalmólogo, ya que el retraso en el tratamiento puede causar ceguera, trombosis del seno cavernoso, neuropatía craneal, abscesos cerebrales e incluso la muerte.

C) TRAUMATISMOS

En general cualquier traumatismo ocular precisa valoración por oftalmólogo.

• **Contusos:** La consecuencia de un traumatismo contuso severo sobre el ojo es el hipema ocular (presencia de sangre en cámara anterior) (Fig. 4) (6) (10).

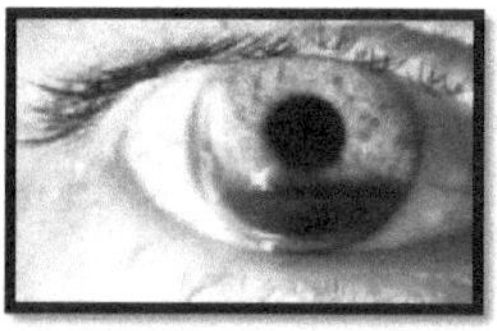

Figura 4.
Hipema ocular.

Tratamiento: ingreso para reposo absoluto ante el riesgo de resangrados. Valoración por oftalmólogo lo antes posible para instaurar corticoides, midriáticos e hipotensores oculares si fuese preciso.

• **Causticaciones.** Lo más importante es procurar que el agente desaparezca de la superficie del ojo lo antes posible, pues es condicionante del pronóstico. Lavar de forma muy copiosa con suero fisiológico durante al menos 15 minutos tras instilar anestésico local. Intentar también lavar los fondos de saco (introduciendo la punta de una jeringa entre párpado superior e inferior (9) (10).

• **Tóxicos y quemaduras térmicas y solares (Queratitis Actínica):** Ante cualquier agente químico, aplicar apartado anterior (10) (11).

Mención aparte requieren los pegamentos: si se adhieren los párpados, una vez recortadas las pestañas (producen adherencias muy firmes) los bordes se despegan con tracciones ligeras. Si existe pegamento sobre la superficie del ojo, estará poco adherido, por lo que habitualmente se desprenderá en un bloque al traccionar.

Ante exposiciones solares intensas, como en la nieve o arcos de soldadura, puede aparecer una queratitis actínica muy dolorosa, de debut agudo y usualmente la noche tras la exposición. Tratamiento: analgesia (tópica y oral), pomada antibiótica (eritromicina) y oclusión por 24 hs. Valoración por oftalmólogo.

• **Erosión corneal.** Produce dolor, blefaroespasmo y sensación de cuerpo extraño. Visible con fluoresceína con luz azul (3). Tratamiento: pomada antibiótica (tobramicina, eritromicina, ciprofloxacina) 3 veces día y oclusión si es muy grande. Tardan pocas horas en cicatrizar.

• **Cuerpo extraño conjuntival o corneal.** Los más frecuentes están debajo del párpado superior. Con fluoresceína veremos una queratitis, que suele dibujar líneas verticales y una úlcera superior. Tratamiento: evertir el párpado superior y retirar el cuerpo extraño con una gasa.

Instilar siempre previamente colirio anestésico. Los corneales y conjuntivales podemos intentar sacarlos con un objeto romo y posteriormente administrar una pomada antibiótica.

• **Laceraciones palpebrales.** Especial cuidado merecen las del canto interno que pueden interesar al conducto lagrimal, por lo que deben ser valoradas por oftalmología (11). Antes de ser suturadas requieren poner en la vía una sonda de silicona.

- **Heridas perforantes.** Sospecharlas ante traumatismos oculares con gran pérdida visual, cámara anterior poco profunda, sangrado desde el globo ocular y deformación pupilar. Tratamiento: inhibir maniobras de Valsalva (tos, vómitos, etc), evitar manipular el ojo y tapar como vendaje a la espera de valoración oftalmológica.
- **Fracturas orbitarias (Fig. 5).** Cuando un objeto más grande que la órbita golpea el ojo con fuerza, produce un aumento de presión en la órbita que se puede estallar en las paredes más débiles: inferior (piso) e interna. (6) (11).

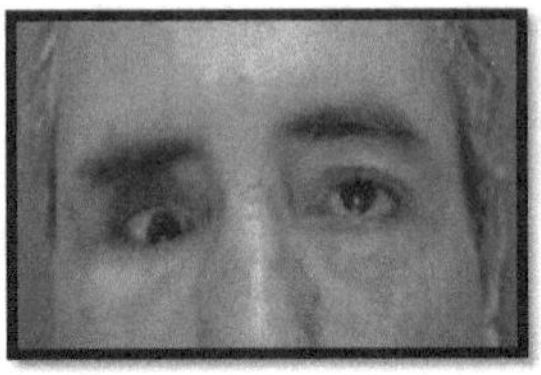

Figura 5.
Asimetría ocular por traumatismo orbitario derecho.

  - **Fracturas del piso**. Presentan dolor, diplopía (sobre todo en la mirada hacia arriba), limitación del movimiento en hiperducción, enoftalmos e incluso anestesia de la mejilla y labio superior. El diagnóstico se realiza con TC coronal.
  - **Pared interna**. Suelen debutar como un enfisema orbitario al hacer una maniobra de Valsalva y requieren valoración oftalmológica.

Referencias bibliográficas:

1. Kanski, J. Oftalmología clínica 7ª ed. Madrid: Ed Elsevier; 2012.
2. Skuta G, Cantor L, Weiss J. Academia Americana de Oftalmología. Enfermedades de la superficie ocular y córnea. Madrid: Ed. Elsevier; 2011-2012.
3. Chiaradia P. La córnea en apuros. Buenos Aires: Ediciones Científicas Argentina; 2006.
4. Arffa RC. Enfermedades de la córnea, 3.ª Ed. Madrid: Har- court Brace de España, S.A., 1999.
5. Skuta G, Cantor L, Weiss J. Academia Americana de Oftalmología. Glaucoma. España. Ed. Elsevier. 2011-2012.
6. Skuta G, Cantor L, Weiss J. Academia Americana de Oftalmología. Órbita, párpados y vía lagrimal. España. Ed. Elsevier. 2011-2012
7. Pérez Moreiras JV, Prada Sánchez MC. Patología orbitaria. Barcelona: Edika Med, S.L., 2000.
8. Polack FM. Enfermedades externas del ojo. Barcelona: Scriba, 1991.
9. Reim M, Redbrake C, Schrage N. Heridas oculares químicas y térmicas. Tratamiento quirúrgico y médico basado en hallazgos clínicos y fisiopatológicos. Archivos Sociedad Española de Oftalmología 2001.
10. Gutiérrez Diaz A. Atlas de Urgencias en oftalmología. Volumen I y II. Barcelona. Ed Glosa. 2001
11. García Sánchez J, García Feijoo, J; Urgencias Oftalmología; Tratado de Emergencias Médicas, 2000, Aran Ed S.A, 1745-1776.

Contents

PROLOGO 2

DEDICATORIA.......... 3

CIRUGIA DIGESTIVA 5

1-APENDICITIS AGUDA (AA) 6

2-COLICO BILIAR 11

3-COLECISTITIS AGUDA (CA) 13

4-COLANGITIS (Co.A) 16

5-PANCREATITIS AGUDA (PA) 20

6-DIVERTICULITIS AGUDA COLONICA (DA) 26

7-PERFORACION DE VISCERA HUECA (PVH) 31

8-OCLUSION INTESTINAL (OI) 36

9-HEMORRAGIA DIGESTIVA (HD) 39

10-URGENCIAS PROCTOLOGICAS 43

11-INTOXICACIÓN POR INGESTIÓN DE CAÚSTICOS 49

12-CUERPO EXTRAÑO (CE) 55

13-CIRUGIA MENOR (CM) 58

14-ASPECTOS NUTRICIONALES EN CIRUGIA (ANC) 62

15-MANEJO NUTRICIONAL EN LA GUARDIA 71

TORAX 76

16-DERRAMES PLEURALES (DP) 77

17-TRAQUEOTOMÍA (TQ) 82

GINECOLOGIA 84

18-HEMORRAGIAS GENITALES (HG) 85

19-*ABDOMEN AGUDO GINECOLÓGICO (AAG)* 89

20- MASA ANEXIAL COMPLICADA (MAC) 95

21-MEDICAMENTOS y EMBARAZO 96

UROLOGIA 98

22-RETENCION AGUDA DE ORINA (RAO) 99

23-CÓLICO RENAL (CR) 102

24-INFECCIONES URINARIAS (ITU) 105

25-ESCROTO AGUDO (EA) 107

VASCULAR PERIFERICO 113

26-TRAUMATISMOS VASCULARES (TV) 114

27-ANEURISMA DE AORTA ABDOMINAL ROTO (AAA) 118

28-ENFERMEDAD VASCULAR PERIFERICA (EVP) 121
29-PIE DIABETICO (PD) 125
30-ACCESOS VENOSOS (AV) 128
POLITRAUMA 132
31-ATENCION INICIAL DEL POLITRAUMATIZADO (AIP) 133
32-SHOCK EN PACIENTE POLITRAUMATIZADO 139
33-TRAUMATISMO ABDOMINAL (TA) 142
ESPECIALIDADES CLINICAS 147
MEDICINA INTERNA 148
34-CETOACIDOSIS DIABETICA (CD) 149
35-HIPOGLUCEMIA (HG) 152
36-NEUMONIA AGUDA DE LA COMUNIDAD (NAC) 154
37-TROMBOEMBOLISMO PULMONAR AGUDO (TEPA) 157
38-TROMBOSIS VENOSA PROFUNDA (TVP) 160
39-ANSIEDAD EN LA GUARDIA (AG) 162
40-ACCIDENTE CEREBRO VASCULAR (ACV) 164
CARDIOLOGÍA 168
41-CRISIS HIPERTENSIVA (CH) 169
42-ARRITMIA (AR) 172
43-FIBRILACIÓN AURICULAR (FA) 177
44-SINDROME CORONARIO AGUDO (SCA) 180
45-INSUFICIENCIA CARDIACA CONGESTIVA (ICC) Y EDEMA AGUDO DE PULMON (EAP) 184
46-SINCOPE (Sc) 189
47-RESUCITACIÓN CARDIOPULMONAR EN ADULTOS (RCP) 192
NEUMONOLOGÍA 194
48-EXACERBACIÓN DE LA EPOC (E-EPOC) 195
49-EXACERBACIÓN ASMÁTICA (EA) 198
Gamarra A 198
ONCOLOGIA 203
50-URGENCIAS ONCOLÓGICAS (UO) 204
OFTALMOLOGIA 211
51-URGENCIAS OFTALMOLÓGICAS 212

FSC
www.fsc.org
MIX
Papier | Fördert gute Waldnutzung
FSC® C083411

Kolibri 360 GmbH
Ferdinand-Jühlke-Straße 7
99095 Erfurt, Deutschland
produktsicherheit@kolibri360.de

Druck:
CPI Druckdienstleistungen GmbH
im Auftrag der
Kolibri 360 GmbH
Ferdinand-Jühlke-Str. 7
99095 Erfurt